RUDOLF HAUSCHKA / HEILMITTELLEHRE

RUDOLF HAUSCHKA

HEILMITTELLEHRE

Ein Beitrag zu einer zeitgemäßen Heilmittelerkenntnis

Unter Mitwirkung

von Dr. med. Margarethe Hauschka

VITTORIO KLOSTERMANN FRANKFURT AM MAIN

Bibliographische Information der Deutschen Nationalbibliothek
Die Deutsche Nationalbibliothek verzeichnet diese Publikation in der
Deutschen Nationalbibliographie; detaillierte bibliographische Daten
sind im Internet über *http://dnb.dnb.de* abrufbar.

7., unveränderte Auflage 2017

© Vittorio Klostermann GmbH · Frankfurt am Main · 1965
Alle Rechte vorbehalten, insbesondere die des Nachdrucks und der Übersetzung.
Ohne Genehmigung des Verlages ist es nicht gestattet, dieses Werk oder Teile
in einem photomechanischen oder sonstigen Reproduktionsverfahren oder
unter Verwendung elektronischer Systeme zu verarbeiten, zu vervielfältigen
und zu verbreiten.
Gedruckt auf alterungsbeständigem Papier gemäß DIN ISO 9706
Druck und Bindung: docupoint GmbH, Barleben
Printed in Germany
ISBN 978-3-465-03328-8

INHALT

Vorwort	7
1. Der Mensch und die naturwissenschaftliche Erkenntnis	9
2. Die Wurzeln der medizinischen Wissenschaft	15
3. Die Schöpfung	21
4. Der Mensch, woher er kommt und wohin er geht	30
5. Geburt, Tod und Wiedergeburt	39
6. Der Leib als Instrument der Seele	51
7. Gesundheit und Krankheit	59
8. Das Wesen des Heilmittels	67
9. Der Arzt geht durch der Natur Examen (Werden und Vergehen der Substanz)	74
10. Die Musik im Stoff	93
11. Der Regenbogen im Stoff	98
12. Sternenwirken in Erdenstoffen	100
13. Die Signatur des Kohlenstoffes	139
14. Der ätherische Raum und die Pflanze	160
15. Die Pflanze und ihre Beziehung zur Seelenentwicklung des Menschen	173

16. Das Eiweiß und die Mondenchemie	194
17. Die tierische Substanz	198
18. Homöopathie, Allopathie und Chemotherapie	202
19. Formen der Arznei-Anwendung	213
20. Neue Wege der Heilmittelherstellung (Das Wesen des Rhythmus')	220
21. Arzneimittel-Prüfung (Die kapillardynamische Methode)	227
22. Krankheitsbilder und Therapien	232
1. Wirbelsäulenerkrankungen	232
2. Malaria	242
3. Der Torf als Heilmittel	249
23. Der hygienische Impuls Mitteleuropas	253
1. Ernährung und Heilung	254
2. Eine zeitgemäße Massage als wesentlicher Heilfaktor	256
3. Die künstlerische Therapie	258
4. Heilpädagogik	263
5. Soziale Hygiene	264
24. Schlußwort	267
Verzeichnis der Abbildungen	271
Sachregister	273

VORWORT

Es war von Anfang an die Konzeption, daß der „Substanzlehre" eine „Ernährungslehre" folgen sollte und dieser eine „Heilmittellehre". Daß diese 3 Werke in Intervallen von annähernd Jahrsiebenten erscheinen, war weniger beabsichtigt und überraschte den Verfasser selbst. Wenn man aus diesem Tatbestand die Folgerung ziehen wollte, daß die „Heilmittellehre" sozusagen an Reife die erstgenannten Werke übertrifft, so möchte der Verfasser hoffen, daß der Leser nicht enttäuscht ist. Als ein Zeichen der Reife möchte die Tatsache angesehen werden, daß aus der Erkenntnis der umfassenden und schwer zu erfassenden Thematik dem vorgesehenen Titel „Heilmittellehre" bescheiden der Untertitel „Ein *Beitrag* zu einer zeitgemäßen Heilmittelerkenntnis" hinzugefügt wurde.

Das vorliegende Buch soll nun keine Pharmakologie im üblichen Sinne sein, sondern es sollte versucht werden, einen geistigen Umkreis zu schaffen, aus dem heraus das Wesen des Heilmittels verstanden werden kann. Rezeptbücher gibt es bereits in Hülle und Fülle, auch solche, die im Aufbau und in der Anordnung des Stoffes als Nachschlage-Werke vorzüglich zu gebrauchen sind. Das vorliegende Buch aber sollte ein „Inspirationsbuch" werden in dem Sinne, daß dem verständnisvollen Leser die Möglichkeiten in die Hand gegeben werden möchten, das Wesen des Heilmittels so zu begreifen, daß er selbst Heilmittel und deren Gebrauch entdecken kann.

Der Verfasser hat ein Jahrzwölft intensiv mit Frau Dr. med. Ita Wegman in dem von ihr gegründeten Klinisch-Therapeutischen Institut in Arlesheim/Schweiz zusammen gearbeitet (1928/1940). Frau Dr. Wegman war seit den Zwanziger-Jahren die engste Mitarbeiterin von Dr. Rudolf Steiner. Manches, was an Weisheit und Einsichten aus dieser Zeit in ihrer Seele reifte, durfte ich empfangen. Tiefe Dankbarkeit möchte ich in Ehrfurcht auch zu Beginn dieses Buches dieser großen Persönlichkeit gegenüber aussprechen († 1943).

Dank auch empfinde ich gegenüber dem Ärzte-Kollegium, das Frau Dr. Wegman um sich gesammelt hatte und in dessen Gemeinschaft ich kollegial arbeiten durfte.

Der Verfasser war bemüht, in diesem Buche alle Unterlagen und Literatur-Hinweise in Form von Anmerkungen zu geben, soweit dies möglich war. In vielen Fällen jedoch möge der wohlwollende Leser die mitgeteilten Tatbestände als aus der Sphäre der Zusammenarbeit mit Frau Dr. Wegman kommend, akzeptieren.

Der Verfasser war bestrebt, in seinen Darstellungen allgemeinverständlich zu bleiben; er legt Wert darauf, von möglichst vielen Menschen verstanden zu werden. So ist der Stil dem akademischen Wissenschaftler vielleicht zu einfach und in mancher Beziehung fremd; ebenso die Tatbestände, die aus geisteswissenschaftlich orientierter Sicht mitgeteilt werden. Es wird auch nicht erwartet, daß eine Zustimmung zu allen gegebenen Darstellungen erfolgen kann, doch kann mit Recht erhofft werden, daß Anregungen zum Umdenken des üblichen Weltbildes aus der Lektüre dieses Buches sich ergeben könnten.

Der Verfasser hat — als Schüler Rudolf Steiners — sein Lebenswerk nach geisteswissenschaftlichen Gesichtspunkten ausgerichtet. In den drei vorliegenden Büchern: „Substanzlehre", „Ernährungslehre" und „Heilmittellehre" glaubt er, sein Lebenswerk literarisch abgeschlossen zu haben. — Bei Slezak folgt auf seine „Sämtlichen Werke" der „Wortbruch"; daß mir das nicht passieren soll, wage ich heute noch nicht zu versprechen. — Vielleicht aber wird der verständnisvolle Leser die Ursachen eines künftigen Wortbruches verstehen.

Zum Schlusse sei dem Verlag für die angenehme Zusammenarbeit herzlich gedankt.

Boll, im August 1963

Dr. Rudolf Hauschka

I
DER MENSCH UND DIE NATURWISSENSCHAFTLICHE ERKENNTNIS

Die Pharmazie und Medizin, wie sie sich in die Zivilisation der Gegenwart hineinstellen, sind ganz und gar durchdrungen von der naturwissenschaftlichen Erkenntnis. Es ist daher angezeigt, sich zunächst einmal mit diesen naturwissenschaftlichen Erkenntnis-Methoden auseinanderzusetzen. Es wird uns dabei der Leitgedanke begleiten, daß die menschliche Erkenntnisfähigkeit von Zeitalter zu Zeitalter ganz wesentliche Wandlungen erfährt.

Im 15. Jahrhundert trat die menschliche Seelenentwicklung in eine ganz neue Phase ein. Die im Mittelalter noch im Gemüthaften verankerte Anschauung der Welt und des Menschen geht an dieser Schwelle in eine ganz neue Form des Erlebens über. Seelenkräfte treten in die Erscheinung, die vorher nicht oder nur in geringem Maße zu verzeichnen waren. Der Mensch beginnt, die Kraft seiner Beobachtung zu steigern und das Beobachtete denkerisch so zu durchleuchten, daß man mit Fug und Recht vom Anbruch des naturwissenschaftlichen Zeitalters sprechen kann. Der Mensch, vorher noch gar nicht im räumlichen Bewußtsein der Erde zu Hause, fängt an, die Erde in Besitz zu nehmen. Christoph Kolumbus, auf der Suche nach einem Wege nach Indien, entdeckt Amerika. Vasco da Gama und die Reihe der Entdecker aus allen Nationen schaffen ein neues Bewußtsein vom Erdenplaneten.

Auch der Himmel und die Himmelserscheinungen treten in neuer Art in das Bewußtsein des Menschen. Umstürzende Gedankenrevolutionen schaffen ein Weltbild, das mit den Namen Tycho de Brahe, Galilei, Kepler, Kopernikus und Newton verknüpft ist. Damit ist auch die Geburtsstunde einer neuen Physik gekommen, in deren Gefolge die übrigen Disziplinen wie Chemie, Medizin und Biologie den Rang exakter Wissenschaften erstreben.

Diese grandiose Entwicklung des Geistes der Wissenschaft beginnt in unserem Jahrhundert — aber auch schon im 19. Jahrhundert — in die Technik einzumünden. Es liegt im Wesen des Menschen, sich das Leben so bequem wie möglich zu machen. Die Technik kommt diesem

Bedürfnis entgegen. Aber nicht nur dieses; die Technik beginnt, den Menschen zu überwältigen. Der Mensch ist nicht mehr Herr der Maschinen, sondern die Maschine und die Apparaturen diktieren dem Menschen ihre Gesetze — man kann so allmählich von einer „Dämonie der Technik" sprechen —.

Wenn man diesen Prozeß unvoreingenommen studiert, so kann man nicht umhin, zu bemerken, daß diese tragische Entwicklung ihre Ursache im Wesentlichen darin hat, daß der Mensch selbst, d. h. seine vollmenschlichen Seelenfähigkeiten aus der Wissenschaft im Laufe der Jahrhunderte immer mehr und mehr herausgedrängt wurden. Die durch die Vielfalt seiner Sinne beobachteten Qualitäten gelten nicht mehr; der Erlebnisinhalt eines Phänomens verkümmert und wird auf einige registrierfähige Faktoren reduziert. Es hat sich die Gewohnheit entwickelt, nur das als objektive wissenschaftliche Tatsache gelten zu lassen, was vom Subjekt — dem beobachtenden Menschen — unabhängig ist. Der oben angedeutete Hang des Menschen zur Bequemlichkeit möchte auch in der wissenschaftlichen Forschung möglichst alles auf einen Nenner bringen; sein Ideal wäre eine allgemein gültige mathematische Formel, in welcher alle naturwissenschaftlichen Phänomene erfaßt sind. In diesem Streben wird alles Qualitative, das nicht durch Maß, Zahl und Gewicht erfaßbar erscheint, ausgeschaltet.

Dieses haben schon hervorragende Physiker erkannt. So schreibt Eddington, der bekannte Physiker der Universität Cambridge: „Ideell gesehen, würde für die Erlangung unseres gesamten Wissens vom physischen Weltall die bloße Gesichtswahrnehmung, und zwar in ihrer primitivsten Form des farb- und raumlosen Sehens genügen."[1]

Auch in dem kürzlich erschienenen Buch von Ernst Lehrs[2] wird diesen Vorgängen ein bedeutendes Augenmerk zugewendet. Er schreibt auf Seite 24 seines Buches — nachdem er die Ansicht Eddingtons zitiert hat — folgendes: „Der weitere Gang der Betrachtung wird uns mit bestimmten Eigentümlichkeiten des Menschen bekanntmachen, auf denen es beruht, daß er in der ersten — heute abgelaufenen — Phase seines wissenschaftlichen Erkenntnisstrebens auf alle Sinneserfahrungen verzichtet hat bis auf die ihm durch das Sehen mit einem einzelnen, farbblinden Auge gegebenen, was dann eben zu der entsprechenden

---

[1] Eddington: „Philosophy of Physical Science".
[2] Ernst Lehrs: „Mensch und Materie"; S. 23—24, Verlag Vittorio Klostermann, Frankfurt/M.

Begrenzung seiner Fragestellungen an die Natur geführt hat. Dabei wird auch deutlich werden, aus welcher geschichtlichen Notwendigkeit heraus diese Selbstbeschränkung der Wissenschaft entstanden ist." Im weiteren Verlauf seiner Darlegungen kommt Lehrs zu der Feststellung, daß jeder, der dieses durchschaut, sich gedrängt fühlen müsse, nach einem Wege Ausschau zu halten, der über die einäugig-farbblinde Weltanschauung hinausführt.

In besonders eindringlicher Art schildert W. Heitler[3] in messerscharfer Logik die Größe, Grenze und Gefahr des naturwissenschaftlichen Weltbildes. Heitler ist Atomphysiker an der Universität Zürich. Dem Buche wird in einem Leitsatz der Hinweis gegeben, daß in ihm ein Problem aufgezeigt wird, dessen Lösung „die Zukunft der Menschheit mitbestimmen kann". Man müßte heute mit dem Blick auf die nächste Zukunft noch schärfer formulieren und den Abgrund aufzeigen, dem wir unaufhaltsam zusteuern. „Wissenschaftliches Denken, wissenschaftliche Methoden dringen in fast alle Gebiete des Lebens ein. Statistische Methoden werden in der Wirtschaft, im Staatsleben verwendet und es geht die Sage, daß in den Verteidigungsdepartementen der Großmächte der Ausgang denkbarer Kriege mit Elektronengehirnen voraus berechnet wird. Die Psychologie wird weitgehend in der Soziologie verwandt und hat eine ihrer vielen Anwendungen in den Seelen-Ingenieuren der Fabriken gefunden, und es gibt auch schon eine science of salesmanship usw. Es scheint, die Wissenschaft versucht bereits, in manchen Bezirken unseres Lebens die Macht zu übernehmen und den Menschen nach ihrem Ebenbild zu formen; so, wie die Wissenschaft heute zum großen Teil verstanden und betrieben wird, wäre dies im Endeffekt der gut arbeitende Roboter, durch Chemie wohl ernährt, durch Pillen in die gewünschte Verfassung gebracht — sei es Schlaf, hemmungsloser Mut oder willenloser Gehorsam — und durch automatische Freizeitgestaltung bei guter Laune gehalten."

Heitler geht zurück auf die Anfänge des naturwissenschaftlichen Zeitalters und stellt interessanterweise eine Kluft fest zwischen Kepler — Goethe einerseits und Galilei — Newton andererseits. Während die Denkweise von Galilei — Newton eine rein kausal-deterministische ist, üben Kepler — Goethe ein mehr wesenhaft ausgerich-

---

[3] W. Heitler: „Der Mensch und die naturwissenschaftliche Erkenntnis" — Zweitauflage — Verlag Vieweg, Braunschweig.

tetes Denken; Heitler gebraucht den Ausdruck „teleologisch" — das heißt aber, daß sie nicht nur unmittelbare Ursachen und Wirkungen kausal verbinden, sondern das Ganze der Schöpfung im Auge haben. Die Keplerschen Gesetze, auf denen Newton aufbaut, und die heute Kepler berühmt machen, waren für Kepler selbst nicht das Wesentliche, er verfolgte in seiner Forschung e i n Ziel, nämlich dasjenige: die Schöpfung zu rechtfertigen.[4] Für Kepler war die Erde noch ein beseeltes Lebewesen im Zusammenhang mit dem Planetenhimmel. Ihn interessierte, was Pythagoras über die Harmonien am Sternenhimmel zu sagen hatte und sein Lebensziel war es, die Harmonie der Gestirne im Zusammenhang mit der Erde zu erforschen. Im Verfolg dieser Bemühungen kamen die berühmten drei Keplerschen Gesetze zustande, die ihm auf dem Wege zu seinem Ziele insoweit wertvoll waren, als sie ihn auf die Winkelgeschwindigkeit der Wandelsterne brachten und die Entdeckung, daß die Winkelgeschwindigkeiten der Planeten im Perihel und Ahel ganzzahlige Verhältnisse aufweisen, die den Schwingungszahlen der musikalischen Intervalle entsprechen. — „Die Gesamtheit der Planeten ergibt, je nachdem, ob man bei Saturn im Perihel oder Ahel anfängt, die ganze Dur- oder Moll-Tonleiter, und hier triumphierte Kepler, sein Lebenswerk war getan."[5] Kepler war von der Existenz dieser Harmonie überzeugt. „Gott, der Schöpfer, konnte den Himmel nur als vollkommenes Gebilde erschaffen haben, wenn es auch die Erde aus bekannten Gründen nicht war. Harmonie war aber Vollendung. Kepler errät also das Ziel des Schöpfers und dieses Ziel war, das Planeten-System so zu schaffen, damit am Himmel die Harmonien erklingen mögen — für Ohren, die sie hören können."

So auch sehen wir bei Goethe in ähnlicher Weise ein Streben nach der Harmonie des Ganzen, nach dem Sinn der Schöpfung. Goethe stellt den Menschen als das Maß aller Dinge in den Mittelpunkt der Forschung. Seine Metamorphosenlehre entspringt einem lebendigen Denken in Polarität und Steigerung und im Hintergrund seiner Forschung steht die Überzeugung, daß Mensch und Welt ein sinnvolles

---

[4] Joh. Kepler: „Harmonices mundi" — 1619.
[5] W. Heitler: „Der Mensch und die naturwissenschaftliche Erkenntnis"; S. 6—7.
Man würde aus der geisteswissenschaftlichen Erkenntnis etwa so formulieren: Kepler erahnte die Schöpfung als Teil des göttlichen Wesens. Die Gottheit hat sich in die Schöpfung hineingeopfert — sie ist Gott selbst.

Ganzes bilden, dem die gleichen lebendigen Schöpfungsgesetze zugrundeliegen.

Bei Newton jedoch herrscht die Kausal-Idee; zuerst allmählich, dann in atemberaubendem Tempo die ganze Wissenschaft ergreifend. „Diese wird einer einzigartigen Blüte entgegengeführt und gleichzeitig die Menschheit der Gefahr einer Katastrophe. Zuerst feiern die exakten Wissenschaften ihren Siegeszug. Fast alles, was in Physik, Chemie, Astronomie bis 1925 und zum großen Teil auch später geleistet wurde, folgt dem Muster der Newton'schen kausaldeterministischen Gesetzmäßigkeit."[•]

Heitler schildert dann, wie auch Biologie und Psychologie von der Kausal-Idee ergriffen werden, wie auch Darwin und Karl Marx auf sozialem Gebiet dieser Idee unterliegen. Angesichts der Träume von einem Elektronengehirn und dem oben erwähnten Roboter, stellt er als Katastrophe unseres Zeitalters den mechanistischen Wahnsinn hin, so wie das dekadente Mittelalter dem religiösen Wahnsinn mit seinen Hexenverfolgungen zu verfallen drohte.

Es war die Absicht, Stimmen prominenter Zeitgenossen über den Zustand unserer Zivilisation zu Worte kommen zu lassen. So wie Heitler in seinem Buch die Existenzberechtigung der teleologischen Denkweise gegenüber der kausalen verteidigt, so möchte in Fortsetzung der Ausführungen Heitlers die geisteswissenschaftliche Denkweise Rudolf Steiners als zumindest ebenbürtig hingestellt sein. Rudolf Steiner hat in manchen Vorträgen und Schriften die kausal-deterministische Argumentation als Flohstandpunkt bezeichnet und sein Bestreben war es, über Kepler und Goethe hinaus zu einer geisteswissenschaftlichen Erkenntnis der Schöpfung zu gelangen. Von Kepler führt der Weg in dieser Hinsicht in einem großen Bogen über Goethe zu Rudolf Steiner.

Wir finden heute in der Welt überall einen Überhang der an das Gehirn gebundenen Vorstellungstätigkeit. Das Gehirn ist wohl das Instrument des Denkens; aber, wenn das Denken von den anderen Seelenfähigkeiten abgeschnitten wird, wie das schon in unserer heutigen Erziehung in den Volksschulen beginnt, dann wird es abstrakt und geneigt, der wissenschaftlichen Dämonie zu verfallen. Wenn sich aber

---

[•] W. Heitler: „Der Mensch und die naturwissenschaftliche Erkenntnis", S. 10 (1925 traten in der Kernforschung Phänomene auf, die sich nicht mehr den Kausalgesetzen fügten).

das Denken auf die Kräfte des Herzens stützt und auf die Feuerkräfte des Willens, dann kann es Ideen denken, wie wir sie bei Kepler und Goethe als im naturwissenschaftlichen Zeitalter berechtigt, vorfinden. Gedanken, die nicht vom ganzen Menschen ergriffen werden, werden Beute dämonischer Einseitigkeit. Mit ihnen kann der Mensch die volle Realität des Daseins nicht erfassen und schon gar nicht meistern. Aber auch die einseitige Schwärmerei für die Schönheit der Natur vermag der Harmonie der Schöpfung nicht gerecht zu werden. Rudolf Steiner hat einmal auf einer Jugendversammlung eine Ansprache gehalten. Eine Teilnehmerin, die Wandervogel war, stellte die Frage: „Wir ziehen am Wochenende hinaus in die Natur. Wir lieben die Natur, wir genießen die Natur, und wenn wir sonntagabends nach Hause kommen, haben wir dennoch einen Katzenjammer; wie ist das möglich?" Rudolf Steiner gab darauf die Antwort, daß es heute nicht mehr möglich sei, die Natur n u r zu genießen; die Natur fordere etwas vom Menschen, nämlich die Erkenntnis ihrer geistigen Hintergründe. — Diese Worte erinnern an das Lebenswerk Keplers, der nicht zufrieden war mit den äußeren kausal-deterministischen Zusammenhängen, sondern der gefragt hat nach dem S i n n der Schöpfung, nach der Seele der Erde.

Wir werden im Folgenden verstehen lernen müssen, daß das naturwissenschaftliche Zeitalter nicht nur das Gehirn, sondern den ganzen Menschen mit seinen Herzenskräften und seinem Willensfeuer nötig hat, um nicht nur den Stoff zu begreifen, sondern das Wirken des Geistes durch den Stoff.

Ahnung und Anschauung

„Im Namen dessen, der sich selbst erschuf —
Von Ewigkeit in schaffendem Beruf —
In seinem Namen, der den Glauben schafft,
Vertrauen, Liebe, Tätigkeit und Kraft,
In jenes Namen, der so oft genannt,
Dem Wesen nach blieb immer unbekannt.
Soweit das Ohr, soweit das Auge reicht,
Du findest nur Bekanntes das ihm gleicht
Und deines Geistes höchster Feuerflug
Hat schon am Gleichnis, hat am Bild genug;
Es zieht dich an, es reißt dich heiter fort

Und wo du wandelst, schmückt sich Weg und Ort —
Du zählst nicht mehr, berechnest keine Zeit,
Und jeder Schritt ist Unermeßlichkeit."
                                              Goethe

II
DIE WURZELN
DER MEDIZINISCHEN WISSENSCHAFT

Die im Vorangehenden geschilderte Seelenentwicklung der Menschheit seit dem 15. Jahrhundert, können wir kurz zusammengefaßt auch die Phase der Entwicklung der Bewußtseinsseele nennen; in ihr erleben wir uns als auf uns selbst gestellte Persönlichkeit auf dem physischen Plan. Diesem Zustand gehen aber andere Phasen voraus bis weit, weit in die Vergangenheit und wenn wir den antiken Menschen betrachten — so weit uns das heute möglich ist — so würden wir diesen Menschen-Vorfahren in seinen Seelenäußerungen kaum wiedererkennen.

In der „Substanzlehre"[7] wird im Kapitel II die Bewußtseinsmetamorphose der Antike in die der Neuzeit ausführlich beschrieben. Wenn wir z. B. die ägyptischen Tempel und Pyramiden ins Auge fassen, so sind wir erstaunt über die künstlerischen und mathematischen Fähigkeiten dieser Menschen. Je weiter wir zurückschauen in die Geschichte der Völker, desto mehr finden wir Zeugnisse von Leistungen, welche augenscheinlich kein Gegenstück in unserer gegenwärtigen Zeit besitzen. Falls wir daher dem Irrtum verfallen sein sollten, die Ideen und das Seelenleben der alten Menschheit als unentwickelt und kindlich zu bezeichnen, dann müssen wir unseren Glauben revidieren, daß die Menschheit in jeder Richtung von einem primitiven, vielleicht sogar tierähnlichen Zustand sich weiterentwickelt habe bis zur Höhe unseres gegenwärtigen wissenschaftlichen Zeitalters. Wir haben allen Grund zu der Annahme, daß die Menschheit in anderen Bewußtseinszuständen lebte und in hohem Grade von den Schöpfermächten getragen war und sich getragen fühlte. Die Bewohner der Erde, die auf die letzte große Erdkatastrophe — die man als die Sintflut oder Eiszeit bezeichnet —

---

[7] R. Hauschka: „Substanzlehre", 3. Auflage, S. 5—12, Verlag Vittorio Klostermann, Frankfurt/M.

folgten, befanden sich in einem Bewußtseinszustand, der vollständig verschieden war von dem unsrigen. Diese Menschen hatten keine intellektuellen Fähigkeiten, aber stattdessen besaßen sie die Kraft der Wahrnehmung in einer übersinnlichen Welt. Diese ist uns Menschen der Neuzeit abhanden gekommen. Wenn wir zurückschauen in das alte Indien, so wurde damals die übersinnliche Welt mit ihren Wesen noch so real erlebt, wie wir heute die physische Welt erleben; es war dies die Zeit, die noch vor Niederschrift der Veden oder der Bhagavadgita zu denken ist. Die Realität dieser übersinnlichen Welt war für jene Menschen so unmittelbar, daß die Erde mit ihrer Natur als unreal empfunden wurde. Sie war die „Maja", die Illusion, die wertloseste Stufe der Schöpfung. Die damaligen Inder hatten auch noch kein Selbstbewußtsein in unserem Sinne; sie fühlten sich vielmehr im Schoße der Gottheit lebend, als Teil des göttlichen Seins.

Spätere Kultur-Epochen zeigten ein allmähliches Herabsteigen des menschlichen Bewußtseins in ein immer mehr erwachendes Interesse an den Dingen der Erde; in demselben Maße aber verringerte sich das Hineinschauen in eine göttliche Welt.

In Ägypten waren es nurmehr Auserwählte wie die Priester-Könige, die noch fähig waren, göttliche Weisheit zu vernehmen und auf Erden zu verwirklichen. Ihre Fähigkeiten in dieser Richtung wurden bewahrt durch Regelung der Geburt, durch sorgfältige Erziehung in den geistigen Lehrstätten, welche man damals als Mysterienstätten bezeichnete.

Im alten Griechenland trübte sich der Blick immer mehr, selbst für die Eingeweihten in den Mysterienstätten. In der heutigen Zeit haben wir allen Kontakt mit der übersinnlichen Welt verloren; das Einzige, was uns noch davon erhalten blieb, ist eine dumpfe Erinnerung, welche Form gefunden hat in den religiösen Dokumenten, Legenden, Mythen und Sagen. Was man heute bei primitiven Völkern und in Europa noch hier und dort als zweites Gesicht antreffen kann, ist der letzte verglimmende Rest eines einst großartigen Hineinschauens in die geistigen Zusammenhänge der Welt. Ein Hinschauen auf diesen grandiosen Prozeß zeigt, daß die göttlichen Kräfte, welche früher von außen an den Menschen herankamen, metamorphosiert wurden in Fähigkeiten, welche sich nunmehr individuell im menschlichen Innern selbst entwickelten. Wir haben das Denken entwickelt und haben bezahlt dafür mit dem Verlust göttlicher Weisheit, welche hellsichtig geschaut wurde in früheren Zeiten.

Über Gesundheit und Krankheit wird im Folgenden noch viel die Rede sein; es soll hier nur vorweggenommen werden, daß diese Zustände abhängig waren und noch abhängig sind von der Harmonie zwischen Leib, Seele und Geist. Ist diese Harmonie gestört, dann wird der Mensch krank. Es ist insbesondere die Seele, welche sich entweder zu stark oder zu schwach mit dem Leibe verbindet und die Ursache für die Erkrankung bildet.

Wenn ein Mensch in alten Zeiten krank wurde, dann ging er in den Tempel zum Mysterienpriester. Der geschulte Mysterienpriester konnte die Disharmonie wahrnehmen und durch kultische Handlungen beheben. Diese Art des Heilens wurde im Laufe der Entwicklung immer schwieriger, weil die Menschenleiber zu hart und undurchlässig würden. So ging man dazu über, den Patienten in Schlaf zu versetzen und die vom physischen Leibe befreite Geistseele vor die Weltenweisheit zu führen. Man sagte, die Seele werde vor das Bild der Isis gestellt und an ihm könne sich der Kranke orientieren und zur Harmonie zurückfinden. Das war der heilende Tempelschlaf. Aber auch diese heilige Handlung wurde infolge des zunehmenden Dichterwerdens des physischen Leibes immer schwieriger und namentlich in den letzten vorchristlichen Jahrhunderten mußten die Priesterweisen allmählich erkennen, daß neue Wege beschritten werden müßten.

Es war insbesondere Hippokrates, welcher Eingeweihter und Priesterweiser einer Äskulap-Mysterienstätte in Cues war, der dieser Erkenntnis die Tat folgen ließ und eigenhändig „die Tempelpforten schloß"; das heißt, er ging hinaus in die Welt und begann außerhalb der Tempelstätten mit den Elementen und Substanzen der Natur den Leib zu heilen. Dieses war der Anfang einer exoterischen Medizin.

Es folgte dann die Zeit, in welcher Aristoteles in der Seele die Kräfte des Verstandes, des logischen Denkens, aus der eigenen Persönlichkeit heraus zur Entfaltung brachte. Es war noch nicht der abstrakte Intellekt, den wir heute vielfach mit Vernunft verwechseln, sondern es war ein Denken, das noch durch das Mysterienwesen und seine Geisterkenntnis befruchtet, höhere Einsichten, die früher nur in Bildern erfaßt wurden, in Begriffe herabholte, die jeder Mensch denken konnte. Aristoteles begründete eine denkerische Weltanschauung, von der wir heute noch zehren, ohne zu ahnen, welche Geistestat es war, die Sprache der Mysterien in eine Begriffssprache zu übersetzen.

In dieser Weisheit, die keineswegs nur kalte Verstandestätigkeit war, sondern den Vollmenschen nach Geist, Seele und Leib umschloß, unterrichtete Aristoteles seinen Schüler Alexander. Rudolf Steiner weist darauf hin, daß die Züge Alexanders nicht einfach als Eroberungszüge betrachtet werden dürfen, sondern vielmehr der Verbreitung der neuen Einsichten in der damaligen zivilisierten Welt dienten. Es entstanden an vielen Orten Akademien, an denen die aristotelische Weisheit gelehrt wurde; die berühmtesten in Alexandrien und Athen, wo sich ein blühendes Geistesleben entfaltete. Die aristotelische Weisheit durchdrang das damalige Kulturleben und wurde durch Jahrhunderte fortgepflanzt in den Philosophenschulen, bis die byzantinischen Kaiser, die ja das Christentum zur Staatsreligion erhoben, im Zuge der Verfolgung alles heidnischen Wesens, diese Philosophenschulen schlossen. Die Lehrer in diesen Schulen flohen nach Osten. Viele der Geflüchteten fanden in Vorderasien ein Asyl, und so kam die aristotelische Weisheit in die Hände der Araber. Sie entwickelte sich da besonders in der Akademie von Gondischapur unter dem Schutze der Kalifen zu einer seltsamen Blüte. Diese war durch den arabischen Einfluß eine nicht mehr originäre, sondern sozusagen eine gefilterte Weisheit. Als dann die Araber ihre Eroberungszüge begannen, kam Aristoteles in arabischem Gewande über Nordafrika nach Spanien und von dort nach Mitteleuropa und beeinflußte tief das gesamte europäische Kulturleben; so kam auch die arabische Medizin nach Europa.

Diese Ereignisse sind von besonderer Bedeutung, denn das, was im vorigen Kapitel als naturwissenschaftliches Zeitalter geschildert wurde, trug dadurch von vornherein den arabischen Stempel. Der reine, an die endliche Persönlichkeit geknüpfte Intellekt wird zur Kausalverknüpfung der irdischen Angelegenheiten gebraucht und zu einer feingeschliffenen Waffe entwickelt. Rudolf Steiner bezeichnete diesen Kulturimpuls des Halbmondes als eine Vorwegnahme der Entwicklung späterer Seelenfähigkeiten, die erst nach dem 15. Jahrhundert mit der Entwicklung der sogenannten Bewußtseinsseele kommen sollten. In diesem Teil der menschlichen Seele vermag sich die Persönlichkeit den rein objektiven Gesetzen der Welt zu öffnen.

Durch die arabische Strömung aber floß dieser Intellekt zu früh in die aufkeimende Bewußtseinsseelenentwicklung und leitete ein materialistisches, auf das Sinnenfällige beschränktes abstraktes Denken ein, das heute noch in der Wissenschaft waltet.

Die Bewußtseinsseele sollte aber auch die Fähigkeit in sich tragen, die geistigen Gesetze der Welt zu erkennen, zu erforschen, wie der Geist in der Materie wirkt, sie schöpferisch gestaltet. Christliche Vertreter dieser Entwicklung sind z. B. Kepler, Goethe und die Philosophen des deutschen Idealismus wie Fichte, Schelling, Hegel und insbesondere Novalis. Diese konnten sich von dem arabischen Einfluß freihalten. In anderen aber, wie Galilei, Newton und den Vertretern der modernen Naturwissenschaft wirkt er in hohem Maße.

Die Medizin entwickelte sich ebenfalls unter dem Einfluß des Arabismus, besonders auf den südeuropäischen Universitäten in Sizilien, Spanien und Italien. Aber so wie Kepler am Anfang der neuen Seelenentwicklung steht, so steht auch auf dem medizinischen Gebiet ein großer Arzt, dem — ebenso wie Kepler — die Ganzheit der Schöpfung heilig war: Es war dies Paracelsus. In ihm können wir einen Markstein in der Entwicklung einer spirituellen Medizin erblicken. Er ist 1493 in Einsiedeln in der Schweiz geboren und ist Zeitgenosse Luthers, Ulrich von Huttens, Dürers, Holbeins, Kopernikus', Hans Sachs'. Ungefähr im Jahre seiner Geburt entdeckte Kolumbus Amerika. Er ist der große Arzt, der zuerst die Beobachtung lehrt und den Arzt durch der Natur Examen führt. Paracelsus kommt dadurch nicht nur in Gegensatz zur neuen Wissenschaftlichkeit arabischen Stils, sondern auch in Gegensatz zu den überkommenen Mißbräuchen der Astrologie. „Das Glück des Menschen ruhet in ihm selbst, nicht im Stern; es ist mit ihm erzeuget und gewachsen in seiner Mutter Leib." Trotzdem aber weiß er von der Harmonie zwischen Erde und Kosmos, aber auch von der Harmonie zwischen Makrokosmos und Mikrokosmos Mensch.

Es ist äußerst bedeutsam, daß er in seinem Wirken als Arzt Anschluß sucht an die Volksmedizin, welche bei den Kräutersammlern lebte und, von einsamen Weisen gepflegt, in der damaligen Zeit einen gesunden Kern einer im Naturerkennen geschulten Vernunft hatte.

Wir verdanken es dem Hinweis Rudolf Steiners, daß diese Volksmedizin ein auf verborgenen Wegen vom Osten nach Mitteleuropa strömendes altes Weisheitsgut einer aristotelischen Naturerkenntnis darstellt, die nicht durch das arabische Filter floß. Man kann verstehen, daß sich Paracelsus dadurch von der arabischen Medizin freihält. Wir finden die Spuren aristotelischer Weisheit über den Zusammenhang des Menschen mit der Natur in seinem Ausspruch: „Einem jeglichen Lande wächst seine Krankheit und das Kräutlein hierfür." Erfahrung und Beobachtung sind die Quellen seines Handelns: „Erst Menschenerkenntnis, dann heilen"; damit spricht Paracelsus ein Axiom aus, das heute vielfach vergessen wird. Und mit „Menschenerkenntnis" meint Paracelsus ein Wissen über den Zusammenhang des gesamten Menschen nach Leib, Seele und Geist mit der Natur und dem Weltall.

Eine Fortsetzung dieses Stromes der Medizin finden wir in Hahnemann. Hahnemann stellt den Menschen in den Mittelpunkt seiner Beobachtungen und Forschungen. Er ist ein Zeitgenosse Goethes und es entsteht der Eindruck, was Goethe als Geistesheros, als Dichter und Denker geleistet hat, findet sich bei Hahnemann als Willens-Heroismus. Beim Studium der Biographie Hahnemanns ist man immer wieder erstaunt über seine ungebrochene Willenskraft, die ihn gegen alle Hindernisse anlaufen und sie überwinden läßt. Hahnemann spricht in seinem „ORGANON" von der Substanz als einer geistartigen Entität, die auf den Leib-Seele-Geist-Zusammenhang dynamisch zu wirken in der Lage ist.

Wir werden in dem Folgenden noch mehr über Hahnemann und seine Homöopathie zu sagen haben. Die geisteswissenschaftlich orientierte Medizin kann in vielen Teilen auf Hahnemann aufbauen.

Wenn wir jetzt den Blick auf die arabisch orientierte Medizin lenken, so sehen wir auch da wie bei Newton eine kausal-deterministische Note auftreten; man erinnere sich nur an die Zellularpathologie von Virchow und die durch Ehrlich inaugurierte Chemotherapie. — Ein Klangbild, welches charakteristisch für diese ganze Richtung ist, möge hier eingefügt werden: Das Salvarsan, „Ehrlich 606" ist ein salzsaures Tetra-methyl-meta-di-amino-para-di-oxy-arseno-benzol. — Klingt das nicht wie eine Reminiszenz aus der arabischen Wissenschaft?

Der Mensch selbst rückt auch in dieser Art der Medizin immer mehr aus dem Mittelpunkt der Beobachtung heraus und der Kranke wird zum abstrakten „Fall".

Vor einigen Jahren konnte man in Zeitschriften und auf Plakaten die Ankündigung lesen: „Die Industrie erzeugt — die Klinik prüft — der Arzt verordnet". Paracelsus und Hahnemann haben sich ihre Heilmittel selbst hergestellt; sie hatten den Kontakt mit Mensch und Natur.

III
DIE SCHÖPFUNG

Um die folgenden Ausführungen besser zu verstehen, soll versucht werden, einiges Klärende über die Schöpfungsgeschichte zu bringen. Die Genesis der Bibel ist ein Weisheitsbuch, welches über die Schöpfung Wichtiges darstellt. Doch sind diese Dokumente heute nicht mehr gut lesbar; insbesondere nicht in den heutigen Übersetzungen, die die uralten Worte unverstanden wiedergeben. Außerdem hat der Mensch heute keinen Zugang zu den Dokumenten, weil er sie als Glaubensdogma ablehnt. Die Menschen wollen heute nicht mehr glauben, sondern wissen. Aber auch die heutigen Weltentstehungs-Hypothesen sind völlig unbefriedigend. Man spricht von einem Spiralnebel, der die Ursache der Entstehung des Planetensystems sein soll und aus welchem unser ganzes Sonnensystem resultiert; das ist noch einigermaßen einleuchtend. In den Schulen wird gezeigt, wie ein auf dem Wasser schwimmender Öltropfen sich in mehrere kleinere Tropfen teilt und um ein Zentrum rotiert, wenn der Lehrer mit dem Glastab rührt; es bleibt dabei allerdings die Frage nach dem Lehrer im Weltall offen. Schwieriger wird schon die Frage nach der Entstehung des Lebens auf einem so entstandenen Erdenkörper, und wo das Verständnis fehlt, stellt wohl zur rechten Zeit ein Wort sich ein: Urzeugung. Diese „Urzeugung" stellt man sich sehr verworren vor, hofft aber, daß es eines Tages gelingen würde, durch besondere Anordnungen der Atome, Moleküle und neuerdings der Elektronen die Entstehung des Lebens zu vollführen. Andere Hypothesen leiten das Leben auf der Erde aus dem Kosmos ab, wo durch Meteoriten Keime auf die Erde getragen worden sein sollen. Der Gedanke einer Schöpfung, die aus einer Hierarchie göttlich-geistiger Kräfte hervorgeht, findet sich nur bei wenigen erleuchteten Geistern. Die offizielle Astronomie verliert sich viel mehr in die Vorstellung der Unermeßlichkeit räumlicher und materieller Entitäten und spricht von dem Staubkorn Erde, auf welchem der Mensch eine unbedeutende Mikrobe ist. Daß aber der Mensch im Mittelpunkt der Schöpfung stehen könnte und die ganze Schöpfung um seinetwillen in Szene gesetzt worden wäre, diese Annahme — obwohl sie durch die religiösen Dokumente begründet erscheint — liegt unserem Zeitalter fern.

Die Geisteswissenschaft Rudolf Steiners hat in dieser Richtung viele bedeutsame Angaben gemacht. Man kann darauf sagen: nun müßte man ja schon wieder glauben; das ist aber nicht der Fall. Rudolf Steiner selbst hat seinen Schülern oft eindrücklich nahegelegt, ihm nicht zu glauben, sondern seine Angaben zu prüfen. Er hat auch die Methoden angegeben, wie man solches zu Wege bringen kann.[8]

Das naturwissenschaftliche Zeitalter könnte man das Zeitalter der Hypothesen nennen. Darum könnte man ruhig die Angaben Rudolf Steiners als Arbeitshypothesen akzeptieren, wie das in der Wissenschaft üblich ist. Wir kommen ja täglich in die Lage, Dinge glauben zu müssen, die wir nicht nachprüfen können. Die ganze moderne naturwissenschaftliche Entwicklung müssen wir einfach dem Fachmann glauben; warum sollen wir nicht die Angaben des Fachmannes in der Geisteswissenschaft zumindestens als Arbeitshypothese annehmen?

Es ist das Schicksal jeder Hypothese — ob sie Bestand hat oder nicht — davon abhängig, ob sie im Leben fruchtbar wird. Wenn man mit den nachstehenden Ausführungen durchs Leben geht, wird sich allmählich zeigen, daß man für die Fragen des Lebens befriedigendere Antworten findet; und man kann mit der Zeit zu der Überzeugung gelangen, daß es sich nicht nur um Hypothesen, sondern vielmehr um Realitäten handelt. In diesem Sinne möchten die nachstehenden Ausführungen verstanden sein.

Was von Rudolf Steiner im Buche „Geheimwissenschaft" auf breitester Grundlage geisteswissenschaftlich dargestellt wird, möchte ich kurz in Bildern aufzeigen:

Wenn wir den Schöpfungsakt der Geburt einer Idee ins Auge fassen, dann können wir sowohl an einem Künstler als auch an einem Erfinder oder auch sonst im täglichen Leben beobachten, daß eine solche Idee innerlich wächst, in der Seele lange getragen wird und schließlich so weit ausreift, daß sie außerhalb der Seele objektiviert werden kann — bei einem Maler in einem Bilde, bei einem Dichter in einem Dichtwerk, bei einem Erfinder in einer praktischen Tat und bei uns selbst in einem bedeutsamen Lebensakt, der unserem Dasein Sinn verleiht. So — schildert Rudolf Steiner — waren es am Anfang der Schöpfung unvorstellbar hohe Wesenheiten — die christliche Terminologie nennt sie die

---

[8] R. Steiner: „Wie erlangt man Erkenntnisse der höheren Welten"; Verlag Freies Geistesleben, Stuttgart.

Throne oder Geister des Willens; sie hatten einen kosmischen Gedanken, eine Idee, und zwar die Idee des Menschen. Dabei darf man sich nicht das heutige unvollkommene Menschenwesen vorstellen, sondern den Menschen als ewige Entelechie in seiner Vollendung. Lange trugen diese Wesenheiten diese Menschen-Idee in ihrem Willensfeuerwesen. Als die Zeit erfüllt war, objektivierten sie ihre Menschen-Idee in einem Wesen, dem sie ihre eigene Feuersubstanz mitteilten; das war die erste Menschenanlage, der Ur-Ur-Ur-Adam. In den orientalischen Weisheitsschulen heißt er der Adam Kadmon. Es war ein Feuerweltenkörper, den Rudolf Steiner den alten Saturn nennt. Saturn deshalb, weil seine räumliche Ausdehnung bis in die Sphäre reichte, für die der heutige Saturn eine Grenzmarke ist. Wenn wir mit unserer heutigen Sinnesorganisation durch diesen Weltenkörper hindurchreisen könnten, würden wir seine Existenz nur durch Wärme-Differenzierungen wahrnehmen können; eine Organisation von Isothermen könnten wir diesem alten Planeten zuschreiben. Unser heutiger Wärmeorganismus ist ein Erbe dieses alten Saturn. Jeder weiß, wenn man mit dem Fieberthermometer die Temperaturen hinter dem Ohr, oral, axillar oder rektal abliest, so findet man eine sehr distinkte Differenzierung. Es gibt heute schon an den medizinischen Fakultäten eine Disziplin, die sich mit der Aufgliederung des menschlichen Wärmeorganismus' in Isothermen beschäftigt.

Dieser alte Saturn war aber nicht von allem Anfang an in dieser Weise ein physischer Wärmekörper, sondern er war zuerst ein Weltenkörper aus seelischer Wärme, aus Willensfeuer, und die ganze Entwicklungsphase dieses alten Saturnwesens bestand darin, daß die seelische Wärme sich immer mehr zu physischer Wärme verdichtete. Ebenso wie bei dem heutigen Menschen die Begeisterung mit einer Produktion seelischer Wärme beginnt und erst allmählich sich zu physischer Wärme metamorphosiert, so wäre die Verdichtung der Begeisterungssubstanz der Throne im Laufe der Äonen zu einem physischen Feuerkörper zu verstehen. Damit ist — im Bilde gesprochen — der Ur-Ur-Ur-Adam müde geworden; er legt sich schlafen und erwacht aus seinem Weltenschlaf als ein neuer Adam. Der Rhythmus von Schlafen und Wachen, von Tod und Wiedergeburt, hat sein Urbild bereits in der Schöpfungsgeschichte wie sie die Geisteswissenschaft darstellt. Zeit in unserem Sinne existiert noch nicht und es ist somit unreal, nach der Zeitdauer dieses Weltenschlafes zu fragen.

Wie man aber am Morgen nach einem gesunden Schlaf mit neuen Kräften und neuen Fähigkeiten erwacht, so auch erstrahlt der neue Adam im Licht; die Wärme hat sich zum Licht entwickelt. Es ist ein allgemein gültiges Weltengesetz, daß eine Entwicklung zu höheren Stufen das Abfallen gewisser Teile in niedrigere Stufen zur Folge hat. So entsteht als Niederschlag des Lichtes die dichtere Stufe der Luft. Damit scheint zum ersten Male etwas in der Weltgeschichte entstanden zu sein, das man so ähnlich wie Materie bezeichnen kann. Diesen Entwicklungszustand nennt Rudolf Steiner den alten Sonnenzustand. In ihm machte sich bereits etwas bemerkbar, was man als eine Art Rhythmus zwischen Licht und Finsternis bezeichnen könnte. Diese Entwicklung wird von einer anderen Götter-Hierarchie geleitet, die in der christlichen Terminologie als Kyriotetes oder Geister der Weisheit bezeichnet wird. Dieser zweite Zustand, in welchem die Menschenanlage als „Sonnen-Adam" bezeichnet werden könnte, geht wieder in einen Weltenschlaf über — von Rudolf Steiner Pralaja genannt in Anlehnung an altorientalische Vorstellungen — und erwacht an einem neuen Weltenmorgen wieder mit neuen Fähigkeiten.

Das Licht hat sich weiterentwickelt zu einer Art Weltenordnungskraft. Wenn wir hinaufblicken zum Sternenhimmel, so erfüllt uns ein ehrfürchtiges Staunen, wenn wir die monumentalen Schleifen und Kurven der Wandelsterne auf dem Hintergrund des Fixsternhimmels auf uns wirken lassen. Diese Sternenharmonie bezeichneten Pythagoras, Plato und die alten griechischen Eingeweihten als Sphärenharmonie, die sie hellhörig wahrgenommen haben. Kepler hat die Sphärenmusik im modernen Sinne erforscht und unsere irdische Musik als einen Abglanz der Himmelsmusik der Menschheit nachgewiesen.

Jedermann kennt heute das Phänomen der chladnischen Klangfiguren; es zeigt, wie Erdenstaub durch die Musik geordnet wird. Man stelle sich vor, diese ordnende Weltenkraft bis ins Innere der Materie hineinversetzt, dann ist es Chemie, in welcher sich im Binden und Entbinden die ordnende Weltenkraft der Sphärenharmonie offenbart. Chemie ist verzauberte Musik. Das Gesetz der einfachen und multiplen Proportionen („Substanzlehre", Seite 2) oder das Gesetz der Oktaven, später zum periodischen System weitergeführt („Substanzlehre", Seite 77) sind Kronzeugen dieser Musik. Der Chemiker muß nur Ohren haben, sie zu hören. So sind Chemie, Musik und Astronomie Manifestationen der allumfassenden Ordnungskraft; auch der Regenbogen zeigt in einer siebengliedrigen Farbenskala den Ausdruck dieser ordnenden Weltenkraft.

Rudolf Steiner spricht von diesem Kräftezustand als von einem Ordnungsäther, manchmal von Klangäther, zuweilen von chemischem Äther und auch von Farbenäther. Es ist in diesem Zusammenhang zu verstehen, daß diese vielfältigen Bezeichnungen auf ein- und dieselbe Kraft deuten.

Ebenso wie bei der Entstehung des Lichtäthers eine dichtere Stufe des schon Materiellen entsteht, so auch finden wir als Niederschlag der Weltenordnungskräfte das Wasser. Rudolf Steiner nennt diese Entwicklungsstufe des Adam den alten Mond. Diese Entwicklung wird wieder von einem Göttergeschlecht geleitet, das in der christlichen Terminologie als Dynamis oder Geister der Bewegung bezeichnet wird.

Dieses Stadium der Weltenentwicklung wird in den nordischen Mythologien wie zum Beispiel der Kalewala — dem finnischen Volksepos — oder in der Kalewipoeg — der estnischen Schöpfungsmythe — deutlich dargestellt: Tara der Weltenschmied schmiedet die Erde hell und dunkel. Die Arbeit ist schwer; er wird müde und legt sich zum Schlafen hin. Das bemerken seine Söhne, die Kalewipoeg (Schmiedesöhne), und versuchen, die Schöpfung weiterzuführen. Sie tun das, indem sie eine Kantele (Harfe) bauen und den Weltengesang anstimmen. Indem dieses geschieht, wird die bisher schwarz-weiße Welt bunt. Die Pflanzen blühen auf in all ihren Farben, die Vögel legen ein buntes Federkleid an — die Welt wird farbig. Als der alte Schmied Tara aufwacht und sieht, was seine Söhne angerichtet haben, findet er, daß es gut ist. — Interessant ist auch, daß in diesem Mythos die Weiterentwicklung durch die Söhne der vorangegangenen Hierarchie geschildert wird.

In unserer Zeit werden uns in Goethes Farbenlehre die Farben erstmals auch experimentell als Taten und Leiden des Lichtes, hervorgehend aus Licht und Finsternis, dargestellt. Auch Goethe deutet auf ein schöpferisches Göttergeschlecht, indem er in dem Kapitel über die sinnlich-sittlichen Wirkungen der Farbe von „Ausgeburten der Elohim" spricht, die als das nächstfolgende Göttergeschlecht — in der christlichen Terminologie Exusiai genannt — den Erdenzustand schaffen.

Der Monden-Adam nämlich verfällt wieder in einen Weltenschlaf und erwacht wiederum mit neuen Fähigkeiten. Der neue Weltenkörper schreitet fort in der Entwicklung seiner Kräfte aufwärts und abwärts.

Die Weltenordnungskräfte haben sich weiter entwickelt zum Weltenleben — von Rudolf Steiner auch „Sinnäther" oder auch „Formäther" genannt — einer Kraft, die das Leben in Formen gestaltet. Es entsteht individuelles Leben in sinnvollen Formen. Ein vom Kosmos gegebenes Weltenleben in Formen und Gestaltungen blüht auf. Auf der anderen Seite erfolgt die Verdichtung aus dem Wasser zum Festen. Damit ist der heutige Erdenzustand eingeleitet, und hier beginnt die biblische Schöpfungsgeschichte. Die vorangegangenen Stufen der Entwicklung werden in der Bibel nur in ihren Wiederholungen angedeutet. Darüber wird im nächsten Kapitel mehr zu sagen sein. Die Entwicklung dieses Erden-Adams erfolgt, wie gesagt, nunmehr unter der Leitung der Exusiai oder auch Geister der Form genannt; es sind dieselben Wesen, die in der Bibel als Elohim auftreten.

In grandiosen Bildern wird in der Genesis das Werden der heutigen Erdenwelt beschrieben. Hier nun finden wir in der Bibel die Geschichte vom Sündenfall, die Vertreibung aus dem Paradiese der höheren Elemente und das Herabsteigen des Menschen in einen aus physischer Materie gestalteten physischen Leib. Die ungeheuren Umwälzungen, die damit verbunden waren, sind sämtlich eine Folge davon, daß die Menschenseele eine Kraft in sich aufnahm, die sie stärker von ihrem kosmischen Ursprung ablöste und sie mit den Stoffen der Erde verband. Der Mensch lebte nunmehr in einem sterblichen Erdenleib und trat in zunehmender Götterferne seinen Weg zum Erdenziel — der Entwicklung von Freiheit und Liebe — an.

Zur Erhaltung des physischen Menschengeschlechtes teilt sich der vorher ungeschlechtliche Erdenadam in zwei Aspekte des Menschen und das Gotteswort ertönt: Seid fruchtbar und mehret Euch. Damit erfolgt die Vervielfältigung des Menschen zur Menschheit.

In dieser durch Äonen und Äonen sich vollziehenden Entwicklung erreichen Teile der Schöpfung nicht ihr Entwicklungsziel. Diese müssen aus dem Menschen — dem Ur-Adam in seinen drei Stadien — ausgeschieden werden. Die hinausgesetzten Teile fügen sich jedoch in die allgemeine Menschenentwicklung ein und werden zu den Naturreichen. Die auf dem Saturn zurückgebliebenen Schöpfungsanteile werden zu dem, was wir heute auf der Erde als Mineralien ansprechen. Die auf dem Sonnenzustand zurückgebliebenen Wesen erscheinen uns heute als Pflanzen und die auf der Mondenstufe zurückgebliebenen Wesen sind unser heutiges Tierreich. Die gesamte Natur ist also uns nicht nur nahe verwandt, sondern ein Stück von uns selbst. Es wird in späteren Ausführungen ersichtlich werden, wie sehr diese Tatsache eine Rolle spielt in einem voll verstandenen Heilmittelwesen.

Aus der so gewordenen Welt haben sich die Götter (die Schöpfungsmächte) allmählich zurückgezogen. In dem Maße wie der Mensch sich entwickeln wird, fallen ihm die Aufgaben der Weiterführung der Schöpfung zu. Zwar ist die Menschheit heute noch nicht in der Lage, diese Aufgabe zu übernehmen; sie würde in ein Chaos versinken, wenn die Schöpfermächte nicht dafür gesorgt hätten, daß die gewordene Welt weiter besteht. Abkömmlinge der Hierarchien helfen den Menschen, daß die Erde bestehen bleibt, daß die Pflanzen sprießen und sprossen und die Tiere die Erde beseelen. Diese Wesen werden vielfach in den Märchen geschildert und Rudolf Steiner nennt sie die Elementarwesen. Die Volksmärchen, wie sie von den Gebrüdern Grimm gesammelt wurden und hellsichtig erlebte Vorgänge wiedergeben, sind ja nicht nur Unterhaltungsstoff für Kinder, sondern wahrheitsgemäße Darstellungen von Wesen, die ja auch heute noch von Hirten und Fischern und sonstigen naturverbundenen Menschen — wenn auch in dekadenter Weise — in Bildern wahrgenommen werden können. Da werden unterschieden: Gnomen (Wichtelmänner, Kobolde oder Zwerge), Nixen (Undinen), Elfen oder Sylphen und Feuergeister. Die Gnomen bearbeiten die Erde; sie leben in den Erzgängen, und sie versorgen die Pflanzenwurzeln und reichen das Erarbeitete hinauf zu den Nixen oder Undinen, die in den Pflanzensäften das Gespräch zwischen Himmel und Erde vermitteln. Sie leben sonst in den Wasserläufen, Wasserfällen, Strömen, Bächen und Meeren. Was die Nixen oder Undinen im grünen Blätterreich erarbeiten, reichen sie hinauf zu der nächsten Kategorie der Elementarwesen, zu den Elfen oder Sylphen. Sie leben in Licht und Luft und verarbeiten das Heraufgereichte zur Ausgestaltung der Blüten. Sie sind die Vermittler zu dem Weltenseelenhaften in den Schmetterlingen und Bienen und reichen das Erarbeitete wiederum weiter an die Feuergeister, welche in die Frucht- und Samenbildung der Pflanzen hineinwirken und das Welten-Ichhafte pflegen.

Die Abbildung 1 möchte in schematischer Weise das Gesagte bildhaft erläutern.

Wie sich aus der Abbildung ergibt, können wir zunächst eine lineare Weiterentwicklung der Elemente Feuer, Luft, Wasser und Erde als die Grundlagen der Natur aufzeigen, darüber aber — in der genetischen

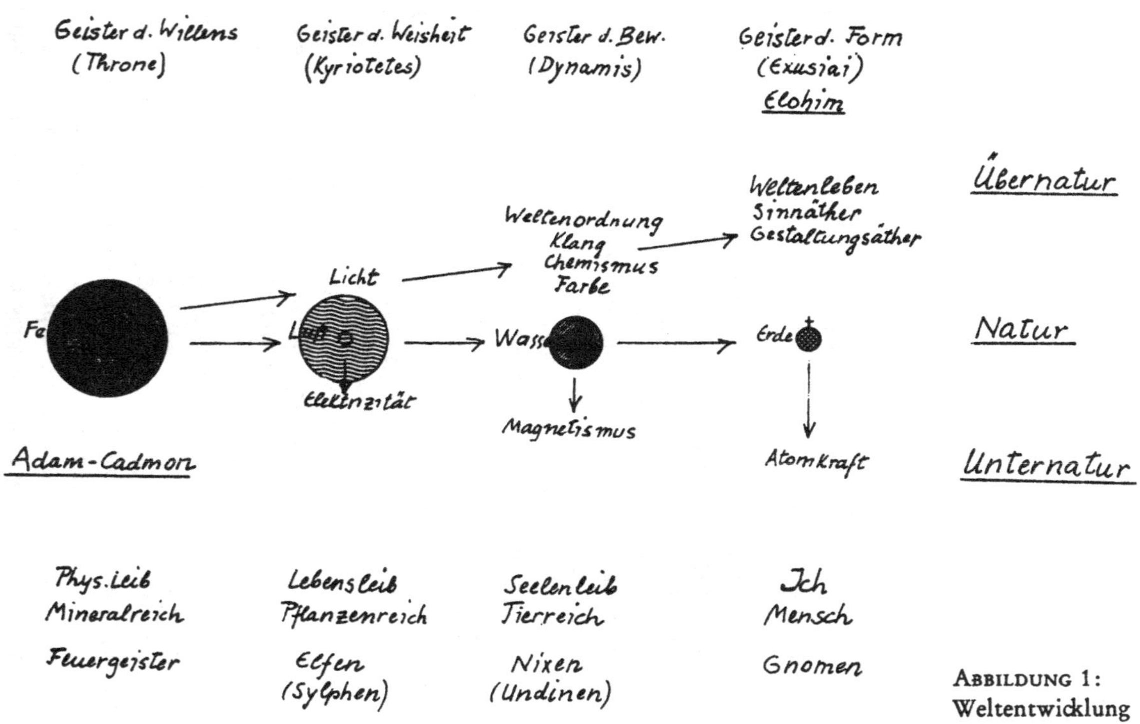

Geister d. Willens (Throne)	Geister d. Weisheit (Kyriotetes)	Geister d. Bew. (Dynamis)	Geister d. Form (Exusiai) **Elohim**

```
         Fe ●
            \
             \
              ↓
              ◎ ←——— Licht              ————————  Übernatur
           Luna \  electrizität
                 \
                  ↓  Wasser      Weltenordnung
                  ●              Klang
                  ↑              Chemismus
              Magnetismus        Farbe
                      \
                       \        Weltenleben
                        ↓       Simmatter      ————  Natur
                        Erde ●  Gestaltungsäther
                             ↑
                          Atomkraft                 Unternatur
```

Adam-Cadmon

Phys.Leib	Lebensleib	Seelenleib	Ich
Mineralreich	Pflanzenreich	Tierreich	Mensch
Feuergeister	Elfen (Sylphen)	Nixen (Undinen)	Gnomen

ABBILDUNG 1: Weltentwicklung

Entwicklung — die höheren Elemente: Feuer, Licht, Weltenordnung und Welten-Sinn oder Weltenformkraft als Übernatur.

Nun müssen wir aber schließlich noch eine dritte genetische Folge erwähnen, die dadurch zustandekommt, daß der Schöpfung sich hindernde Mächte entgegenstellen.

Rudolf Steiner schildert in seiner „Geheimwissenschaft" neben den fortschreitenden, gewissermaßen rechtmäßigen Führerwesen solche, die das jeweilige Entwicklungsziel nicht erreichen und zurückbleiben. Dadurch werden sie zu Gegnern der fortschreitenden Entwicklung. Schon in der Sonnenzeit der Erdenentwicklung bemühten sich solche abgefallenen Wesen in egoistischem Sinne um die Erschaffung eines eigenen Weltalls. Die Kräfte reichten nicht aus und es wurde ein Teil des kosmischen Lichtes geraubt und in selbstischer Weise zurückgehalten; diese Vorgänge führen zuletzt auf der Erde zur Tatsache der Elektrizität.

In der christlichen Terminologie nennt man diese Wesen die luziferischen. Sie sind es, die am Erdenanfang den Sündenfall (luziferische Versuchung) bewirkten. Dieser Sündenfall wird in der Bibel bildhaft geschildert. Weisheit hat es zu allen Zeiten gegeben, doch die Form der Offenbarung war zu allen Zeiten dem Bewußtsein des Menschen angepaßt. So ist die Paradiesesgeschichte ein Bericht der Ereignisse in bildhafter Form. Luzifer bewirkte in den Menschenseelen die Triebe und Leidenschaften, die sie in die Verdichtung der Materie führten.

Eine zweite Kategorie von Mächten der Hindernisse tritt in der Mondenentwicklung auf, zu der Zeit, als die ordnenden Weltenkräfte in Erscheinung treten. Auch diese werden zum Teil in egoistischem Streben geraubt; sie manifestieren sich später auf der Erde als Magnetismus. Diese Wesenheiten wurden in den orientalischen Weisheitsschulen als die ahrimanischen bezeichnet. Ahriman ist es, der die durch Luzifer in die Materie gestoßenen Seelen in Empfang nimmt und sich bemüht, ihr Bewußtsein vom Geiste zu verdunkeln. Während Luzifer im Innern des Menschen die Triebe und Leidenschaften anfacht, tritt Ahriman von außen an den Menschen heran — aus der Maja der sinnlichen Erscheinungen — und verführt ihn zu dem Glauben, daß nur die Materie Realität habe. Alle Abstraktionen, welche zum mechanistischen Denken führen und die Seele allmählich zum Erstarren bringen, sind das Werk Ahrimans; er ist der Herr des kalten, unmenschlichen Intellektes.

Goethes Genie erfaßte künstlerisch diese Weltentatsache in der Gestalt des Mephisto, wenn dort auch noch ein Gemisch der beiden Wesenheiten dargestellt ist. Man kann vielleicht sagen, daß in Faust I der luziferische Aspekt und in Faust II mehr der ahrimanische Aspekt geschildert wird.

Auf der Erde schließlich, wo die Weltenordnung sich zum Weltensinn, zur Gestaltung individueller Lebewesen weiterentwickelt hat, wird auch diese Kraft von Geistern der Hindernisse zum Teil in ihr Gegenteil verkehrt, zum Welten-Antisinn, zum Welten-Unsinn, zur Zerstörung aller Lebensform. Ob dasjenige, was heute als Atomkraft zu Tage tritt, schon eine Ankündigung dieser dritten Kraft ist?

So ergibt sich in der genetischen Entwicklung der Erde nicht nur eine Natur und eine Übernatur, soendern auch eine Unternatur. (Siehe Abbildung 1).

Die gemachten Ausführungen können natürlich nur stammelnde Äußerungen sein von einem grandiosen Geschehen, das Rudolf Steiner in vielen Vorträgen und Schriften dargestellt hat.[*])

IV
DER MENSCH, WOHER ER KOMMT UND WOHIN ER GEHT

Die vorangegangenen Ausführungen zeigen ein Werden des Weltalls durch vier rhythmische Stufen. Es ist höchst interessant zu sehen, wie nach den Schilderungen Rudolf Steiners vor jeder neuen Stufe eine Wiederholung der vorangegangenen erscheint. Es erfolgt bei der Sonnenstufe eine kurze Wiederholung der Saturn-Stufe; bei der Mondenstufe eine solche der Saturn- und Sonnenstufe; bei der Erdenstufe eine Wiederholung der drei vorangegangenen Stufen Saturn, Sonne und Mond. Darin äußert sich im Urbild ein Naturgesetz, das in unserer Zeit von Haeckel erneut konzipiert wurde und welches das biogenetische Grundgesetz genannt wird. Dieses Gesetz besagt ja, daß in jeder Entwicklung vorangegangene Stufen der Entwicklung wiederholt werden; insbesondere in der Embryologie hat dieses Gesetz bedeutsame

---

[*] R. Steiner: „Die Geheimnisse der biblischen Schöpfungsgeschichte"; Novalis-Verlag, Freiburg.
„Geheimwissenschaft im Umriß"; Verlag Freies Geistesleben, Stuttgart.

Fortschritte in der Erkenntnis des Werdeganges lebender Wesen vermittelt. Es wurde von Darwin leider irrtümlich dazu mißbraucht, daraus die Abstammung des Menschen vom Affen abzuleiten und den göttlichen Ursprung des Menschen zu verdunkeln.[10]

Die Wiederholungen der der Erde vorangegangenen Weltentwicklungstatsachen sind in der biblischen Genesis nur angedeutet. Die eigentliche Erdenentwicklung beginnt erst mit der Paradieses-Geschichte. — Warum mußten Adam und Eva in die Welt der Materie hinabsteigen? — Es ist dies eine Rätselfrage, die wohl jeden Menschen auf's Tiefste bewegen kann. Warum haben die Götter die luziferische Versuchung zugelassen?

Die Entwicklung des Einzelmenschen von seiner Geburt bis zum Tode ähnelt in großen Zügen der Entwicklung der Menschheit von ihrer Geburt im Paradiese bis zur Erreichung des Zieles am Ende der Erdenentwicklung. Man möchte vergleichsweise sagen: Ein Kind, das dauernd an der Kittelfalte der Mutter hängt und zu keinem selbständigen Handeln angeregt wird, dürfte kaum zu einem tüchtig im Leben stehenden Menschen werden. Der Mensch gehört hinaus in die Welt, um in *Freiheit* sein Schicksal zu finden und zu erfüllen. So auch ist die Menschheit — zur Freiheit vorbestimmt — nicht dauernd unter der direkten Führung der Götter zu denken. Der Mensch wird durch Irrtümer, durch Leid und Schmerzen allmählich zu dem werden, was ihm in der Vorsehung der Götter in der Zukunft eingeräumt ist. Die göttliche Idee des Menschen — das Bild der Entelechie, welches die Throne bei der Schöpfung hatten — sie wird erst im weiteren Verlauf von Entwicklungsstufen erfüllt werden können.

So sehen wir, wie der Mensch in der ersten Erdenzeit — wenn man die drei vorangegangenen Stufen, welche Wiederholungsstufen sind, hinzuzählt, ist es die vierte — ringt um seine physische Gestalt. Von sieben Wurzelrassen wird berichtet, von denen die fünfte — die sogenannten Ursemiten — einen physischen Leib ausgebildet hat, der die Voraussetzung einer späteren Seelenentwicklung in sich trägt. Es ist in der weiteren Menschheitsgeschichte, die sich in siebenstufigen Rhythmen abspielt, meist die fünfte Stufe, die eine gewisse Höhe erreicht, die dann für das folgende größere Zeitalter das Instrument abgibt für die Weiterentwicklung. (Siehe Abbildung 2).

---

[10] R. Hauschka: „Ernährungslehre" — 2. Auflage — S. 15—17; Verlag Vittorio Klostermann, Frankfurt/M.

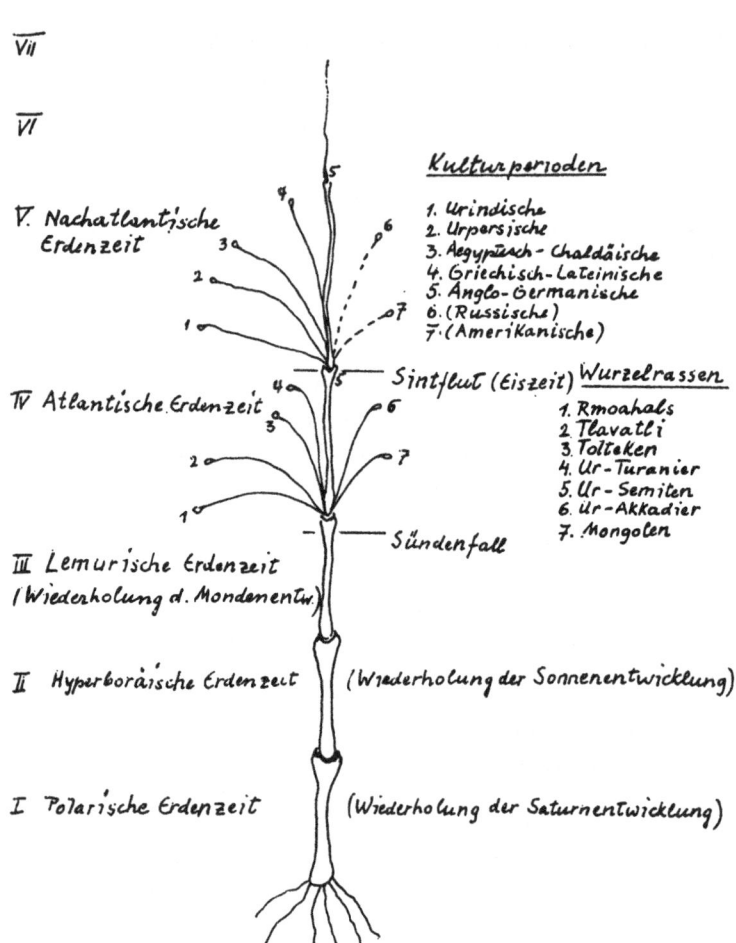

ABBILDUNG 2:
Erd- und Menschheitsentwicklung

Diese ganze Entwicklung spielte sich örtlich auf einem Kontinent ab, den heute der Atlantische Ozean bedeckt und den man sinngemäß schon immer als Atlantis bezeichnete.

Schon lange vor der herannahenden Sintflut oder Eiszeit wurden die Ursemiten — oder auch Indogermanen genannt — durch hohe Sonneneingeweihte nach Osten geführt. Man nennt hier die Namen Manu und Noah. Manche Forscher halten diese beiden für identisch; der Verfasser ist jedoch der Meinung, daß Manu die Wanderung über den Norden Skandinaviens, das heutige Rußland, bis in die Gegend der heutigen Wüste Gobi führte, während Noah auf dem Wasserwege in das Land führt, wo heute der Berg Ararat in Vorderasien ist.

Die Entwicklungszeit der Menschheit, die wir also die atlantische nennen und wo die Menschengestalt errungen wurde, spielt sich in sieben Stufen ab, die wir die Wurzelrassen nennen.

Die Vorgeschichtsforscher wie ARLDT, DAQUÉ, VON GLEICH wissen darüber zu berichten.[11]

Ein Bild, das uns in den heutigen Tagen noch an jene Zeit erinnern kann, ist das sogenannte Viergetier: Adler, Löwe, Stier und Engel; es ist dies die Reminiszenz aus Urzeiten, die sich auch noch in der griechischen Zeit als die Sphinx offenbart, jenes Wesen mit einem Stierleib, den Löwenpranken, Adlerflügeln und dem Menschenantlitz.

Man erkennt hier unschwer die vier Tierkreiszeichen: Wassermann (Engel), Stier, Löwe und Skorpion (Adler). Das Tierkreiszeichen, das wir heute als Skorpion bezeichnen, war vor einigen Jahrhunderten noch der Adler; und man kann eine gewisse Tragik darin empfinden, daß der Gedankenschwung des Adlers heutzutage zum Skorpion eingeschrumpft ist — ein Sinnbild unserer eingeengten Erkenntniskraft —. Man fühlt den Absturz der Menschheit aus Zeiten eines großartigen Geistbewußtseins in die Abstraktheit unseres heutigen Denkens.

Wenn man durch Dörfer und alte Städte spaziert, trifft man fast überall auf einen Gasthof „Zum goldenen Löwen", „Zum schwarzen

---

[11] Arldt: Handbuch der Paläogeographie", Berlin 1919.
Daqué: „Urwelt — Sage — Menschheit"; Verlag Oldenbourg, München — Berlin.
S. von Gleich: „Die Urgestalt"; Insel-Verlag, Leipzig.
S. von Gleich: „Der Mensch der Eiszeit und Atlantis"; Waldorf-Verlag, Stuttgart.   R. Steiner: „Unsere atlantischen Vorfahren", Berlin 1918.

Adler", "Zum roten Ochsen" oder "Zum weißen Engel". Auch Apotheken und Drogerien tragen noch gerne diese Namen.

Aus diesen vier Weltenkräften sind allmählich die menschlichen Formen entstanden. Wie ernst das in früheren Menschheitsperioden genommen wurde, erhellt sich aus den vier christlichen Dokumenten der Evangelien. Jedem der Evangelisten wurde ein solches Tierkreiszeichen als Inspirator zugeordnet. So trägt Matthäus als Symbolum den Engel; Lukas den Stier; Markus erscheint befeuert durch den Löwen und Johannes durch den Gedankenflug des Adlers.

Die Erde war in der Atlantischen Zeit noch nicht so dicht wie heute. Riesige Inseln — fast Kontinente — verschwanden und tauchten an anderen Stellen wieder auf. Arldt zeichnet Karten in verschiedenen Zeiträumen auf, die uns heute mit Erstaunen erfüllen können; man hat beinahe den Eindruck einer Art Meteorologie, einer Art wolkenartiger Verwandlung in den dichteren Elementen.

Auch der Mensch selbst war in dieser Zeit noch bildsamer, beweglicher; er hatte noch keine Knochen. Daher sind Knochenfunde aus dieser Zeit (Neandertaler und wie die Menschenaffen-ähnlichen Überreste jener Zeit heißen) keinesfalls vom Menschen stammend. Der Mensch hält sich noch lange in der Bildsamkeit und Metamorphosenfähigkeit seines noch weichen physischen Leibes zurück, während die Tiere rascher in der Verfestigung ihres Knochengerüstes erstarren.[12]

Wir können hier die Spuren verfolgen, wie der Einschlag des Ich durch die Persönlichkeitskräfte in die Menschenbildung hineinwirkt und die Tierheit ausscheidet. Die Menschen richten sich aus der Horizontalen in die Vertikale auf. Sie fangen an, Laute zu bilden und Stimme und Sprache zu entwickeln, und sie fangen an, ihre Sinnesorgane zu gebrauchen.

Alle diese Fähigkeiten erreichen in der 5. Wurzelrasse ihre Kulmination. Die 6. Wurzelrasse (Ur-Akkadier), deren Nachfahren in der nachsintflutlichen Zeit die Gebiete des Mittelmeeres bevölkern — wie Phönizier, Carthager — und dann die 7. Wurzelrasse, die Ur-Mongolen zeigen zwar noch einen weiteren Fortschritt in der Entwicklung, aber sie sind mit Bezug auf ihre Entwicklungsfähigkeit steifer geworden, nicht mehr so bildsam, sondern festgefügter, abgeschlossener, gewissermaßen ein Ausklang der atlantischen Entwicklung.

---

[12] Poppelbaum: "Mensch und Tier"; Verlag Geering, Basel 1928.

Die Indogermanen — die Entwicklungsfähigsten der Wurzelrassen — bevölkerten nach der Sintflut, wie schon gesagt, das Gebiet der heutigen Wüste Gobi bis nach Tibet. Von dort aus wird nunmehr die Kultur der nachatlantischen Zeit inauguriert. Es handelt sich in dieser Weltenzeit nicht mehr um die Ausbildung des Leibes, sondern vielmehr um die Ausbildung der Seelenfähigkeiten.

Aus der Völkerwiege Inner-Hochasiens steigen die Kulturboten und ihre Völker in das Land, das heute Indien heißt. Dort entwickeln sie eine Kultur, die für unsere heutigen Begriffe unvorstellbar hoch ist. Ihre Seelenäußerungen sind fast göttlicher Natur. Sie fühlen sich eingebettet in den göttlichen Schoß. Die physische Erde mit ihren Naturreichen empfinden sie als Illusion, als die große Maja, der es zu entfliehen gilt. Was wir heute durch die Veden und die Bhagavadgita noch vermittelt bekommen können, ist nur ein schwacher Abglanz dessen, was vor der Niederschrift dieser Dokumente an urheiligem Menschheitsbewußtsein vorgestellt werden kann.

Die nächste Phase, welche aus Zentral-Asien inauguriert wurde, ist die Persische Kulturperiode. Hier schauen wir zurück auf das Wirken des großen Eingeweihten Zarathustra, der sein Volk anleitete, Interesse an der Erde zu haben. Er lehrt sein Volk die Bearbeitung der Erde im Ackerbau. Die Sage erzählt von einem goldenen Dolch, den er dem König schenkt und mit dem die Erde gepflügt werden soll. Es ist dies ein Bild der göttlichen Sonnenkräfte, die der Mensch bewußt der Erde vermittelt — eine Vorahnung dessen, was dem Menschen in der Zukunft noch in erhöhtem Maße als Aufgabe im Weltenall zufällt —. Das Zend-Avesta, das urpersische Dokument, kann man als ein Urlehrbuch der Landwirtschaft auffassen. Doch, je mehr sich das Interesse für die Erde stärkte, desto geringer wurde der Kontakt mit der göttlichen Welt.

Die nächste Kulturperiode, welche von Inner-Hochasien inauguriert wird, trifft sich mit den Kulturimpulsen der südlichen voratlantischen Wanderung; deshalb treten verschiedene Nuancen dieser Kulturzeit in Ägypten, in Vorderasien — Phönizier, Hebräer, Sumerer, Chaldäer, Babylonier und Assyrer — auf, die aber trotz ihrer verschiedenen Tingierungen ein Gemeinsames aufweisen: Die Menschen sind mit ihrem Bewußtsein auf der Erde angelangt. Das einstmals grandiose Hineinschauen in eine göttlich-geistige Welt ist noch geringer geworden und wird nur noch von einzelnen Priesterpersönlichkeiten und Königen in den Mysterienstätten gepflegt; die Menschen beginnen in Stein zu bauen, was die wenigen Eingeweihten schauen. So werden Himmelsmaße in irdische Maße verwandelt; insbesondere die Chaldäer, Ägypter und Babylonier schaffen Erdenmaße, die heute noch teilweise Gültigkeit haben.

Der Entwicklung des Denkens ist die nächstfolgende Kulturepoche gewidmet. Die griechischen Philosophen wie Pythagoras, Plato, Sokrates, Aristoteles sind zwar noch stark in den griechischen Mysterien verwurzelt; doch die Umwandlung des früheren Hineinschauens in die geistige Welt in ein begriffliches Denken vollzieht sich allmählich in der Menschenseele, ein Prozeß, der durch Aristoteles eingeleitet wird. Diese ganze Epoche, die bis zum Abschluß des Mittelalters reicht, dient in der Hauptsache der Entwicklung der individuellen Verstandes- und Gemütskräfte des einzelnen Menschen.

Es beginnt dann, wie bereits im 1. Kapitel dargestellt, der Einschlag der Bewußtseinsseelen-Entwicklung, die dem Menschen zwar ein besonderes Seelenbewußtsein im physischen Leibe — unabhängig von der geistigen Welt — gibt, aber auch die Möglichkeit, die ewigen Geistgesetze wieder zu finden. Dadurch kann der Zusammenhang der freien Individualität mit der Geistwelt neu begründet werden.

Wenn wir den ganzen Zeitraum der nachatlantischen Kultur-Entwicklung überblicken, finden wir uns heute in der 5. Kulturepoche; es folgen darauf noch zwei weitere Epochen.

Das nachatlantische Weltenzeitalter findet mit dieser Seelenentwicklung ein Ende und geht über in einen nächsten, den 6. Weltenzeitraum, in welchem nicht mehr — wie in der atlantischen Zeit — die Leibesentwicklung und nicht — wie in der nachatlantischen Weltenzeit — die Seelenentwicklung, sondern die Geistes-Entwicklung sich abspielen wird.

Es wurde schon in diesen Zusammenhängen davon gesprochen, wie in der Rassen-Entwicklung der Atlantis die 5. Wurzelrasse einen Höhepunkt in der Entwicklung darstellt, wo sozusagen der Leib als Instrument der Seele — mit allen Entwicklungsmöglichkeiten der späteren nachatlantischen Weltenzeit — vor der herannahenden Sintflutkatastrophe (Eiszeit) nach Inner-Asien hinübergeführt wird.

Die 6. und 7. Wurzelrasse stellen dar ein Abklingen der atlantischen Leibesentwicklung.

Aus der 5. Wurzelrasse beginnt in der nachatlantischen Zeit die Seelenentwicklung in den aufeinanderfolgenden Kulturepochen über Urindien, Urpersien, Ägypten und Griechenland bis in unsere heutige 5. Anglogermanische Kulturepoche. Es scheint so, als ob diese 5. Kulturepoche die Kulmination der Seelenentwicklung, darstellt, worauf in dem nächsten — dem 6. Weltenzeitraum — die Geistesentwicklung weitergeführt wird.

Es ist überraschend und interessant zu sehen, wie in der Bewußtseinsseele die Aktivität des Ich besonders in die Erscheinung tritt. Während in den früheren Kulturepochen noch bis in die spätere griechischrömische Zeit hinein eine göttliche Führung wahrzunehmen ist, muß jetzt zum erstenmal die weitere Entwicklung durch den Menschen selbst erfolgen. Es erscheint, als ob die ganze Schöpfung nunmehr durch den Menschen hindurchgezogen wird. Der Mensch ist nicht mehr nur Geschöpf, sondern von nun an aufgerufen, Mitschöpfer zu sein. Das kann er aber nicht, wenn er in der Abstraktheit der modernen Naturwissenschaft versinkt, sondern nur dann, wenn er seine naturwissenschaftlichen Erkenntnisse in die Sphäre der Schöpfung hinaufführt, wie wir dies im 1. und 2. Kapitel bei Kepler, Paracelsus, Goethe und anderen Geistern des naturwissenschaftlichen Zeitalters gesehen haben.

Wir können wahrnehmen, wie die Entwicklung zunächst immer von Osten nach Westen voranschreitet. Dieses dauert so lange, bis ein Höhepunkt erreicht ist; dann wendet sich die Entwicklung und schreitet von Westen nach Osten. Wenn wir diese Tatsache örtlich-geographisch verfolgen, so sehen wir eine Spirale sich ziehen über den Erdenplaneten hinweg. Wir erkennen, wie aus der Wiederholung früherer planetarischer Zustände die 1. Wurzelrasse der Atlantis auftritt in einem Gebiet, das heute etwa zwischen Afrika und dem Indischen Archipel liegt. Es folgt die 2. Wurzelrasse — sich auf einem Gebiet entwickelnd zwischen dem heutigen Afrika und Amerika. Es folgen die 3. Wurzelrasse, die 4. und 5. Wurzelrasse, und dann wendet sich die Rassen-Entwicklung nach dem Osten. Mit der 5. Wurzelrasse aber, die der Sintflut ausweicht und nach Asien abwandert, beginnt die neue Nachatlantische Weltenzeit wieder mit Indien, Persien, Ägypten, Griechenland, der anglogermanischen Kulturepoche und wendet sich nunmehr wieder nach Osten. (Siehe Abbildung 3.)

Es ergibt sich, daß ein solcher Spiralenzug sich in einem Platonischen Weltenjahr von 25 920 Erdenjahren vollzieht. Es wird dadurch auch

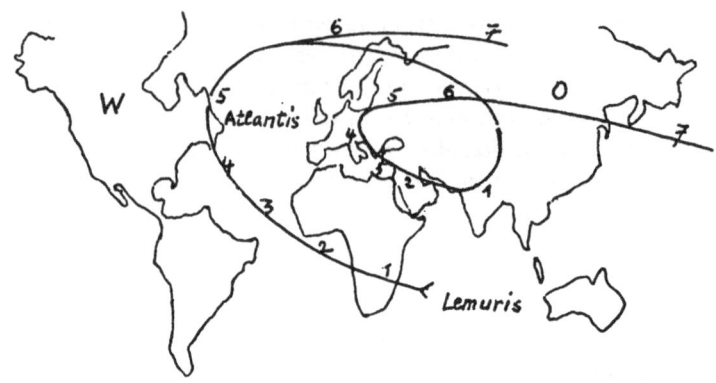

Wurzelrassen	Kulturperioden
1 Rmoahals	1 Urindische
2 Tlavatli	2 Urpersische
3 Tolteken	3 Aegyptisch-Chaldäische
4 Ur-Turanier	4 Griechisch-Lateinische
5 Ur-Semiten	5 Anglo-Germanische
6 Ur-Akkadier	6 (Russische)
7 Mongolen	7 (Amerikanische)

ABBILDUNG 3:
Geographischer Aspekt
der Menschheitsentwicklung

ersichtlich, daß an dieser ganzen Entwicklung der Tierkreis beteiligt ist. Unsere gegenwärtige Bewußtseinsseelen-Kulturentwicklung vollzieht sich unter dem Zeichen der Fische; die griechisch-römische Epoche stand unter dem Zeichen des Widders; die vorangegangene ägyptische Zeit unter dem Zeichen des Stiers, die vorangegangene Persische Kultur unter dem Zeichen der Zwillinge, während die vorher abgelaufene Indische Kulturepoche unter dem Zeichen des Krebses stand. Also eine ganze Kulturepoche hindurch befindet sich der Frühlingspunkt in einem

Tierkreiszeichen und wandert in 25 920 Jahren um den ganzen Tierkreis herum.[13]

Diese ganze kosmisch geführte Entwicklung tragen wir im Rhythmus unseres Atems und Pulsschlages in uns. Der gesunde Mensch macht 18 Atemzüge in der Minute, das sind in 24 Stunden 25 920 Atemzüge, dieselbe Zahl, welche die Sonne an Jahren braucht, um mit ihrem Frühlingspunkt einmal im Tierkreis herumzuwandern. Das natürliche Lebensalter eines Menschen erreicht 72 Jahre, das sind 25 920 Tage; es ist wiederum dieselbe Zahl, die der Sonne im platonischen Weltenjahr zugeordnet ist.

Sollten diese Tatsachen nicht dartun, daß der Mensch göttlichen Ursprungs ist?

V
GEBURT, TOD UND WIEDERGEBURT

Der Rhythmus von Wachen und Schlafen führt uns einen Bewußtseinswechsel vor Augen, der uns eigentlich zum Nachdenken anregen sollte. Wie kommt dieser Bewußtseinswechsel zustande?

Nach dem, was bisher geschildert wurde, dadurch, daß der Mensch in der Nacht seinen physischen Leib verläßt. Seine höheren Wesensglieder — Seele und Geist — sind während des Schlafens außerhalb seines physischen Leibes. Der physische Leib zusammen mit den Lebenskräften, die — weil sie auch eine zusammenhängende Organisation bilden — wir bereits in der „Ernährungslehre" als den Lebensleib angesprochen haben, liegen während des Schlafes verwaist im Bette. Physischer Leib und Ätherleib allein sind ohne die Fähigkeiten, die sie während des Tagesbewußtseins haben. Wenn wir aber unsere Tagesarbeit jeden Abend durch diesen Bewußtseinswandel unterbrechen, machen wir interessante Beobachtungen. Nehmen wir an, wir beginnen am Abend vor dem Schlafengehen einen Brief zu schreiben, die Müdigkeit überwältigt uns und wir legen uns schlafen; beim Aufwachen erinnern wir uns wieder des Briefes und setzen ihn fort. Alles, was wir am Vortage getan haben, findet seine Fortsetzung am folgenden Tage;

---

[13] R. Hauschka: „Substanzlehre" S. 73.

wir finden sozusagen unsere Taten von gestern als Schicksal von heute. Viele Erfahrungen, auch naturwissenschaftliche Erkenntnisse, zeigen uns, daß es in der Welt so eingerichtet ist, daß kleinere Rhythmen die Schattenwürfe größerer Rhythmen darstellen. So ist der Rhythmus von Einschlafen und Aufwachen das Abbild des größeren Rhythmus' von Tod und Wiedergeburt. Doch auch dieser ist wieder nur ein Schattenwurf eines noch größeren Rhythmus' von Schlafen und Wachen der planetarischen Verkörperungen der Erde bzw. des Ur-Adam von der Saturn-Entwicklung über die Sonnen-Entwicklung, über die Monden-Entwicklung zur Erden-Entwicklung. Auch zwischen diesen Zuständen liegt immer jeweils ein Weltenschlaf — wie geschildert wurde.

So läuft durch alles Wachen und Schlafen ein kontinuierlicher, sinnvoller Entwicklungsfaden. Wir finden in diesem Sinne die Taten unseres früheren Erdenlebens als Schicksal, das uns im jetzigen Leben entgegenkommt. Der Unterschied zwischen Schlaf und Tod ist lediglich derjenige, daß beim Tode auch der Lebensleib den physischen Leib verläßt. Die großen Geister unserer Dichter und Denker haben dies auch zu allen Zeiten gewußt, oft auch zum Ausdruck gebracht wie Herder, Lessing, Goethe und Schiller; am eindringlichsten von allen wohl der österreichische Dichter der Waldheimat: Peter Rosegger. Er sagt in seinem Buch „Mein Himmelreich" das Folgende:

„Der erste Tag! Der erste Tag eines neuen Seins. Auferstehung des Fleisches, sagt die Religion. Verwandlung der Substanz, sagen die Naturforscher. — Wenn im Herbste die Blätter fallen, so will man das für ein Beispiel der Vergänglichkeit deuten. Ein schlechtes Beispiel, denn nach wenigen Monaten wachsen auf dem Baum junge Blätter und es wird ein neuer Frühling, der ganz so ist, wie die früheren waren. Nach hundert Frühlingen und Herbsten fällt endlich der Baum zusammen, doch aus seinem modrigen Stocke sprießen junge Stämme frisch empor und ihrer Reihe von Frühlingen entgegen. Und der Mensch sinkt als Vater zu Grabe und steht als Kind wieder auf.

Alles ist dem Tode verfallen, man kann es sagen — aber auch: Alles ist zum Leben bestimmt. Denn so viel wir täglich sterben sehen, so viel sehen wir geboren werden. Und wenn einst der Erdball alt und kraftlos sein wird, so wird er bloß ein wenig rasten, dann sich verwandeln und im Kosmos Mitkraft und Mitstoff für ein neues Dasein finden.

Die Wiederbelebung und Auferstehung der Substanz kann von niemandem geleugnet werden. Ich glaube aber auch dreist an die Auferstehung des Individuums. Sei es, daß der Vater im Sohne lebt, sei es, daß die scheinbar vergehende Persönlichkeit durch ein anderes Geheimnis das Bewußtsein ihrer selbst findet — ich glaube, daß dieses Bewußtsein des Ich vielleicht unterbrochen werden kann, daß es aber u n z e r s t ö r b a r ist.

Und wenn das Ich auch nur seine jeweilige Gegenwart weiß, sich aber nicht erinnern kann an Vergangenheiten, so glaube ich doch, daß von einem „Leben" zum andern Ursachen und Wirkungen verbindend fortbestehen, die das Ich-Bewußtsein erhalten und bestimmen. Und so möchte es ja wohl sein, daß die Person in einem späteren Leben die Folgen eines früheren empfindet und zu tragen hat. Vervollkommnet sich ein Mensch in diesem Leben, so tritt er eben vollkommener in ein nächstes über; erniedrigt es sich hier, so wird er dort als niedrige Art wieder geboren. Dieser Glaube dürfte recht sehr verstimmend wirken bei niederträchtigen Kreaturen, ist aber wunderbar tröstend für den, der sich bestrebt, reiner und besser zu werden, denn er geht einem großen Leben entgegen — er nähert sich Gott. — Und auf diesem Wege zu Gott die lebende, blühende, webende Natur, unendliche Rosen streuend auf den Leidenspfad, auf den Siegeszug. Und ein e w i g e s L e b e n — juchhe!

Aber Freund, höre ich zu mir sagen, denke doch an den ewigen Juden. Der Menschheit ganzer Fluch ist verkörpert in dem Mann, der nicht sterben kann!

Nicht sterben können, die furchtbare Kette endloser Unheilserinnerungen im müden Leibe durch das verlorene Erdenleben schleppen müssen und nicht sterben können, das wäre freilich Verdammnis. Aber sterben können und doch wieder auferstehen, durch den Tod vergangene Epochen erlösen können und mit jedem jungen Leben höher steigen, seliger werden, das ist unser g ö t t l i c h e s Los!

Und du, mein Bruder, bist so müde und willst auf ewig schlafen gehen und nichts wissen von Unsterblichkeit! Schau, das solltest du nicht wollen. Lege deinen Leib nur hin und raste dich nur erst einmal aus, dann wirst du schon wieder Mut haben zu einem neuen Fluge. Ich sehe es ja wohl, du hast viel gelitten und bist wund und krank, so freue dich dessen, daß bald Feierabend kommt, und morgen ist unter der leuchtenden Sonne ein neuer Tag und morgen ein neuer Mensch mit jungem, glücksdurstigem Herzen.

Du sagst, du könntest dir nicht denken, daß du sein wirst. Ich kann es mir nicht denken, daß du nicht sein wirst. Denn du bist. Du bist, und das ist der beste Beweis dafür, daß du warst und sein wirst. Es wäre ja so ungereimt, zu denken, daß du zwischen einer ewigen Vergangenheit und einer ewigen Zukunft nur heute solltest ein bißchen auferstanden sein; früher nicht gewesen, in Zukunft nicht sein — gerade jetzt die paar Jahre? Ja — wieso denn?

Aus dem Meere der Ewigkeit just nur einen Augenblick auftauchen und Mücken schnappen und keine weitere Bestimmung und Aufgabe — da könnte einer freilich in der Eile dieses ganz zufälligen Lebens Schabernack treiben, um dann ohne Verantwortlichkeit für immer zu verschwinden. Ein keckes Spiel mit sich und anderen um alles und nichts könnte er da wagen und sich nach Lust blähen oder zerstören, je ungeheuerlicher, je possierlicher. Das ist aber nicht. Tötet er sich, so lebt er immer wieder auf, und je frevelhafter er es treibt, je tiefer lebt er sich in ein Elend der Zukunft hinein.

Mache dich gut, denn du wirst sein. Du kannst nicht flüchten, und der Tod, in den du etwa deinen schlechten Adam verstecken wolltest, ist nur ein Versteck für kurze Zeit; gar bald speit er dich wieder aus, gibt er dich wieder zurück deiner Aufgabe, göttlich groß zu werden. Du entgehst nicht und wirst so lange störrisch leiden, bis du zur Erkenntnis kommst und dann wirst du so lange ringen, bis du es erreicht hast...

Menschenkind, du geheimnisvolles unsterbliches Wesen! Vergiß nicht, daß auch alle anderen Kreaturen den Kreis der Unsterblichkeit — wenn auch in anderer Weise — mit dir reigen. Was du auch zerstörst mit deiner Hand, zertrittst mit deinem Fuße, vernichtest mit feindseligem Herzen, glaube es, daß der Tod nicht Entseelung des Leibes bedeutet, als vielmehr eine Entleibung der Seele. Glaube es der Offenbarung, daß die Geschöpfe unsterblich sind. Halte Freundschaft mit den Tieren, die wie du sich emporarbeiten müssen. Stehen sie auch heute noch um etliche Stufen tiefer als du, gib acht, daß der wilde Peitschenhieb, den du deinem geduldigen Pferde versetztest, dich nicht stürzt unter das Tier hinab! Mach dich vertraut mit dem Wesen der weiten Welt, denn du wirst ihr immer wieder begegnen auf deinem Fluge durch die Ewigkeit, und immer näher werdet ihr euch, werden wir uns alle kommen, bis die endliche Vollkommenheit uns zu einem e i n z i g e n seligen Wesen vereinigt.

Wer, der in diesem Bewußtsein nicht weinen muß vor Freude!"

Aus solchen Überlegungen kann einem zum Bewußtsein kommen, daß wir selbst ja die ganzen Entwicklungstatsachen, die im Verlaufe dieser Kapitel geschildert wurden, am eigenen Leibe mitgemacht haben. Wenn wir die Entwicklung nunmehr vom Gesichtspunkt dieses Bewußtseins betrachten, so scheint die allmähliche Verdunkelung unseres Bewußtseins — aus einer Zeit des geisthellsichtigen Miterlebens der Schöpfermächte — abzusinken durch den Lauf der Seelenentwicklung in ein finsteres Zeitalter, wo wir das Bewußtsein unserer göttlichen Herkunft verloren haben und nichts mehr von ihr zu wissen vermögen.

In diesem finsteren Zeitalter erschien ein Gotteswesen, das in allen Religionen als CHRISTUS bezeichnet wird. Dieses Wesen starb den Kreuzestod auf Erden und hat sich dadurch mit der Erde und ihrem Umkreis verbunden. Es hängt nicht davon ab, ob man sich zu Christus bekennt oder nicht, sondern es ist eine objektive Tatsache, daß von diesem Zeitpunkt an die Menschheit in die Lage versetzt wird, sich aus der Finsternis wieder emporzuringen ans Licht. Auch das naturwissenschaftliche Zeitalter, welches von diesen Tatsachen noch nicht Notiz genommen hat, wird im Laufe seines Fortschreitens von der Christuskraft in Menschenseelen getragen werden müssen. Was in den ersten Kapiteln dieses Buches von Kepler, Paracelsus, Goethe und Novalis gesagt werden mußte, hängt mit der Verchristlichung der naturwissenschaftlichen Erkenntnis zusammen. Rudolf Steiner schildert diese Tatsachen in grandiosen Vorträgen in den Evangelien-Zyklen [14], dort kann sich derjenige, der sich dafür interessiert, in allen Einzelheiten unterrichten. Hier sollte nur soviel erwähnt werden, wie es für das Verständnis des Heilmittelwesens nötig ist.

---

[14] R. Steiner: „Lucas-Evangelium"; Selbstverlag der R. Steiner-Nachlaßverwaltung, Dornach (Schweiz).
R. Steiner: „Matthäus-Evangelium"; Selbstverlag der R. Steiner-Nachlaßverwaltung, Dornach (Schweiz).
R. Steiner: „Marcus-Evangelium"; Selbstverlag der R. Steiner-Nachlaßverwaltung, Dornach (Schweiz).
R. Steiner: „Johannes-Evangelium"; Selbstverlag der R. Steiner-Nachlaßverwaltung, Dornach (Schweiz).
R. Steiner: „Die geistige Führung des Menschen und der Menschheit"; Novalis-Verlag, Freiburg.

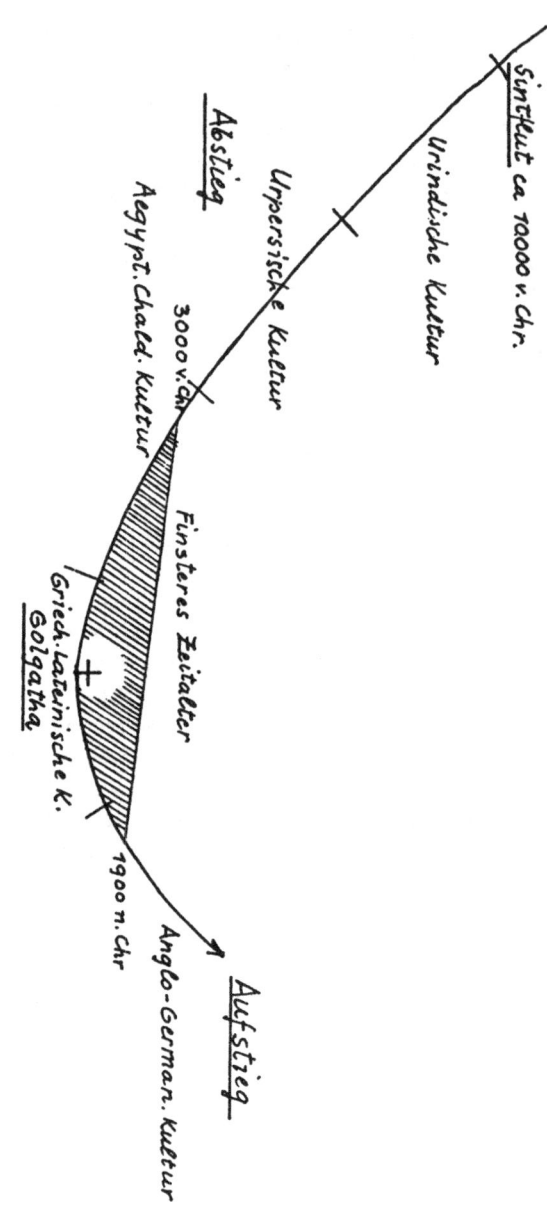

ABBILDUNG 4:
Geist-Situation der Menschheit (Abstieg und Aufstieg)

Wenn wir nun den Tod des Menschen ins Auge fassen, so legt ein Mensch seinen physischen Leib ab und übergibt ihn den Elementen; sein Lebensleib aber bleibt mit Seele und Geist noch einige Tage verbunden und löst sich dann im allgemeinen Weltenäther auf. Dieser Zeitpunkt ist gewöhnlich mit 3 Tagen begrenzt, in welchen die Lebensinhalte des vergangenen Lebens wie in einem Panorama an dem Toten vorüberziehen. Viele Menschen, die aus einer Todessituation ins Leben zurückgerufen wurden, berichten von solchen Erlebnissen. Man muß also mit der Tatsache ernst machen, daß alle Taten sich irgendwie in den Weltenäther einprägen und eine Art Chronik darstellen, aus welcher derjenige, der die Fähigkeit hat sie zu lesen, auch ohne Dokumente die Taten Verstorbener entziffern kann.

Die Seele des Menschen steigt nun auf zu einer Art Läuterung, die etwa ein Drittel des vergangenen Erdenlebens umfaßt. Die Seele erlebt dann alle Einzelheiten des verflossenen Lebens im Negativ; zum Beispiel: Dasjenige, was man einem anderen Menschen angetan hat, erlebt man jetzt als Leid an sich selbst. So objektiviert sich jede einzelne Tat am Menschen selbst. Der Ablauf der Ereignisse vollzieht sich umgekehrt — vom Todesmoment auf die Geburt zu. Diese Periode des nachtodlichen Lebens ist für die Seele unter Umständen sehr schmerzvoll und stellt das dar, was in der kirchlichen Nomenklatur das Fegefeuer genannt wird.

Nach Ablauf dieser Zeit macht die Geist-Seele ihren Gang durch die Sternenwelten. Da ist sie Genosse der Götter und nimmt die Kräfte für das nächste Erdenleben auf. Die Seele steigt mit neuen Impulsen in ein Erdenleben herab — nicht nur mit Wiedergutmachungs-Impulsen —, sondern auch mit Fortschrittsimpulsen für die künftige Erdenzeit.

Das Intervall zwischen dem Tode und einer neuen Geburt beträgt normaler Weise 700 bis 800 Jahre. Damit ergibt sich ein bedeutungsvoller Begriff der Zeitgenossenschaft. Es sind sozusagen Wellen von Zeitgenossen, die sich immer wieder treffen; insbesondere diejenigen Menschen, mit denen man im vergangenen Erdenleben verbunden war, erscheinen im neuen Lebenskreis wieder. Die Absichten im vorgeburtlichen Leben führen auch dazu, daß eine Seele, die wieder den Zugang zur Erde sucht, sich das Elternpaar wählt. Die Wahl des Elternpaares hängt zusammen mit den Impulsen und Absichten der Individualität, die sich zur Geburt anschickt, weil die Seele einen schon aus der Ver-

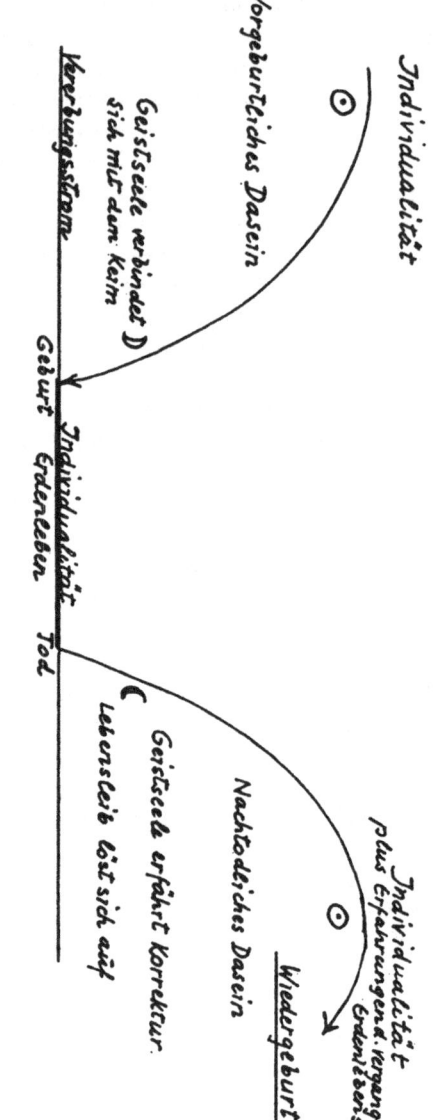

ABBILDUNG 5:
Vererbung und Individualität.
Vorgeburtliches und nachtodliches Dasein

erbung geeigneten Leib — als Instrument der Seele — sucht. Was den Absichten der Seele durch die angebotene Erbanlage zuwiderläuft, wird in den sogenannten Kinderkrankheiten abgestoßen. Kinderkrankheiten sind daher ein Segen für die Seele des Kindes.

Wenn wir den Vorgang überblicken, so sehen wir, wie ein Mehrfaches in einem physischen Leibe zusammentrifft. Der ewige Ich-Kern eines Menschen, der von Erdenleben zu Erdenleben die Kontinuität hindurchträgt; er hat beim letzten Tode den physischen Leib abgeworfen, dann den Lebensleib im Erdenumkreis aufgelöst, darauf die Seele im Fegefeuer geläutert und nun auf der Sternenreise die göttlichen Impulse in das Ich aufgenommen.

Dieses Ich umgibt sich beim Herabsteigen wieder mit einem Seelenkleide und im Erdenumkreis mit den Lebenskräften, mit denen es einen neuen Lebensleib aufbaut und verbindet sich durch die Konzeption mit einem physischen Leibe. (Siehe Abbildung 5).

Je weiter ein Mensch in seiner Seelenentwicklung fortschreitet und hier im Erdenleben seine Seele umwandelt, desto mehr bleibt von ihr erhalten beim Durchgang durch die Läuterungssphäre und wird Bestandteil seiner Individualität. Ebenso kann das Ich den Lebensleib so durchwirken — durch Veredelung der Gewohnheiten —, daß allmählich beträchtliche Teile dieses Lebensleibes nicht mehr im Weltenumkreis aufgelöst werden, sondern ebenfalls zu einem Bestandteil der Individualität werden. So kann auch der physische Leib — das heißt seine geistige Struktur — dadurch, daß die göttlichen Impulse durch das Ich während des Erdenlebens so weit verwirklicht werden, daß sich der physische Leib allmählich verwandelt, Bestandteil der ewigen Individualität werden. Solche Entwicklungsmöglichkeiten der Zukunft sind heute nur in sehr hohen fortgeschrittenen Persönlichkeiten anzutreffen.[15]

Insofern das Ich an der Verwandlung seiner Leiber arbeitet, wird es auch in der Lage sein, die Natur zu verwandeln. Im 3. Kapitel wurde von den Naturwesen als Elementarwesen — den Gnomen, Nixen, Elfen und Feuergeistern — gesprochen. Diese Wesen erwarten, daß sie vom Menschen erlöst werden im Laufe der Entwicklung in dem Maße, als er selbst zu einem schöpferischen Wesen aufsteigt. Die Elementarwesen wissen viel mehr und können viel mehr als der Mensch heute

---

[15] R. Steiner: „Geheimwissenschaft im Umriß."

kann; sie leben noch in den Schöpfungsrhythmen der vergangenen Zeiten und können daher dem Menschen, der sich ihnen öffnet, auch ein Lehrmeister sein.

Die Entwicklung der heutigen Erde gliedert sich nun in zwei Abschnitte, die durch das Mysterium von Golgatha gekennzeichnet werden. Bis zum Erscheinen des Christus ging die Erde einer immer stärker werdenden Verdichtung entgegen; nicht nur der Menschenleib, sondern auch die Naturdinge wurden immer dichter und starrer. Es wird dieser Teil der Erdenentwicklung von Rudolf Steiner als Marshälfte des Erdenzustandes bezeichnet. Vom Christus-Ereignis angefangen geht die Entwicklung einen umgekehrten Weg; die noch lebendigen und bildsamen Naturdinge wie auch der Mensch gehen einer Vergeistigung entgegen. Dieser zweite Teil der Erdenentwicklung wird als Merkurhälfte bezeichnet, und wenn die Erde am Ende ihrer Entwicklung angelangt sein wird und in den Weltenschlaf eingeht, wird sie am nächsten Welten-Morgen wieder mit neuen Fähigkeiten erwachen, und dieser Vorgang spielt sich insgesamt siebenmal ab.

Dieser siebenfache Rhythmus des planetarischen Daseins vom Saturnzustand zum Sonnenzustand, zum Mondenzustand, zum Mars/Merkurzustand der Erde, zum Jupiterzustand und Venuszustand spiegelt sich in unseren Wochentagen wider: Samstag (Saturntag), zum Sonntag (Sonnentag), zum Montag (Mondtag), zum Dienstag (Marstag), zum Mittwoch (Merkurtag), zum Donnerstag (Jupitertag) und zum Freitag (Venustag), wobei die beiden Tage Donnerstag und Freitag zukünftige Erdenzustände spiegeln.[15]

Für die Elementarwesen fing das Dasein mit der Mondenentwicklung an, weil da ihre Aufgaben beginnen. Die Erfüllung ihrer Aufgaben aber endet mit dem Merkur-Teil der Erdenentwicklung, weil dann der Mensch so weit sein wird, die Elementarwelt zu erlösen. Davon gibt das bekannte Märchen vom „Fingerhütchen" ein schönes Bild; ich möchte es in seiner Urfassung hier einfügen:

„In einem irischen Dorf lebte ein kleiner buckliger Mann, der durch seinen Höcker so verunstaltet war, daß ihn seine Mitmenschen mit dem Namen ‚Fingerhütchen' verspotteten. Er hatte aber ein reines Herz und war gut und friedlich; auch war er geschickt mit seinen Händen und übte den Beruf eines Korbmachers aus. Er pflegte seine Körbe wöchentlich in die nahe Stadt zu tragen, um sich durch den Erlös sein tägliches Brot zu verdienen. Einmal hatte er sich verspätet, und der Weg in die Stadt war noch sehr weit. So legte er sich an dem Wege bei einem Hügel nieder, der im Volksmund den Namen ‚Elfenhügel' trug; und als er im Begriffe war einzuschlafen, hörte er eine wundersame Musik. Die wunderbarsten Instrumente und Stimmen schienen zu einem herrlichen Chor zusammenzuschmelzen und die gesungenen Worte wurden immer deutlicher. Der Gesang aber lautete: Montag — Dienstag, Montag — Dienstag, und so wiederholten sich Gesang und Musik in anscheinend ewigem wundersamen Rhythmus. Da faßte sich Fingerhütchen — der auch sehr musikalisch war — ein Herz, und als der Chor wieder bei Dienstag angelangt war, fiel er — sich mit Takt einfügend — mit dem Worte ‚Mittwoch' ein. In unbeschreiblichem Jubel fühlte er sich umringt und hinabgetragen in einen herrlichen Kristall-durchleuchteten Saal. Hier durfte er die ganze Nacht — mitführend als Kapellmeister — den Chor singen: ‚Montag — Dienstag — Mittwoch'.

Als Fingerhütchen am Morgen erwachte, betastete er vorsichtig seinen Rücken und siehe da: der Höcker war verschwunden! Als schöner und gesunder Jüngling sprang er zur Stadt und alles, was er forthin anfaßte, glückte ihm."

Das Märchen erzählt weiter, daß sein Bruder, von dem Glück und der Schönheit des Fingerhütchens neidisch berührt, nicht eher ruhte, bis er von dem Geheimnis wußte. Er legte sich nun auch hin an den Elfenhügel und alsbald hörte er den Gesang der Elfen: „Montag — Dienstag — Mittwoch", und ungeduldig schrie er hinein: Donnerstag — Freitag. Auch er fühlte sich sofort umringt von den Elementarwesen, die aber nun voll Zorn die Störung ihres Gesanges quittierten. Als er morgens auf dem Hügel erwachte, fand er sich begabt mit dem Höcker seines Bruders.

So stellt das Märchen in einem weisheitsvollen Bilde dar, wie das taktvolle Einfügen des Menschenwissens in die Naturtatsachen Erlösung bedeutet für die Elementarwesen, wie aber ein unzeitgemäßes Hereinholen eines zukünftigen Zustandes die Absichten der Mächte der Hindernis fördert.

Das Verhältnis, das der Mensch zu den Elementarwesen allmählich gewinnen muß, ist für den Fortschritt der Entwicklung von Erde und Mensch von großer Bedeutung. So zeigt das Märchen vom Schneider und den Wichtelmännchen die Art, wie der Mensch fördernd oder hemmend in die Entwicklung eingreifen kann. Das Märchen hat zwei Fassungen: Die eine Fassung beschreibt, wie der Schneider seine Arbeit abends unterbricht und am Morgen zu seiner Überraschung die fertigen Kleider auf das exakteste genäht und gebügelt in seiner Werkstatt vorfindet. Das Wunder überrascht ihn und seine Frau sehr und sie sind neugierig, was da in der Nacht vor sich gehen möge. Heimlich schauen sie durch das Schlüsselloch und sehen die possierlichen Gestalten beim Zuschneiden und Nähen und Bügeln, und sie freuen sich an der Arbeit des kleinen Volkes. Dankbarkeit regt sich im Herzen der Frau und sie sinnt darüber nach, wie sie den Wichtelmännern eine Freude machen kann. Sie hat bei ihrer nächtlichen Beobachtung herausgefunden, daß die Kleinen eine besondere Freude an Farben haben, und so beschließt sie, kleine bunte Röckchen zu verfertigen. Diese legt sie eines Abends statt der angefangenen Arbeiten auf Tische und Stühle und beobachtet dann, wie die Wichtelmänner kommen und die bunten Kleider bewundern. Unter Jubel zogen sie diese an und blieben von dieser Nacht an verschwunden. Dem Schneider aber und seiner Frau glückte von nun an jedes Unternehmen.

Die andere Fassung des Märchens besagt, daß die Frau des Schneiders — von Neugierde geplagt — nur Schabernack in ihrem Herzen trug und in einer Nacht Erbsen auf dem Boden der Werkstätte verstreute, so daß die Heinzelmänner, als sie ankamen, auf den Erbsen ausglitten und übereinanderpurzelten. Die Schneidersfrau schlug eine schadenfrohe Lache an, und die Heinzelmännchen waren seit dieser Nacht verschwunden. Der Schneider aber und seine Frau waren fortan vom Unglück verfolgt, was auch immer sie unternahmen.

Es wird aus diesen Beispielen ersichtlich — wenn man sie ernst nimmt —, daß es in der nächsten Zukunft sehr darauf ankommen wird, wie der Mensch sich den Elementargeistern gegenüber benimmt, ob er sie liebend pflegt, oder sie achtlos verspottet. Die Liebe zur Natur — das heißt zum Geiste in der Natur —, seien es Steine, Pflanzen oder Tiere, wird uns die Wege weisen, die geistigen Hintergründe der Naturwesen zu erkennen; dazu gehört auch das Erkennen der Elementarwesen. Es wird nicht gleichgültig sein, ob der Mensch das Material aus der Natur, mit welchem er in seinem Beruf zu tun hat, liebevoll bearbeitet oder es interesselos behandelt.

Es handelt sich zunächst nicht darum, die Elementarwesen wie in alten Zeiten zu schauen, sondern den Geisthintergrund der Natur — in allen Wesen und Stoffen — zu suchen. Es ist vielmehr eine Gesinnungsfrage, wie der Mensch sich zu den Naturdingen verhält. Wenn er mit seelenlosem Intellekt nur seinen Nutzen sucht, wird er sich selbst Steine in den Weg legen und nicht für den Fortschritt, sondern für den Untergang der Schöpfung tätig sein.

VI
DER LEIB ALS INSTRUMENT DER SEELE

Seit Jahrtausenden bemüht sich die Menschheit um ein Verständnis des Zusammenhanges von Leib, Seele und Geist. Das Rätsel des Menschenwesens bedrängte und beschäftigte die hervorragendsten Geister aller Zeiten, aber noch nie war es dunkler um diese Frage als heute. Das Zunehmen des rationalen Denkens verlor die Wirklichkeit; man strebte nach Vereinfachung. So kam es, daß schon im 9. nachchristlichen Jahrhundert in den Geisteskämpfen um die Trichotomie — um die man so heftig diskutierte, weil das spirituelle Verständnis nicht mehr da war — der Geist quasi abgeschafft wurde. Auf dem 8. Ökumenischen Konzil in Konstantinopel im Jahre 869 n. Chr. entstand das kirchliche Dogma, daß der Mensch nur aus Leib und Seele bestände, wobei die Seele einige geistige Eigenschaften besitze. Heute aber zweifelt man auch schon vielfach an der Existenz der Seele, und es ist ein Dogma der Wissenschaft geworden, daß die seelischen Qualitäten Funktionen des Leibes seien.

In diesem Dunkel der Zeit waren es die grandiosen Entdeckungen Rudolf Steiners auf geisteswissenschaftlichem Gebiete, die das Leib-Seele-Geist-Problem auf ganz neue Grundlagen gestellt haben. Der nachstehende Versuch, auf kleinem Raum ein Verständnis dafür zu erwecken, möge gestattet sein. Vieles wird aphoristisch bleiben müssen und die Darstellung möchte als Hinweis und Anregung gewertet werden.

In der „Substanzlehre"[16] wurde bereits versucht, das Werden der Welt aus einem Kosmos des Lebens darzustellen. Weitere Einzelheiten wurden im 3. Kapitel dieses Buches erörtert: Leben ist gewesen, bevor noch Materie existierte, Leben als Ergebnis eines vorhergehenden seelisch-geistigen Kosmos — Ur-Ur-Adam.

---

[16] R. Hauschka: „Substanzlehre", S. 13 usf.

Dieses kosmische Leben offenbart sich heute in den individuellen Formen der irdischen Lebewesen; am reinsten präsentiert sich solches in der Pflanze. Sie ist noch nicht mit höheren Qualitäten begabt wie Tier und Mensch; sie stellt lediglich Leben dar auf der Erde. Im Sprießen und Sprossen, im Blühen und Fruchten bringt sie ihre irdische Form zur Erscheinung und läßt sie wieder fallen, wenn sie im Herbst ins Reich der Wesen (Urbilder — oder Mütter nach Goethe) zurückkehrt. Die irdischen Substanzen, welche die Pflanze selbst zum großen Teil zu ihrem Aufbau erzeugt, fallen dann auseinander, wenn der Kräfteleib des Wesens die Erscheinung verläßt. Diesen Kräfteleib können wir mit Rudolf Steiner Lebensleib oder Ätherleib nennen. Einen solchen Lebensleib haben alle irdischen Lebewesen — ob Pflanze, Tier oder Mensch. Er hebt den physischen Leib in den Strom des Lebens, er erhält die Funktionen des Lebens und wenn er sich zurückzieht, tritt der Tod ein. Der leblose physische Leib zerfällt und wird zur Erde. Den vom Leben durchwirkten physischen Leib nannten die Griechen „Soma". —

Ein Anderes, Zusätzliches tritt beim Tier auf. Die Entwicklung aus dem Eikeim geht so vor sich, daß zunächst auf vollkommen vegetative Art durch Zellteilung ein Zellhaufen (Morula) entsteht, der sich dann sphärisch ordnet (Blastula); jetzt aber beginnt etwas Neues gegenüber der pflanzlichen Entwicklung. Die Blastula stülpt sich ein, zuerst zu einer Becherform, dann immer mehr, bis eine vollständige Hülle entsteht, die ein Innen von einem Außen scheidet (Gastrula). Die tierische Entwicklung erfolgt pflanzenhaft bis zur Gastrulabildung, erst diese ist gegenüber der pflanzenhaften Entwicklung ein grundsätzlich Neues, und sie wird als die Ahnenform aller mehrzelligen Tiere bezeichnet.

Während die Pflanze aus kosmischem Weben, aus dem rhythmisch sie umgebenden Sternenwirken geradenwegs zur physischen Erscheinung wird, ist bei der Tierbildung ein Impuls da, der eine Enklave vom äußeren Kosmos abschließt und in dieser Enklave eine eigene innere Organentwicklung beginnt. Die innere Keimschicht (Entoderm) ist die Urform, aus der sich alle inneren Organe entwickeln. Aus der äußeren Zellschicht (Ektoderm) entwickeln sich die Sinnesanlagen und das Nervensystem. Diese Tatsache ist auf der Ebene des Leibeslebens dasselbe, was sich auf der Seelenebene darstellt als die zwei polaren Möglichkeiten unseres inneren Seelenraumes. Dieser ist mit der äußeren Welt durch die Sinneseindrücke verbunden; durch das Bewegungssystem kann er sich in der äußeren Welt betätigen.

Wir erkennen in dieser Entwicklung metamorphotisch die Spuren eines weiteren Kraftleibes, der nicht nur — wie bei der Pflanze, die als ganzes Wesen nur Träger des Lebens zu sein braucht, — die Gestaltungen und Substanzen aus dem lebendigen kosmischen Umkreis aufbaut, sondern den Leib zum Träger von Eigenbewegung und Empfindung umgestaltet. Empfindung ist in diesem Sinne Bewegung auf der Seelenebene, Seelenbewegung. Rudolf Steiner nennt diesen Kraftleib Seelenleib oder Astralleib (von astra — Sterne).

Es genügt also nicht, daß die kosmischen Bildungsimpulse nur von außen wirken wie bei der Pflanze, es muß die ganze Anlage verinnerlicht werden, damit das Tier als Gesamtgestalt vom äußeren Kosmos unabhängige, freie Bewegung repräsentieren kann. Das Tier verinnerlicht also ein Stück der Bildungsimpulse des Sternenkosmos' — daher der Name Astralleib — und baut sich innere Organsysteme auf wie Herz, Niere, Leber und Lunge. Was die Pflanze an Substanzen bildet, unterliegt der direkten Einstrahlung der kosmischen Bildekräfte, die an äußeres Licht gebunden ist. Die Tiersubstanz jedoch, deren Aufbau im Innern des Organismus' erfolgt, empfängt ihre Bildungsimpulse aus eingestülpten kosmischen Kräften. Die inneren Organe selbst sind nichts anderes als die Stellvertreter außerirdischer Prozesse und Kräfte; sie sind Kraftzentren des verinnerlichten Universums. Darauf haben Forscher wie Paracelsus schon in früheren Zeiten hingewiesen.

Dieser verinnerlichte individualisierte Sternenkosmos, den wir Seelenleib oder Astralleib genannt haben, ist beim Tier — auch beim höheren Tier — nur in seiner Urform vorhanden. Das Tier ist infolgedessen auch nur zu den einfachsten Seelenäußerungen wie Eigenbewegung und Empfindung (Reflexe) befähigt. Die Menschenseele hingegen verdankt ihre Entwicklung einem noch höheren Prinzip, nämlich der Kraft der Persönlichkeit, dem „ICH". Was die Griechen „Psyche" nannten, ist eine über die Tierseele durch die Einwirkung des Ich-Prinzips hinaus entwickelte Seelenmetamorphose.

Mit seinem Ich aber ist der Mensch an die Ewigkeit angeschlossen; er ist in seinem Ich Geist. Wie die Sonne im Makrokosmos das ordnende Zentralwesen ist, so kann das menschliche Ich als Geistessonne, als Träger abwägender und urteilender Vernunft im Mikrokosmos Mensch gelten.

Und wiederum ist dieses Ich auch an der Bildung und Umbildung des Leibes zur Menschenform maßgebend beteiligt. Damit der Leib Ich-Träger werden kann, muß die Blutwärme auf die Konstanz von 37° C abgewogen sein, die Aufrichtekraft in die Vertikale aktiviert und der Atem- und Pulsrhythmus nach kosmischen Gesetzmäßigkeiten geregelt werden (der gesunde Mensch macht an einem Tage so viel Atemzüge, wie ein platonisches Weltenjahr Sonnenjahre zählt: 25 920). So gestaltet das Ich den Leib und auch die Seele. Die menschlichen Seelenfähigkeiten Denken, Fühlen und Wollen können sich entwickeln und bauen sich im Leiblichen ihre physiologischen Grundlagen auf.[17]

Es ist ein Grundirrtum der heutigen Psychologie und Physiologie, wenn sie glauben, die drei genannten Seelenfähigkeiten würden sich leiblich alle auf das Nervensystem stützen. Das Verhältnis des Geistig-Seelischen zum Leibe kann doch, wenn man Geist und Seele als selbständige Realitäten anerkennt, nur so gedacht werden, daß diese beiden als das schöpferische Prinzip gegenüber dem lebendigen Leibe auftreten, daß sie ihn so verwandeln, daß er ihr Instrument werden kann. Daher bilden diese höheren Prinzipien ganz bestimmte Leibesfunktionen aus, auf die sie sich dann natürlich stützen müssen, wollen sie sich im Leibe manifestieren.

Auf solche Bildungsimpulse macht schon Goethe aufmerksam, wenn er sagt: „Wär' nicht das Auge sonnenhaft, die Sonne könnt' es nie erblicken; läg' nicht in uns des Gottes eigne Kraft, wie könnt' uns Göttliches entzücken?" Nun, als ein Stück Gottes eigener Kraft können wir das Ich und die durch-ichte Seele ansprechen.

Das Ich bildet in der Seele Denken, Fühlen und Wollen aus. Diese Fähigkeiten wirken aber leiblich auf ganz verschiedenen Grundlagen; nur das Denken stützt sich auf das Nervensystem, dessen höhere Formen es selbst ausgebildet hat im Laufe vergangener Entwicklungsperioden. Ganz besonders ist es das Vorderhirn, das dem Menschengeist als Instrument zur Erfassung der höchsten Begriffe dient. Aber gefühllos blieben wir, würden sich an das Nervenleben keine Rhythmen in Atmung und Kreislauf anschließen; auf diesen Flügeln — wenn man so sagen darf — tragen wir die Gefühle durch die Welt. Innigst verknüpft ist das Atmungsleben und aller sich daran anschließende Rhythmus des Organismus' mit den Gefühlen. Wie läßt große Freude

---

[17] R. Steiner: „Von Seelenrätseln"; Berlin 1917.

oder Begeisterung Atem und Pulse fliegen, und wie ersterben sie in großem Schreck oder Kummer!

Unser Wollen aber ist in den chemischen Prozessen unseres Stoffwechsels verankert. Es ist die dunkelste Region unseres Seelenlebens, die wir in unserem Bewußtsein nur schlafend erleben. Unsere Gefühle erreichen wir auch nur halbbewußt, etwa träumend; vollwach sind wir nur in unserem Denken. Es ist ein Irrtum zu glauben, daß wir mit unseren Nerven wollen könnten. Der „Vorsatz", den wir einer Tat vorausschicken, ist zwar eine Vorstellung im Bereiche der Denktätigkeit und an ihr orientiert sich das Wollen; aber die Fähigkeit, den Vorsatz in die Tat umzusetzen, ist im Dunkel des Stoffwechselgebietes verborgen. Es würde zu weit führen, im Rahmen dieser Erörterungen Einzelheiten auseinanderzusetzen; doch gibt es darüber besondere Ausarbeitungen, warum auf dem Boden der geisteswissenschaftlichen Medizin die sogenannten „motorischen Nerven" nicht anders angesehen werden als alle übrigen Nervenorgane, nämlich als Wahrnehmungsgrundlage und nicht als Wollensverursachung. Sie dienen in Wirklichkeit nur dazu, den Stoffwechselvorgang wahrzunehmen, der dem Wollen zugrunde liegt.

In jenem Buche, in welchem Rudolf Steiner zum ersten Male mit seiner auf 30jähriger Arbeit beruhenden Darstellung dieser Verhältnisse an die Öffentlichkeit trat, in jenem Buche „Von Seelenrätseln" wird eingehend geschildert, wie die vom Geist geformte Menschenseele nach der leiblichen Seite hin für das Denken, Fühlen und Wollen die physiologischen Stützen hat: im Nerven-Sinnes-System, im Rhythmischen System und im Stoffwechsel-Gliedmaßen-System. Dieses ist das Fundament der Anschauung von der Dreigliederung des menschlichen Organismus'.

Nach der Geistseite hin kann die Seele — durch bewußte Arbeit an sich selbst — die Metamorphose von Denken, Fühlen und Wollen zu den höheren Fähigkeiten der Imagination, Inspiration und Intuition erringen.[18] So gesehen, erscheint die Imagination als erhöhtes Denken, die Inspiration als erhöhtes Fühlen und die Intuition als erhöhtes Wollen. Das sind Fähigkeiten, welche manche großen Individualitäten im Laufe der Menschheitsentwicklung aufweisen, die aber in der Zukunft allgemeiner Menschenbesitz sein werden. Die Griechen nannten diese Sphäre des Geistes: „Pneuma".

[18] R. Steiner: „Wie erlangt man Erkenntnisse höherer Welten?"

Veranschaulicht man diese Gliederung in einem Bilde, so mag die untenstehende Skizze dem vielleicht entsprechen (Abbildung 6).

Der vollwache Mensch hat also heute die folgenden Wesensglieder:

1) physischer Leib } = SOMA
2) Lebensleib   }
3) Seelenleib   = PSYCHE
4) Ich   = PNEUMA

Mit diesen 4 Wesensgliedern ordnet sich der Mensch in die Schöpfung so ein, daß sein physischer Leib als der älteste im Saturnzustand

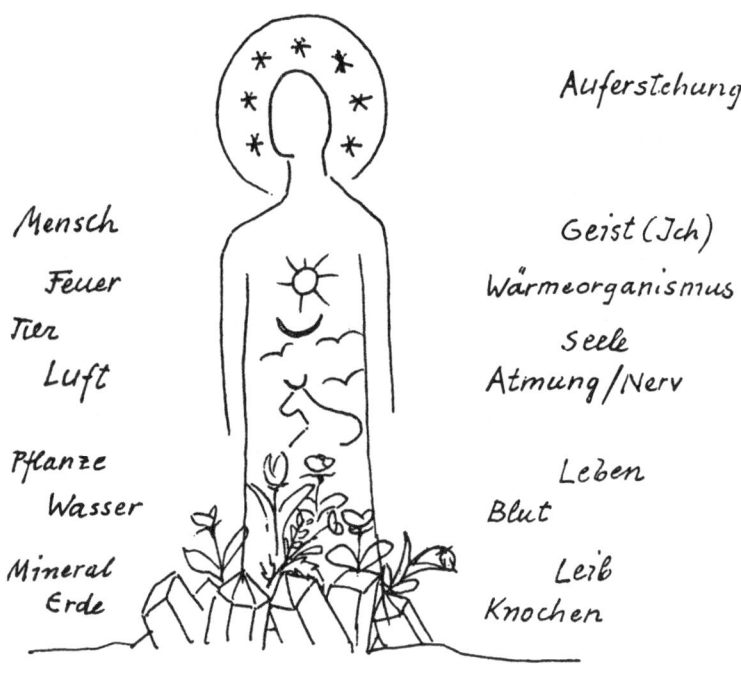

ABBILDUNG 6:
Der Leib als Instrument der Seele

der Erdenentwicklung veranlagt wurde, sein Lebensleib im Sonnenzustand, der Seelenleib auf dem Alten Monde und das Ich auf der Erde.

Damit ist der Mensch aber auch verwandt mit den vier Naturreichen: mit seinem physischen Leib dem toten Mineralreich; mit seinem Lebensleib der ausgebreiteten Lebenssphäre der Pflanzenwelt; mit seinem Seelenleib der Triebnatur der Tiere; mit seinem Ich aber ist er voll und ganz Mensch. Er erhebt auch seine niederen Wesensglieder zur Menschenstufe, indem er sie verwandelt. Mit seinem Ich erreicht er die göttliche Sphäre und ist „Geist unter Geistern" (Rudolf Steiner). Das Wort Mensch in der deutschen Sprache hat seine Wurzeln im Sanskritwort „Manjuscha", das aber bedeutet *Geistträger*.

Diese Prinzipien oder Wesensglieder arbeiten nun im physischen Leibe in einer ganz bestimmten Zusammenordnung, so daß sich für die Leibesfunktionen eine Struktur ergibt, die wir in diesen Darstellungen bereits als die Dreigliederung des menschlichen Leibesorganismus' in Nerven-Sinnessystem, Rhythmisches System und Stoffwechsel-Gliedmaßen-System bezeichnet haben; damit steht der Mensch mit seinem Leibessein als Instrument seiner höheren Wesensglieder im Zusammenhang mit der Natur; alles, was draußen ist, tragen wir in uns.

Wir stehen mit unserem physischen Leibe auf der festen Erde, sozusagen auf dem Fels, der der physische Leib der Erde ist. Wir sind mit unserem Lebensleib in Beziehung mit dem wäßrigen Element der Erde, welches letzten Endes in den Pflanzen seinen geformten Ausdruck findet. Es wurde bereits in der „Substanzlehre" geschildert, wie wir — wenn wir empfindsam mit unserer Umwelt leben — die Qualitäten des Untergrundes der Natur, auf der wir leben, wahrnehmen können. Wir reagieren anders auf Kieselboden als auf Kalk- oder Tonboden; wir fühlen uns verschieden in unserer Lebensstimmung, wenn wir einen Tannenwald betreten im Gegensatz zu einem Laubwald. Wir ahnen die Verwandtschaft unseres Leibes zu den Qualitäten einer Quelle, eines Flusses oder eines Meeres. Die Quelle ist kristallklar; der Fluß und die Wasserläufe, die ihm zuströmen, sind in fließender Bewegung; das Meer aber muß alles verdauen, was ihm zuströmt. Ein besinnlicher Blick in den Wasserhaushalt der Natur erinnert uns an den Flüssigkeits-Organismus in unserem Leibe. Aus den dichten milchigen Flüssigkeiten unseres Stoffwechsels (Chylus, Lymphe) erhebt sich der Blutkreislauf unseres Rhythmischen Systems und weiter oben klären sich die Körperflüssigkeiten zum Liquor des Sinnes-Nerven-Systems. In diesem Flüssigkeits-Organismus walten die Kräfte des Lebens, wie draußen in der Natur im Wasserwesen das Leben der Erde verankert ist. Das Studium des physischen Leibes — man müßte eigentlich sagen, das Studium der Anatomie — hat gezeigt, daß es in unserem Herzorgan Ventile und Klappen gibt, Vorrichtungen, die in der Mechanik dazu benutzt werden, Flüssigkeiten zum Strömen in einer Richtung zu zwingen. Da — wie bereits geschildert wurde — die Wissenschaft immer mehr den Zusammenhang mit den umfassenden Realitäten verloren hat, ist es nicht Wunder zu nehmen, daß HARVEY dem Herzen Pumpencharakter zuschrieb. Trotz der Tatsache, daß durch die Forschung der Embryologie und des Studiums niederer Lebewesen bekannt ist, daß ein Blutkreislauf schon vorhanden ist bevor es ein Herz gibt, wird der Irrtum Harveys immer noch weitergeschleppt. Man könnte paradoxer Weise sagen: nicht das Herz pumpt die Flüssigkeit durch den Kreislauf, sondern die Kraft des Lebens, die im Blute kreist, treibt das Herz. Das Herz ist keine Pumpe, sondern ein Organ, das den Blutkreislauf rhythmisiert und könnte daher aus der Strömungswissenschaft höchstens mit einem „Widder" verglichen werden.

Zu der Luft, die sich draußen in der Natur in Wind und Wetter offenbart, haben wir in unserem Luft-Organismus ein Gegenstück. Wir beobachten, wie der Wind an der Wasseroberfläche eines Sees oder des Meeres die Wellen erzeugt; so bewegt die Seele auf den Wegen des Luftorganismus' das Blut. Seele und Leben verhalten sich wie Wind und Wasser. Wenn Goethe die Worte ausspricht: „Seele des Menschen, wie gleichst du dem Wasser, Schicksal des Menschen, wie gleichst du dem Wind!", können wir nur in Ehrfurcht vor solch' ahnungsvoller Weisheit daran denken, wie nahe sein Genius den Mensch- und Naturverbindenden Weltgeheimnissen war, die Rudolf Steiner unserer Zeit erhellt hat, indem er die Beziehungen zwischen Makro- und Mikrokosmos aufzeigte und damit die Ausblicke für eine Wissenschaft, die nicht nur der Registrierung kausaldeterministischer Zusammenhänge dient, sondern dem umfassenden Verständnis der Schöpfung.

Genauso wie das Herz keine Pumpe ist, ist die Lunge kein „Blasebalg"; die verinnerlichte Seelenkraft bewirkt es, daß der Hunger nach Luft im Einatmen befriedigt wird. Der Anreiz hierzu kommt von einem Organsystem, das heute in der Physiologie nur als Ausscheidungsorgan Gültigkeit hat; die andere Seite dieser Ausscheidung aber ist ein Ansaug-Impuls, und dieser geht — ebenso wie die Ausscheidung — von der Niere aus. Das ganze Nieren-Blasen-System ist ein saugendes System, das dadurch auch den Anreiz zur Einatmung durch die Lunge bewirkt. Näheres findet man bei Dr. Friedrich Husemann: „Das Bild des Menschen". [19]

Die Wärme schließlich bewirkt die Harmonie zwischen allen diesen komplizierten, ineinandergreifenden Prozessen. Die Wärme ist das Element, in welchem das Ich des Menschen leben kann. Die Wärme durchdringt alle anderen Elemente so, wie das Ich alle anderen Qualitäten durchdringen und dadurch vermenschlichen kann. Es schafft auf Wärmewegen die Ordnung und Harmonie im gesamten Organismus.

In dem ausgezeichneten Buch von Dr. Bühler, das den gleichen Titel trägt wie dieses Kapitel, sind diese Zusammenhänge — soweit sie für den Laien verständlich sind — mit vielen einleuchtenden Beispielen belegt und lebendig geschildert. [20]

Kosmos, Welt und Mensch sind eine Einheit, die bei fortschreitendem Studium in geisteswissenschaftlicher Richtung aus einem bisher nur ahnungsweise erschlossenen Zusammenhang klar verständlich werden kann. Dazu ist es notwendig, sich eben in umfassende Ideen hineinzuleben, wie sie für das Wissenschaftsbedürfnis des modernen Menschen in den geisteswissenschaftlichen Darstellungen Rudolf Steiners zu finden sind. Eine unerläßliche Vorbedingung allerdings ist wahre Unvoreingenommenheit.

VII

GESUNDHEIT UND KRANKHEIT

Aus dem Studium der Geisteswissenschaft kann gewußt werden, daß das Wesen der Gesundheit darin besteht, daß der Mensch durch die Kräfte seines rhythmischen Organismus' das Gleichgewicht herstellen kann zwischen der Summe seiner Aufbau- und der seiner Abbaukräfte, die vom Stoffwechselsystem aufwärts und vom Sinnes-Nervensystem

---

[19] F. Husemann: „Das Bild des Menschen als Grundlage der Heilkunst"; Verlag Freies Geistesleben, Stuttgart 1956.
[20] W. Bühler: „Der Leib als Instrument der Seele"; Verlag Freies Geistesleben, Stuttgart.

abwärts gegen die Mitte wirken, wo in den Blutprozessen beides zum Ausgleich kommen muß. — Die Gesundheit ist eine individuelle, ist ein persönliches Gleichgewicht innerhalb des schon beschriebenen dreigliedrigen Organismus'. Dieses Gleichgewicht wandelt sich auch durch die Zeiten; jede Zeit hat ihre Gesundheit und ihre besonderen Krankheitstendenzen. Denn man kann sich gut vorstellen, daß so gesehen, alle Krankheitszustände in einem Ungleichgewicht, in einer Verschiebung der Kräfte bestehen. Unser heutiger Bewußtseinszustand — was wir das normale Gegenstandsbewußtsein nennen — beruht auf einem ganz bestimmten Zusammenwirken der Wesensglieder. Wir haben heute eine Neigung durch den Wissenschaftsgeist und die Technik, den Nerven-Sinnespol viel mehr zu betätigen als den Stoffwechselpol. Diese Tatsache bestimmt das Bild unserer Zeitkrankheiten. —

Da wir nun Bewußtsein nur auf der Grundlage von Abbauvorgängen, also unter Opferung von Leben, entwickeln können, konnte Rudolf Steiner den Kardinalsatz prägen: „In der Geist- und Seelenfähigkeit des Menschen liegen die Ursachen zur Krankheit." —

In der Bibel wird diese Tatsache ausgedrückt in dem Bilde des „Essens vom Baume der Erkenntnis"; es bezeichnet die Zeit, wo der Mensch in seinen Seelenleib die Begierde nach den dichteren Elementen aufnahm, dadurch aber allmählich ein Erdenbewußtsein sich erwarb bis zur Gegenständlichkeit von heute. Die Bilder der Paradieseslegende schildern ja den Abstieg des Menschen aus den feineren Elementen in die dichteren, wie es schon im III. Kapitel dieses Buches beschrieben ist. — Es ist der Seelenleib, der diese Einflüsse in sich aufnimmt; seine Verbindung mit der Materie zieht nach sich Tod, Krankheit und Irrtum. —

Seit dem „Sündenfall" beginnt die Kette der irdischen Inkarnationen des Menschengeistes, den die Seele mit herabtrug und das immer erneute Suchen nach dem Leib-Seelen-Gleichgewicht zur Aufrechterhaltung der Gesundheit. —

Drängt sich der Seelenleib zu stark in die Leibesfunktionen, entsteht die eine große Krankheitstendenz, die mit Verkrampfung, Schmerz, Entzündung, Fieber, Auszehrung einhergeht. Bilden sich Orte, wo der Seelenleib nicht genügend eingreift, entstehen die kalten, schleichenden Krankheiten (weil sie der Schmerz nicht ankündigt), wo Ablagerungen, Degenerationen, aber auch Neubildungen entstehen können.

Es ist nicht der Ort, auf die Vielfalt der Möglichkeiten einzugehen, wie diese beiden Tendenzen ineinander schwingen können, sich abwechseln, so wie bei einer Waage bald die eine, bald die andere Schale steigt oder sinkt.

Das Heilen muß also in einem Herauslösen des Seelenleibes aus dem Organischen oder einem Heranführen an dasselbe bestehen. Von zwei Seiten kann der Mensch zu dem gesunden Gleichgewicht gelangen. Von der Leibesseite durch alle medikamentöse oder physikalische Therapie, aber auch von der Geistseite durch alles, was dem Ich die Herrschaft über den Seelenleib verschafft. Das eben Geschilderte sei durch ein Beispiel verdeutlicht:

Der Seelenleib ist der Empfindende, und so scheint es ganz folgerichtig, daß Schmerz entsteht, wenn er sich zu tief in die Leibessubstanz hineinschiebt, als erste Stufe. Gelingt es nicht, ihn schon gleich aus dieser Verkrampfung in das Stoffliche zu lösen, so entsteht als 2. Stufe die Entzündung, ihr kann dann folgen die weitere schwere Zerstörung des Gewebes. — Nun kann man in manchen Situationen aus eigener Erfahrung feststellen, daß eine solche Verkettung besteht. —

Man nehme einen ganz trivialen Fall: Man stelle sich vor, man benötige eine ganz bestimmte Tram, um morgens rechtzeitig am Arbeitsplatz zu sein. Da kann es vorkommen, daß man sich etwas verspätet und zur Haltestelle kommt, wenn diese Tram eben abfährt; man ist gelaufen, um sie zu erreichen, aber es war doch um einige Sekunden zu spät. Da kann man — abgesehen vom Ärger, der ja nur in der Seele verläuft, — doch fühlen, irgendwo, wo man eine schwache Stelle hat, daß der Seelenleib sich dort verkrampft, vielleicht in der Magengegend. Es entsteht ein ziehender Schmerz. Man fühlt sozusagen, wie die Seele — bildlich gesprochen — durch den Magen von der abfahrenden Tram wie nachgezogen wird.

Die Eile, die innere Hetze ist eine Seeleneigenschaft, aber sie ergreift den Leib, und sie kann, wenn das immer wieder geschieht — aus welchen Gründen auch immer —, sie kann z. B. zur Bildung eines Magengeschwüres führen. Die tausenderlei Triebkräfte unserer Seele sind durchaus nicht immer in unserem Bewußtsein, und dies soll ja auch nur ein kleines Beispiel sein, wie die Aussagen der Geisteswissenschaft sich oft im Leben vor dem gesunden Menschenverstand bewahrheiten. Wäre in unserem Beispiel das Ich mit der Forderung der Gelassenheit dazwischengetreten, wäre die krankmachende Tendenz des Seelenleibes ausgeglichen worden.

Im umgekehrten Falle kann es sein, daß die Seele aus den Leibeszusammenhängen hinausschockiert wird, so daß sie sich zu wenig für diejenigen Leibeszusammenhänge interessiert, die sie impulsieren sollte. Man nehme zum Beispiel an, jemand erleide einen Schicksalsschlag. Seine Seele — auf sich allein gestellt — beschäftigt sich nun ausschließlich mit diesem Schicksalsschlag auf der Seelenebene. Er wacht jeden Morgen auf mit der quälenden Frage: „Warum mußte gerade mich dieser Schlag treffen?" Die Seele dreht sich im Kreise der Sorgen und Kümmernisse und kommt über eine Anklage nicht hinaus. Das führt zu einer Seelenstauung, zur Ablähmung aller Impulse, zur Verneinung des Lebens. Wenn eine solche Seelenstimmung absinkt in das Leibesgeschehen — und das kann nicht ausbleiben — entstehen dort die adäquaten Zustände und es beginnen die Atem- und Kreislaufstörungen, die Erkältungs- und Verhärtungstendenzen, die feineren Stoffwechselstörungen, die zu Rheuma, Gicht, Arthropathien aller Art führen können.

Wenn das Ich hier nicht eingreift und die Seele zu neuem Schwung aufruft und so, das Schicksal bejahend, das Interesse für die Welt und damit auch für das Leibesleben wieder erweckt, kann es noch zu schwereren Störungen kommen; denn am Ende dieses Weges — ganz abgesehen von allen anderen möglichen ursächlichen Schädigungen, die noch hinzukommen können, — kann auch die echte Geschwulstbildung stehen, die eine Enklave im Körpergeschehen darstellt, in die die Gestaltungskräfte des Geistig-Seelischen nicht mehr eingreifen können. —

Professor Moisson, Paris, hat durch ein Jahrzehnt hindurch die Krebs-Sterblichkeit im Zusammenhang mit den Kriegsereignissen 1914/18 und darüber hinaus studiert. Dabei ergab sich, daß die Krebs-Sterblichkeit zunahm, wenn auf den Kriegsschauplätzen erschütternde Ereignisse stattfanden und den Tod vieler Angehöriger forderten. Dieses zeigte sich insbesondere nach der Schlacht von Verdun. Gegen Ende des Krieges zeigte sich ein Abebben der Sterblichkeit, welche aber wieder zunahm, als nach dem Kriege die Inflation auch in Frankreich die Existenz so vieler Menschen erschütterte. Da kann es nur ein Mittel geben, mit seinem Ich, in welchem das Verständnis für höhere Gesetze möglich ist, die Seele zu führen in Gelassenheit und Bejahung des Schicksals, eine Haltung, die mehr als man ahnt, auch zur leiblichen Gesundheit beiträgt.

So sehen wir, wie leibliche Erkrankungen ihre Ursachen immer im Seelenleben haben, wobei nicht nur der bewußte Teil des Seelenlebens gemeint ist, sondern auch der Charakter des Seelenleibes, der mit dem organischen Leben verbunden ist und den wir aus vergangenen Erdenleben herüberbringen.

Wenn es sich jedoch um sogenannte Geisteserkrankungen handelt, liegt die Sache umgekehrt. Der Geist ist nie krank, kann nie erkranken, sondern er ist immer das Heilende. Eine Verwirrung in den Seelenfähigkeiten ist immer darauf zurückzuführen, daß die physischen Leibesgrundlagen deformiert sind. Sogenannte Geisteserkrankungen können nur entstehen, wenn bereits feine Deformationen der physiologischen Leibesgrundlagen des Denkens, Fühlens und Wollens vorhanden sind.

Es wurde im Vorangegangenen bereits dargestellt, wie z. B. das Denken zustandekommt durch das Spiegeln der Weltgedanken im Nerven-System. Ein krankes Gehirn — als Spiegel der Weltgedanken — wirft dem sogenannten Geisteskranken ein verzerrtes Spiegelbild entgegen, genau so, wie wenn man in einem gekrümmten Spiegel seine verzerrte Physiognomie erblicken würde. An dem Spiegelwesen des Leibes ist nun nicht nur das Gehirn beteiligt, sondern sämtliche Organe, so daß die Nuancen des Fühlens und des Wollens durch die gestörten Zustände von Herz, Niere oder Leber hervorgerufen werden. Die Deformationen sind dann begleitet von feineren Rhythmus- und Stoffwechsel-Störungen.

Heutzutage ist der Blick der Wissenschaft ganz eingestellt auf die Idee der sogenannten Erreger und man glaubt, daß die Erkrankungen hervorgerufen werden durch Mikroorganismen oder Viren. Seit Pasteur und Koch sucht man hinter jeder Erkrankung den Erreger und ist erst zufrieden, wenn man eines dieser kleinsten Lebewesen entdeckt hat, die scheinbar bei einer Erkrankung eine Rolle spielen. Es sei in diesem Zusammenhang an Pettenkofer erinnert; er war der große Gegner Pasteurs und, um zu beweisen, daß die Ideen von Pasteur und seiner Schule ein Irrtum seien, ließ er sich aus Paris eine virulente Cholera-Kultur kommen, strich sie auf ein Butterbrot und verspeiste sie vor seinen Studenten im Kolleg.

Wir können den Forschungen von Pasteur dankbar sein, daß sie uns in das Wesen der Einzeller (Bakterien, Bazillen, Kokken, Spirochäten) eingeführt haben. Diese Forschung selbst ist unantastbar, aber die

Schlüsse, die man aus der Denkrichtung der damaligen Wissenschaft zog, sind nur begrenzt gültig und bedürfen einer Erweiterung durch die Geisteswissenschaft; denn das Wesentlichste ist dieser Forschung bisher entgangen — wird aber heute auch schon von einzelnen Forschern gesehen —, nämlich, daß sich diese Einzeller nur auf bereits zerfallendem Leben entwickeln. Alle diese Einzeller sind sogenannte Parasiten und können ihren Nährboden nur auf bereits zerfallendem Leben finden. Wenn also irgendwo im Organismus Leben zerfällt, finden die spezifischen Mikroorganismen da ihren Nährboden. Solche Zerfallserscheinungen im Organismus finden aber überall dort statt, wo der Zusammenhang der Wesensglieder gestört ist; da bilden sich die Abbau- und Zerfallserscheinungen, die den Parasiten willkommenen Nährboden bieten. Man kann daher nicht sagen, daß die Mikroorganismen Ursache einer Erkrankung sind, sondern man kann höchstens sagen, daß sie Symptom einer Erkrankung seien. Man könnte wissen — und man weiß es auch —, daß zu einer Ansteckung die sogenannte Disposition gehört. Die Disposition aber ist die eigentliche Erkrankung; der Bakterienbefall ist nur ein Symptom einer bereits vorhandenen Erkrankung, wenn man darunter eben die Disharmonie der Wesensglieder, das mangelnde Gleichgewicht versteht.

Der Zeitgenosse könnte fragen, wieso kommen dann aber Epidemien zustande? Zur Beantwortung dieser Frage müssen wir etwas weiter ausholen und sie in einem Beispiel veranschaulichen. Es ist bekannt, daß ein Kind zwischen Geburt und Zahnwechsel auf dem Gebiet der Erziehung nur durch das Vorbild gelenkt werden kann. Das Kind ahmt alles nach; jede Geste — sei sie nun physisch oder seelisch — wird von ihm nachgeahmt. Aus diesem Grunde ist es wichtig, daß das Kind in dieser Entwicklungsperiode in einem moralischen Milieu aufwächst. Es ist Unsinn, dem Kinde moralische Vorhaltungen zu machen; sie wirken nicht, sie stoßen das Kind nur ab. Aus der Pädagogik Rudolf Steiners wissen wir, daß das Kind in diesem Zeitraum — zwischen Geburt und Zahnwechsel — seinen eigenen, vom mütterlichen Organismus unabhängigen Lebensleib ausarbeitet; das Wesen des Lebensleibes (Ätherleibes) ist aber Nachahmung. Spielt ein solches Kind mit einem anderen, in welchem bereits der Widerstand gegen die Vererbungskräfte in ein kritisches Stadium gelangt ist und z. B. ein Scharlach im Begriff ist auszubrechen, dann macht jenes Kind, das ebenfalls geneigt ist, sich gegen die Vererbungskräfte zu wehren, die

Geste des anderen Kindes nach und erkrankt ebenfalls an Scharlach; so können Ansteckungen entstehen rein durch Nachahmung. Auch hier sind es letzten Endes nicht die Erreger, die die Krankheit hervorrufen, sondern die im Geistig-Seelischen wurzelnde Abwehrbereitschaft gegen das ererbte Modell.

Der Zeitgenosse wird nun weiterfragen: Wie ist es aber bei den Erwachsenen, wenn eine Cholera-Epidemie oder Typhus oder Pest ganze Landstriche verheerten? Auch hier kann der Geistesforscher auf tiefere Ursachen für solche Epidemien hinweisen. Abgesehen davon, daß auch jeder Erwachsene natürlich einen Ätherleib hat — also einen Nachahmer —, der bei entsprechender Disposition beeinflußt werden kann, so schildert Rudolf Steiner in seinem Vortragszyklus über Theosophische Moral, wie z. B. „die schwarze Pest" im Mittelalter als tiefere Dispositionsursache gemeinsam erlebte, mit großer Angst einhergehende Katastrophen im vorigen Erdenleben haben kann. In diesem Falle nennt er die Hunneneinfälle in Mitteleuropa. — Normalerweise werden solche Erlebnisse durch das Ich verdaut, das heißt, durch den Geist gemeistert; oft aber wird dies durch die Angst verhindert. —

Was geschieht im menschlichen Organismus, wenn wir erschrecken? Das Ich wird aus dem Leib-Seele-Geist-Zusammenhang herausschockiert und ist nicht mehr Herr der Seele und des Lebensleibes. Man sagt ja auch im Volksmund: Man verliere den Kopf. Rudolf Steiner schildert dann im genaueren, wie sich das herübermetamorphosiert in die Krankheitsdisposition, die den Befall mit den spezifischen Organismen ermöglicht.

So sehr wir die Fortschritte in der Hygiene begrüßen, so müssen wir uns doch klar werden darüber, daß nicht sie es sind, die den Ausbruch von Epidemien letzten Endes verhüten, sondern die Hygiene der Seele selbst, die durch ein starkes Ich ermöglicht wird. Der beste Schutz gegen die sogenannte Ansteckung ist ein starkes Ich — ein mutvoller Geist —, der gut im Leibe verankert ist. Wenn die Schwester einer Infektions-Abteilung Angst hat, so ist sie schon verloren trotz aller äußeren hygienischen Maßnahmen. Es ist letzten Endes doch der Geist, der uns gesund erhält.

In diesem Zusammenhang ist es auch interessant, daß durch die Forschungen von Schanderl, die durch die Ergebnisse russischer Forscher gestützt sind, Mikroorganismen ihre Formen und Eigenschaften modifizieren mit dem Milieu. Beispielsweise kann das Milieu einer

Cholera-Disposition körpereigene Mikroorganismen in Cholera-Bazillen umwandeln. Es ist also gar nicht ausgemacht, daß ein Befall des Organismus mit Cholera-Bazillen von außen her stattgefunden hat, sondern vielmehr körpereigene Mikroorganismen durch die Milieuänderung zu solchen werden, wobei die Milieuänderung in einer gestörten Kooperation der Wesensglieder bestehen kann.

Es ist selbstverständlich, daß ein abnormer Befall des Organismus mit Mikroorganismen sekundär weitere schwere Schädigungen hervorrufen kann, wie sich das im Krankheitsverlaufe einer epidemischen Erkrankung auch zeigt.

Abschließend kann gesagt werden, der jeweilige Leib-Seele-Geist-Zusammenhang, der sich in einer bestimmten Entwicklungsperiode der Menschheit einstellt, ist der für die Gesundheit maßgebende, und jede Verschiebung in diesem Zusammenhang hat Krankheit zur Folge. Dabei muß bedacht werden, daß dieser Zusammenhang nicht für alle Zeitgenossen gleichzeitig gilt, denn entsprechend der Gegend der Erde, die man betrachtet, und der Rasseneigentümlichkeiten ist der Leib-Seele-Geist-Zusammenhang schon normalerweise immer etwas verschieden. Die eine Rasse ist noch in solchen Zusammenhängen gebunden, wie sie eine andere schon hinter sich hat; andere wieder nehmen schon zukünftige Zustände voraus.

Was die Ätherkräfte der Erde und deren geographische Verteilung — die eine Art Äthergeographie ergeben würde — betrifft, so habe ich bereits in der „Ernährungslehre" dargestellt, daß wir im Osten ein Überwiegen der ausdehnenden, lösenden Wärme-Ätherkräfte wirksam sehen, während im Westen die Substanz-verdichtenden Ätherkräfte stärker wirksam sind und dadurch z. B. das Mammutwachstum der Riesenbäume, der Riesen-Kakteen etc. sichtbar wird.[21]

Demgemäß ist auch der Ätherleib des Menschen im Osten mehr mit den kosmischen Kräften verbunden, so daß er über das Haupt hinausgehoben erscheint, während der Ätherleib des Amerikaners stärker mit der Erde in Verbindung steht. (Siehe Abbildung 7).

Dieses erklärt auch die vom Mitteleuropäer abweichende Seelenverfassung des Asiaten; letzterer wurzelt noch viel stärker in geistigen Anschauungen, während der Amerikaner sehr viel stärker die Verbindung mit den Tiefenkräften der Erde aufgenommen hat, daher zur

---

[21] R. Hauschka: „Ernährungslehre", S. 85.

wissenschaftlichen Erforschung der Materie, aber auch zu materialistischen Auffassungen neigt.

So werden unter dem Gesichtspunkt von Gesundheit und Krankheit verschiedene Maßstäbe angelegt werden müssen in Ost, West oder Mitte.

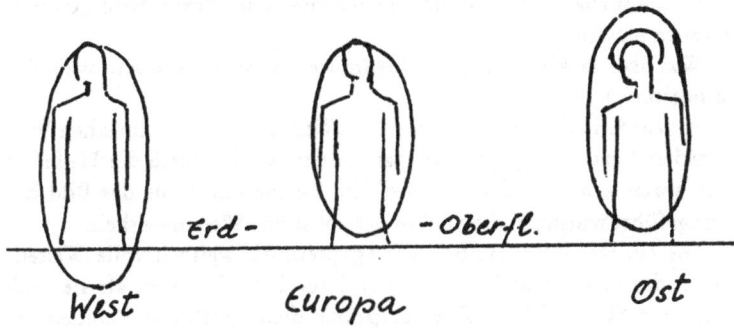

ABBILDUNG 7:
Leib-Seele-Geistzusammenhang in Ost, West, Mitte

VIII
DAS WESEN DES HEILMITTELS

Es wird aus dem Vorhergehenden ersichtlich geworden sein, daß die Beeinflussung der verschiedenen Zustände von Gesundheit und Krankheit ein umfassendes Wissen der Menschenkunde voraussetzen muß. Überdies wird sich die Frage erheben, wodurch kann man diese Zustände ändern bzw. normalisieren.

Rudolf Steiner wurde einmal von Ärzten gefragt, wodurch eine Substanz zum Heilmittel werde. Er gab darauf die Antwort: „*Durch die Vermenschlichung der Substanz."* Diese Antwort gibt viel zum Nachdenken; ja, man muß sich hineinleben in die Tiefen des Daseins, um sie einigermaßen zu verstehen. Aus den Darstellungen der Schöpfungsgeschichte wird erinnerlich sein, wie alle Substanzen sämtlicher Naturreiche von Elementarwesen getragen werden, und es wird in der Verantwortung des Menschen liegen, ob die Substanzen bei der Bearbeitung so behandelt werden, daß diese Elementarwesen dabei gefördert, oder — erbost über die Interesselosigkeit des Menschen und seinen Unverstand — noch stärker in die Substanz hineingebannt werden. Diese Tatsachen werden vom zukünftigen Heilmittelhersteller immer im Bewußtsein getragen werden müssen.

Was aber bewirkt denn das Heilmittel, wenn es vom Kranken eingenommen wird?

Es wurde in dem Kapitel über die „Wurzeln der medizinischen Wissenschaft" darüber gesprochen, wie in der Antike durch die Heiler so verfahren wurde, daß der Mensch im Tempelschlaf vor das Bild der Isis geführt wurde, in die Sphäre der göttlichen Weltenweisheit.

Die Isis repräsentierte bei den Ägyptern die weisheitsvolle Weltenseele, das makrokosmische Gegenbild zur Menschenseele, als sie noch vor dem Sündenfall in ihrer ursprünglichen, göttlichen Reinheit erstrahlte; — sie war das Urbild des kosmisch reinen Seelenleibes. An diesem Bilde der Schöpfung konnte der Kranke seinen astralischen Leib korrigieren und somit auch sein gestörtes Gleichgewicht, wenn er in den Leib zurückkehre. Dieser durch die Priesterweisen geführte Vorgang brachte Gesundung. — Es war eine durchaus esoterische Medizin —.

Den Übergang zur exoterischen Medizin eines Hippokrates, der schon mit Substanzen heilte, wie im vorangegangenen 2. Kapitel geschildert wurde, bilden die Mysterien des Asklepius in Griechenland.

Die Leiber der Menschen wurden zunehmend dichter, der Leib-Seelenzusammenhang fester. Der Priester hatte nicht mehr die Macht, die Seele in der geistigen Welt zu führen; sie reichte im Schlafe auch nicht mehr hinauf in die hohe Sphäre der Isis-Anschauung. — Noch immer aber wurde der Kranke nach mancherlei Vorbereitung zum Schlafe gebracht. Der Seelenleib, der im Schlafe in den Kosmos zurücktaucht, breitet sich aus über die Geistigkeit, die hinter der Natur webt; aus der Isis wird die Persephone, die Göttin Natura. Der Priester beobachtete die Träume des Patienten. Bleibt die Seele stark haften am Leibe, träumt der Patient seine Krankheit. Löst sich die Seele mehr vom Leibe, träumt er von seinem Heilmittel. Aus solchen geistigen Beobachtungen lernten die Priesterärzte den Zusammenhang zwischen Diagnose und Therapie. Nicht aus Empirie stammt das alte Wissen um die Heilmittel aus der Natur, sondern aus geistiger Beobachtung. Uralte Weisheit lebt in manchem heute instinktiven Wissen um die Heilkräfte von Mineralien und Pflanzen. — Ja, von solchen Heilmittelträumen gibt es Zeugnisse aus alter Zeit (Alexander der Große). —

Heute sind wir noch tiefer in die Leiblichkeit abgestiegen. Das hohe Urbild reiner, durchgeistigter Seelenkraft ist uns ferngerückt. Heute heilen wir uns nur noch mit Substanzen und verfolgen alles nur auf der untersten Ebene physiologisch-chemischer Prozesse. Aber der Geistesforscher Rudolf Steiner machte darauf aufmerksam, daß wir auch heute zur Aufrechterhaltung unseres gesunden Menschentums dieser Verbindung mit dem Kosmos bedürfen. — Hier treten nun die Elementarwesen in der Nacht, wenn wir schlafen, helfend auf. — Was einstmals die geschulten Priesterweisen vollbrachten, das tun heute die Elementarwesen, wenn sie, aus der von Menschenhand wesensgerecht bearbeiteten, vermenschlichten Substanz entlassen, die Seele des Kranken nachts in die Sphäre der kosmisch aufbauenden Kräfte tragen, die er alleine nicht mehr erreicht.[22]

Man stellt sich ja vielfach vor, der Mensch sei eine Retorte, in welcher durch die Hinzufügung eines sogenannten Heilmittels Veränderungen in Richtung Gesundung in chemisch-physikalischem Sinne hervorgerufen werden; dem ist nicht so. Vielmehr wird unser Wesen durch die Weisheit der Welt im Schlaf korrigiert, und wir verdanken diese Möglichkeit den Elementarwesen, die bei der Herstellung des Heilmittels vom Menschen pfleglich mitbedacht und gefördert werden.

Die geisteswissenschaftliche Forschung gibt dem Arzt durch die Erkenntnisse über den Zusammenhang von Kosmos, Erde und Mensch die Möglichkeit, differenzierte und gezielte Wirkungen durch die Substanzen zu erreichen; aber er heilt nicht nur mit der Substanz, sondern im Grunde mit dem Geist der Substanz. — Er kann heute wissen, wenn er die Schöpfung vor seinem geistigen Auge vorüberziehen läßt, daß Welt und Mensch ursprünglich Eines waren und daß die Natur-

---

[22] R. Steiner: Vortrag 12. März 1923.

reiche im Laufe der Entwicklung aus seinem ursprünglich noch makrokosmischen Wesen herausgesetzt wurden, um ihm — dem Menschen — die Menschwerdung zu ermöglichen. Er weiß also auch, daß die Welt ein Stück von ihm ist, und daß jeder Stein und jeder Strauch und jedes Tier verwandte Saiten in unserem Wesen anschlagen. Jedes der Naturreiche spricht eine besondere Schicht unseres Wesens an. In diesem Sinne wird mit einer mineralischen Substanz das Ich-Wesen angesprochen, mit einer pflanzlichen Substanz der Seelenleib, mit einer tierischen Substanz der Lebensleib und mit einer menschlichen Substanz der physische Leib (Eigenblutbehandlung, Nosoden-Therapie, Bluttransfusion, Implantation).[23]

Aber auch für jede einzelne Erkrankung kann der geisteswissenschaftlich geschulte Arzt die Substanz finden, die gerade für diese spezielle Krankheit die Heilung bedeutet. Paracelsus nannte dieses Auffinden des Heilmittels „das Lesen im Buche der Natur" und prägte den Begriff „*Signatur*". Auf diesen Wegen hat Rudolf Steiner mit Dr. med. Ita Wegman eine umfassende medizinische Wissenschaft begründet, die der Heilung dient und nicht nur der Beseitigung von Symptomen.[24]

Von dieser Warte aus gesehen, bedeuten die Substanzen der heutigen Chemotherapie etwas ganz anderes. — Hier bringt der menschliche Intellekt unausgesetzt neue Substanzen hervor, auf die der menschliche Organismus in der verschiedensten Weise reagiert. Diese Substanzen tragen Fremdwirkungen in den Organismus hinein; sie setzen sich an die Stelle der Tätigkeiten der eigenen Wesensglieder und bedeuten daher in vielen Fällen ein Abläsen bestimmter eigener Lebensvorgänge, so daß z. B. vorübergehend ein Wahrnehmen des Schmerzes verhindert wird, was aber keine wahre Heilung darstellt. Außerdem bleiben diese Substanzen als Schlacken im menschlichen Organismus und versteifen seinen Lebensleib. Es tritt allmählich eine Entfremdung des physischen Leibes gegenüber der Einwirkung seiner höheren Glieder ein, der physische Leib verselbständigt sich, und der geschulte Beobachter be-

---

[23] R. Steiner: „Geisteswissenschaft und Medizin"; Verlag Rudolf Steiner-Nachlaßverwaltung, Dornach (Schweiz).
[24] R. Steiner — I. Wegman: „Grundlegendes für eine Erweiterung der Heilkunst nach geisteswissenschaftlichen Erkenntnissen"; Phil.-anthropos. Verlag, Dornach (Schweiz) 1925.

merkt eine beginnende Wesensveränderung, da den höheren Wesensgliedern der Boden entzogen wird.

Alle diese Substanzen stammen aus dem Bereich des Steinkohlenteeres und verwandter Sphären. Sie gehören eigentlich keinem der Naturreiche an, sondern bilden eine Sphäre, die weder zu den Naturreichen, noch zum menschlichen Organismus einen unmittelbaren Bezug hat.

Es wurde bereits in der „Substanzlehre"[25] und in der „Ernährungslehre" über diesen Spiegelbereich des natürlichen Substanz-Spektrums gesprochen. Diesen Begriff der chemischen Heilmittel so zu plazieren, daß ihr Wesen anschaulich zutage tritt, sei folgendes nochmals kurz rekapituliert:

Die Pflanze ist ein Wesen, das im Mineralreich der Erde wurzelt, sich in ihrem Blätterbereich hinaufhebt zum Weltenatem und dann in der Blüte hinausverströmt ins Universum. Hier bilden sich Duft, Farbe, Honig, Öle und Arzneiwirkungen; es ist wie ein Gespräch des Pflanzenwesens, das vermittelt zwischen Erde und Kosmos. Wenn durch besondere geologische Verhältnisse die Pflanzensubstanzen nicht von der Erde zu Humus verdaut werden, sondern durch Umstände, die später noch besprochen werden sollen, diese Pflanzensubstanz mumifiziert wird, so entstehen daraus die Torf-, Braunkohlen- und Steinkohlenlager, u. U. auch Erdölquellen — alles Substanzen, die die heutige Zivilisation ermöglichen. Eine besondere Substanz in diesem Bereich ist der Steinkohlenteer. Er trat erst in die Erscheinung, als man in England anfing, die Steinkohle trocken zu destillieren, um dadurch Gas für die Beleuchtung und Erwärmung der Städte herzustellen. Nach dem Abdestillieren des Gases blieb Koks zurück, dazu aber eine zähflüssige Substanz: der Teer. Lange war diese Substanz eine Last für die Gasfabriken, die nichts anderes damit anzufangen wußten, als ihn auf Halden auszuschütten, und bald merkte man, daß die Vegetation im Umkreis verödete. Fast ein halbes Jahrhundert dauerte es, bis die berühmtesten Chemiker ihrer Zeit eine Verwertung für den Teer fanden. Dieser Werdegang ist in der „Substanzlehre" ausführlich geschildert, und es soll hier nur hervorgehoben werden, daß aus dieser Teer-Produktion auch die chemischen Arzneistoffe stammen, die heute in der Welt verbreitet sind.

---

[25] R. Hauschka: „Substanzlehre", Seite 131—140.
R. Hauschka: „Ernährungslehre", S. 203.

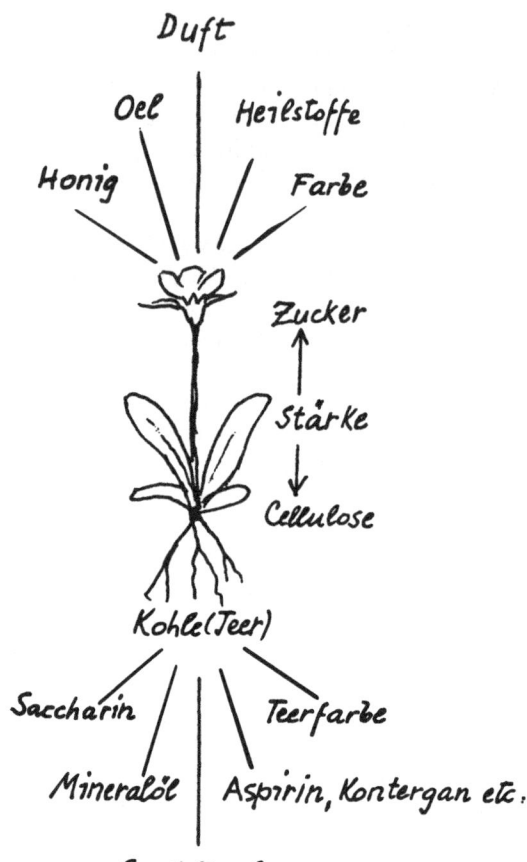

ABBILDUNG 8:
Natur und
Teerchemie

Zur Verdeutlichung sei hier nochmals das Bild hingestellt, wie die Entwicklung der Pflanze nach unten gehend, über einen biologischen Nullpunkt in den Kohlenteer einmündet. Aus ihm zaubert der menschliche Intellekt den Spiegelbereich der synthetischen Arzneistoffe, der synthetischen Parfums, der synthetischen Farb- und Süßstoffe und das Gebiet der Mineral-Öle hervor. Man bekommt den Eindruck, daß oben — im natürlichen Ausgleich zwischen lebenden und webenden Polaritäten — in unendlichen Metamorphosen, zwischen Himmel und Erde ein biologischer Bereich dynamischer Wirklichkeit liegt. Dagegen erscheint uns — bildhaft gesprochen — der unterirdische Bereich der Teerchemie als ein Spiegelbild dessen, was der Kosmos dynamisch schafft. „In diesem unterirdischen Bereich herrscht aber nicht Dynamik, sondern die Statik der Atomwelt, des berechenbaren Geschehens. Trotz der Berechenbarkeit der Erscheinungen kann uns diese Welt nicht realer erscheinen als die grünenden, blühenden und fruchtenden Pflanzen."

Mit diesen Teer-Substanzen hat der Mensch Elementarwesen geschaffen, die im Begriffe sind, ihn zu überwältigen. Es wurde bisher nur von Elementarwesen gesprochen, die göttlichen Ursprungs sind und den Fortgang der Erdenentwicklung für den Menschen bewirken. In diesem Falle aber zieht der Mensch selbst Elementarwesen herbei, die den Mächten der Hindernis entspringen und dienen.

Selbstverständlich ist der Verfasser sich klar darüber, daß diese ganze Entwicklung notwendig ist und daß der Menschengeist die Sphäre dieser unterirdischen Kräfte kennen lernen muß; aber immer wieder muß er sich klarmachen, daß er sie nur beherrschen und zum Heile der Menschheit anwenden kann, wenn er ihre wahre Natur durchschaut. Unsere Zivilisation ist ohne dieses Reich gar nicht zu denken, aber der höhere Mensch darf nicht darin untergehen.

Der Mensch kann nur hinabsteigen in das, was wir die „Unternatur" genannt haben — womit noch vieles verbunden ist, was hier nicht geschildert werden kann —, wenn er durch ein Verständnis der „Übernatur" Maß und Verantwortung für die Anwendung der Unternatur auf das Leben sich erworben hat.

Damit sollte aufgezeigt werden, wie das Wesen des wahren Heilmittels mit der Haltung des Menschen gegenüber den Substanzen der Naturreiche eng zusammenhängt. Vielleicht erscheint es dem heutigen Mitteleuropäer phantastisch, den Geist der Natur wesenhaft ernst zu nehmen; der wahre Fortschritt aber fordert von uns, eine Verbindung mit ihm zu suchen, denn er führt uns im Schlafe zu unserer Genesung hinein in die Engelreiche und höher. Früheren Zeiten war die Heiligkeit des Schlafes wohlbekannt. Der moderne Mensch sollte lernen, auf geistige Zusammenhänge zwar ehrfurchtsvoll, aber in klarer Erkenntnisstimmung wieder hinzuschauen.

IX
DER ARZT GEHT DURCH DER NATUR EXAMEN
Werden und Vergehen der Substanz

Paracelsus fordert vom Arzt, er solle „durch der Natur Examen gehen"; diese Forderung wird heute weniger denn je berücksichtigt. Das Naturwissen ist auf einige Kenntnisse in der Chemie zusammengeschrumpft, während Paracelsus darunter ein intimes Verständnis der lebendigen Prozesse in allen Naturreichen und ihrer Beziehung zu den kosmischen Kräften verstand.

Es hat sich in den letzten 100 Jahren immer mehr das Bestreben geltend gemacht, in allem Heilenden die „wirksame Substanz" zu erforschen und chemisch zu identifizieren. Die ganze Alkaloidforschung und -reindarstellung ist diesem modernen Zuge der Naturwissenschaft, die heute auch Biologie und Medizin beherrscht, zu verdanken. Aber was zeigte sich auf dem Felde der ärztlichen Praxis? Allmählich merkte man, daß das isolierte Alkaloid unerwünschte Nebenwirkungen hervorruft, die bei Anwendung des Gesamtextraktes der Pflanze nicht auftreten. Diesen Erfahrungen hat die pharmazeutische Industrie insoferne Rechnung getragen, als z. B. dem Morphium wieder die Nebenalkaloide zugefügt wurden und so das „Pantopon" entstand. Ein unbefangener Beobachter könnte demnach die Frage stellen: Ist wirklich die reindargestellte und chemisch definierte oder gar synthetische Substanz das Heilende, oder ist nicht vielmehr der organische Zusammenhang der Gesamtheit eines Wesens die Entität, der man wieder ein erhöhtes Interesse zuwenden sollte?

Die Denkgewohnheiten der heutigen Zeit sind so an die materiellen Wirkungen gebunden, daß es mit Schwierigkeiten verbunden sein dürfte, ein Verständnis für die Imponderabilien einer solchen Heilwirkung zu erwecken.

Die heutige Schulwissenschaft basiert auf der Annahme der Präexistenz der Materie: Kant-Laplacescher Urnebel, Urzeugung, Entwicklung der Lebewesen bis zur Entstehung des Nervensystems, geistig-seelische Qualitäten als Funktionen des Leibes. Wie sollte man da die Wirkung von Heilpflanzen anders erklären als durch „Wirkstoffe"?

Vor gar nicht allzulanger Zeit war es anders: Da hatten die Menschen eine andere Bewußtseinshaltung und demgemäß andere Erkenntnisfähigkeiten. Sie schauten noch, was später Inhalt der religiösen Bekenntnisse wurde. Insbesondere zu den Schöpfungstatsachen hatte man ein ganz anderes Verhältnis, da ja der außerirdische Kosmos von Wesen erfüllt erlebt wurde, die in grandiosen Bildern dort wahrgenommen wurden, wo wir heute nur die Leuchtpunkte der Sterne sehen. In späteren Zeiten hielt man sich an die religiösen Überlieferungen und vergaß auch diese schließlich, da die Glaubenskraft schwand. Im Buche Moses finden wir in solchen großartigen Bildern das Werden der Welt aus den *Gedanken* der Gottheit hervorgehend dargestellt. Selbst noch bei P l a t o können wir eine geistige Wahrnehmung der s c h ö p f e - r i s c h e n I d e e n feststellen, wenn wir ihn ernst nehmen; für ihn entwickelt sich die Welt noch von oben herab aus geistigen Zuständen in materielle. Einer derjenigen, die noch teilhatten an dieser Urweisheit, war Paracelsus.[26]

Die Entwicklung der Naturwissenschaften in der Richtung, wie sie im ersten Kapitel geschildert wurde, verstrickte den Menschen immer mehr in die Abstraktion und verlor das Wesen. Der Sternenhimmel — noch bei Kepler von göttlich-geistigen Wesen bewohnt und bewegt — wird bei Newton ein von Gravitationsgesetzen beherrschter, entgöttlichter Mechanismus. Damit soll nicht etwas gegen die Gravitationsgesetze gesagt sein, sondern es soll nur darauf hingewiesen werden, wie die einseitige Abstraktion anstelle eines wesenhaften Kosmos ein Teilphänomen als die totale Wirklichkeit hinstellt.

Diese Entwicklung von fast fünf Jahrhunderten erfährt eine Wendung durch den Goetheanismus; und wie Kepler einen anderen Weg einschlägt als Newton, so findet auch Goethe ein ganz anderes Verhältnis zur Natur, zum Weltall, quasi in Weiterführung des Keplerschen wesenhaften Weltbildes. Durch Goethe erwachte in neuerer Zeit mit dem Begriff der „sinnlich-sittlichen Wahrnehmung" ein neues Denkelement, welches zu den schöpferischen Ideen durchzustoßen vermag und dadurch mit moderner Wissenschaftlichkeit die alte Urweisheit auf neue Art zu erobern geeignet erscheint.

Goethes U r p f l a n z e — welche für Schiller *nur* eine Idee war — ist ihm Realität, die er mit „eigenen Augen sehen kann". Sie erwächst aus dem lebendigen Denken in Polarität, Steigerung und Metamorphose. Für G o e t h e ist die Pflanze das irdische Abbild eines geistigen Urbildes. Im Sprießen und Sprossen verkörpert sich das Ur-

---

[26] R. Hauschka: „Erfahrungsheilkunde", Heft 10—11, Band II/1953.

wesen der Pflanze durch Metamorphosen der Form hindurch zur vollen Erscheinung. Im Herbst zieht sich das Wesen aus der Erscheinung wieder zurück und diese zerfällt bis auf das kleine Samenkorn, welches als Ankergrund das Wesen im nächsten Frühjahr wieder in Erscheinung treten läßt. Dieser rhythmische Wechsel von Wesen und Erscheinung liegt in kleineren Rhythmen den Metamorphosen zugrunde, die Goethe mit den Begriffen Ausdehnung und Zusammenziehung durch alle Pflanzenerscheinungen hindurch aufzeigt. M o r p h o l o g i s c h hat G o e t h e den Anschluß an die Gesetze der Schöpfung gefunden. Notwendigerweise aber müssen diese Form-Metamorphosen begleitet werden von Stoffes-Metamorphosen.

1882 erschien das Werk eines goetheanistischen Philosophen namens Wilh. H. P r e u s s : „Geist und Stoff"[27]. Darin wird die Einheit von Geist und Stoff gelehrt: Materie sei Geist auf einer tieferen Seins-Ebene. Dafür ruft Preuss als Kronzeugen einen zeitgenössischen Naturforscher, den in Hannover wirkenden Gelehrten Albrecht Freiherr von H e r z e e l e auf. Dieser veröffentlichte um 1879 mehrere Schriften über die „Entstehung der unorganischen Stoffe".[28] Obgleich durch mehr als 500 Analysen Tatsachen belegt werden, die damals schon und mehr noch heute geeignet gewesen wären, die wissenschaftliche Welt zu revolutionieren, wurden sie totgeschwiegen. Es war die Zeit, da die Welt von den Triumphen Liebigs und Wöhlers erfüllt war, nachdem diese die mechanistisch-atomistische Vorstellungsart in die Biologie eingeführt hatten. Es sind von den Herzeeleschen Schriften anscheinend alle verschwunden bis auf je ein Exemplar, die von R. Sachtleben neu entdeckt und in der „Substanzlehre"[29] wieder veröffentlicht wurden.

Von H e r z e e l e zeigt, daß der Mineralgehalt von Samen (Kali, Magnesia, Phosphor, Kalk, Schwefel etc.) beim Keimen in destilliertem

---

[27] Wilh. H. Preuß: „Geist und Stoff"; Oldenburg, 1899.
[28] A. v. Herzeele: „Entstehung der unorganischen Stoffe"; Berlin 1876.
A. v. Herzeele: „Die vegetabilische Entstehung des Phosphors und des Schwefels"; Berlin 1880.
A. v. Herzeele: „Die vegetabilische Entstehung des Kalkes und der Magnesia"; Berlin 1881.
A. v. Herzeele: „Weitere Beweise für die vegetabilische Entstehung der Magnesia und des Kalis"; Berlin 1883.
[29] R. Hauschka: „Substanzlehre", S. 301.

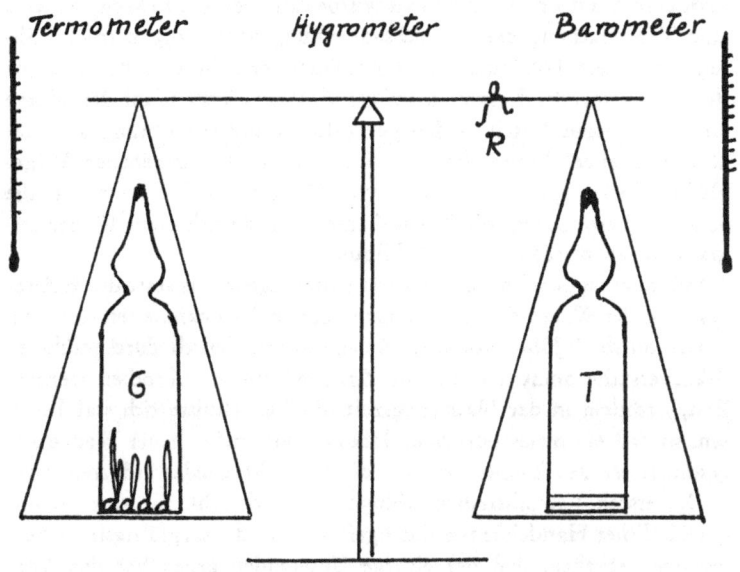

ABBILDUNG 9:
Volumensgleiche Ampullen als Keimungsgefäß G und Gegengewicht T
Gewichtsänderungen durch Reiter R festgestellt
0,01 mg am Reiterlineal direkt ablesbar
0,001 mg aus Schwingungsamplituden errechenbar

Wasser ansteigt. Entsprechend dem Gesetz von der Erhaltung des Stoffes müßte erwartet werden, daß die in destilliertem Wasser wachsenden Pflanzen denselben Mineralgehalt aufweisen wie die Samen, aus denen sie hervorgegangen sind. Aber Herzeeles Analysen zeigen ein Ansteigen des Aschengehaltes wie auch der einzelnen Mineralbestandteile. Es erübrigt sich hervorzuheben, daß sowohl die Versuchsanordnung als auch die Analysen mit allen Kautelen exakter Wissenschaftlichkeit ausgeführt wurden. Diese Arbeiten Herzeeles wurden in dem Forschungslaboratorium des Klinisch-Therapeutischen Institutes

Arlesheim/Basel in mehrjährigen Versuchsreihen nachgearbeitet und im Wesentlichen bestätigt.[30]

Bei diesen Arbeiten stellte sich heraus, daß nicht nur ein A n w a c h - s e n der mineralischen Bestandteile erfolgt, sondern unter Umständen auch eine A b n a h m e. Dadurch wurde das Problem so komplex, daß eine Vereinfachung der Versuchsanordnung notwendig wurde; während Herzeele Totalanalysen durchführte, erlaubt eine Beobachtung des Wachstums der Keimlinge im geschlossenen System auf der Waage ein summarisches Urteil. — Die gewählte Versuchsanordnung ist in der „Substanzlehre" beschrieben. — Statt der dort angegebenen Wägegläser wurden später Ampullen von 20 ccm Inhalt verwendet, die nach der Beschickung mit Kresse-Samen und destilliertem Wasser zugeschmolzen wurden. (Siehe Abbildung 9.)

Substanz ist Gewicht, und was ist näherliegend, als statt durch Analyse, auf der Waage die Gewichtszunahme und -abnahme festzustellen.

Die durch 7 Jahre vor dem Kriege kontinuierlich durchgeführten Wägeversuche mußten durch die Kriegswirren unterbrochen werden. Erst, nachdem in der Nachkriegszeit die Verhältnisse sich stabilisierten, so daß ein neues Forschungslaboratorium nebst neuer Waage angeschafft werden konnte, wurden die Versuche wieder aufgenommen.

Die ersten Versuchsreihen schlugen sämtlich fehl. Sie wurden mit gewöhnlicher Handelskresse durchgeführt und die sorgfältigsten Überlegungen ergaben, daß der einzige Unterschied gegenüber den Vorkriegsversuchen derjenige war, daß damals biologisch-dynamischer Kresse-Samen aus der Klinik-Gärtnerei verwendet wurde. Daraufhin wurden Kresse-Samen aus 2 biologisch-dynamischen Gärtnereien beschafft, und zwar von Fritjof Clauss, Stadtwald-Hof am Lech und von Giffenich, Schloß Hamborn bei Paderborn. Erst dann begannen die Versuche positiv auszufallen.

Es wurden gleichzeitig nebst einer Kontrolle (gestrichelt) 2 Parallel-Versuche mit biologisch-dynamischen Samen und ein Versuch mit Handelskresse durchgeführt.

Die nachfolgenden Kurvenbilder (Abbildungen 10, 11 und 12) zeigen den Verlauf der Kurven bei täglich dreimaliger Gewichtablesung um 9.00, 15.00 und 21.00 Uhr.

Die erstaunliche Übereinstimmung der Kurvenzüge, die mit biologisch-dynamischer Kresse erhalten wurden, gegenüber dem sehr flauen

[30] R. Hauschka: „Substanzlehre", S. 13—25.

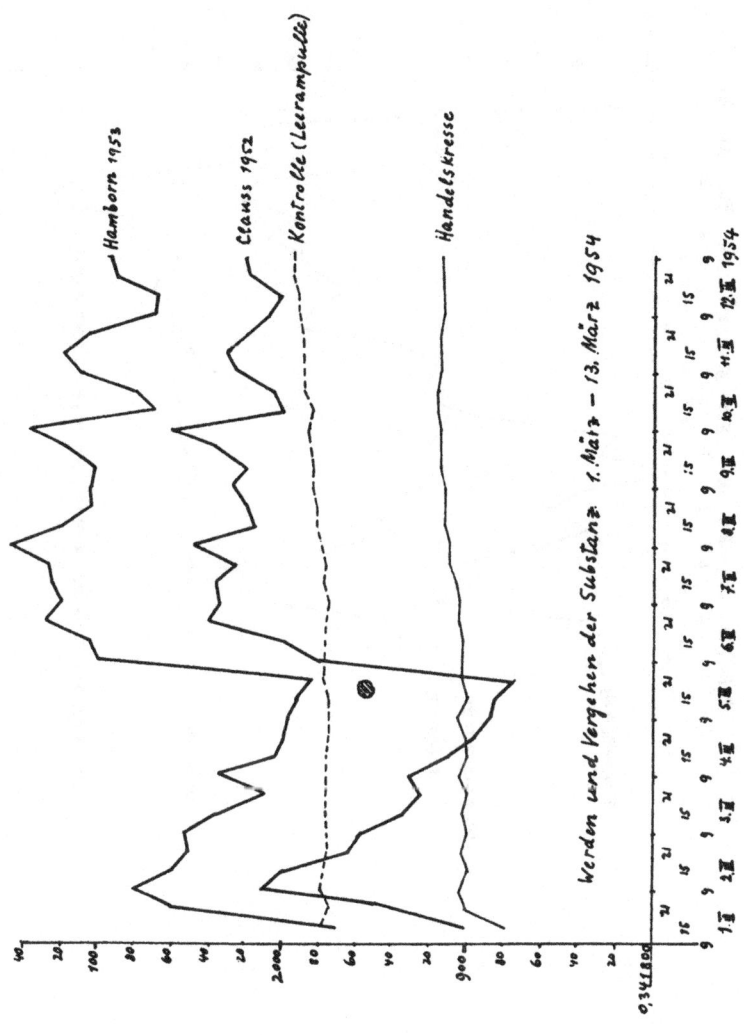

ABBILDUNG 10

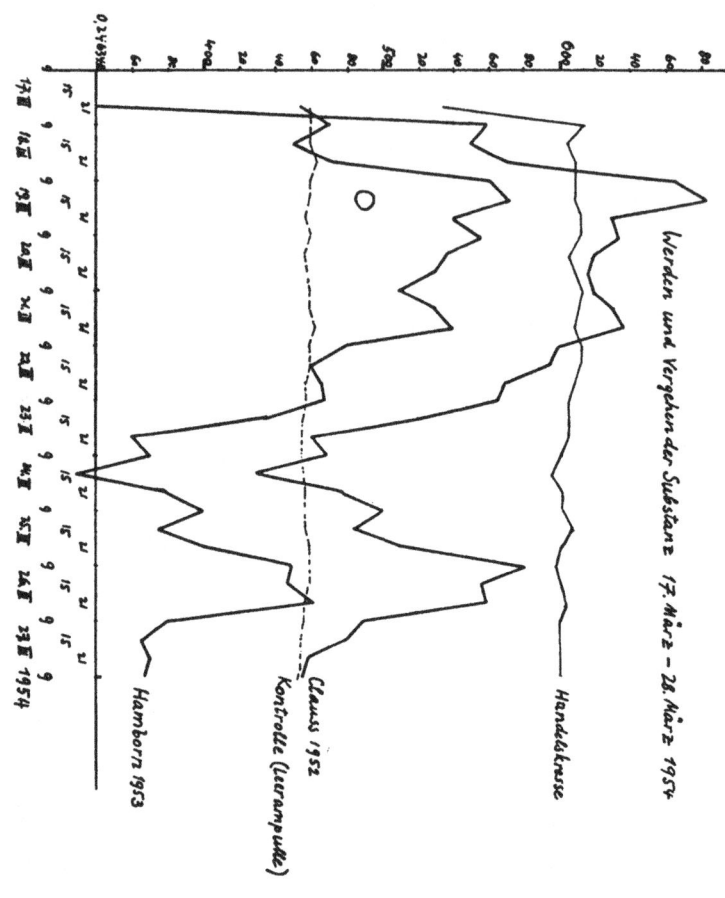

ABBILDUNG 11

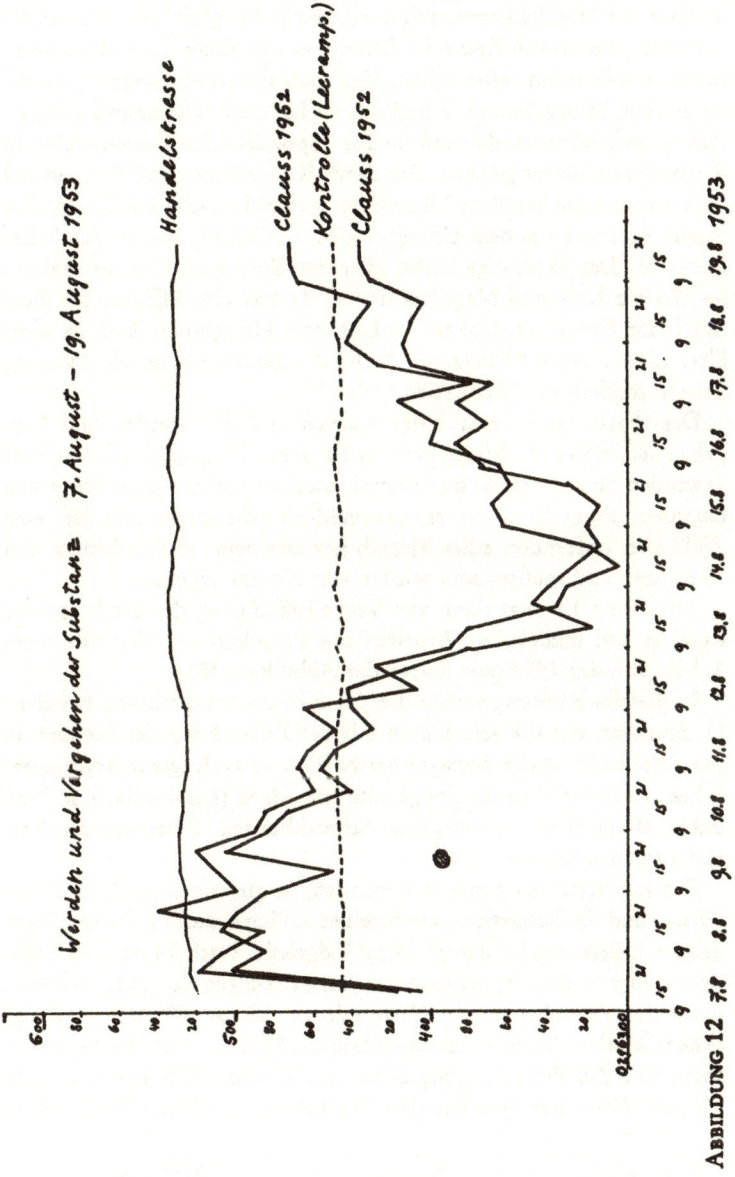

ABBILDUNG 12

Verlauf der Handelskresse, zeigte eindeutig die Aktivität, mit der die natürlich gewachsene Kresse im Rhythmus des Tages- und Monatsverlaufes ihre Substanz selbst bildet. Man muß sich nämlich fragen, wo die zusätzliche Mineralsubstanz herkommt: Es kann nicht anders sein, als daß sie *originär* entsteht, daß sie aus imponderablen Daseinsstufen in die stoffliche Natur gerinnt. Die durch Kunstdünger und Spritzmittel dem Kosmos entfremdete Pflanze hat gar nicht mehr die Kraft, ihre eigene Substanz aus dem Universum zu verdichten; von Herzeele behauptet: „Das Lebendige stirbt, aber das Tote wird nicht geschaffen. — Wo wir Kalk und Magnesia finden, da war eine Pflanze, der diese Stoffe ihr Dasein verdanken. — Das erste Milligramm Kalk ist nicht älter als die erste Pflanze. — Nicht der Boden bringt die Pflanzen hervor, sondern die Pflanze den Boden."

Der rhythmische Verlauf der Kurven und das Werden und Vergehen der Substanz scheinen bei von Herzeeles Biographie schicksalhaft geworden zu sein. Nicht nur einmal, sondern mehrmals mußte er neu beginnen. Er muß ein echter, unermüdlich arbeitender und für seine Ziele alles opfernder, edler Mensch gewesen sein; er verschenkte sein Vermögen und mußte dann wieder von Neuem beginnen.

Abbildung 14 zeigt dann zur Vervollständigung des Eindrucks der exakten und mühevollen Arbeiten das Protokoll des Versuches vom 1. bis 13. März 1954 (zur Kurve der Abbildung 10).

In dieselbe Richtung weisen die Versuche des französischen Forschers H. Spindler, der sich seit Jahren mit der Erforschung der Seeflora an der Atlantikküste der Bretagne beschäftigt. Er verfolgte in kontinuierlichen Versuchsreihen die Jodgehalte der Algen (Laminaria) und fand dabei oft gänzlich unmotivierte Schwankungen. Systematische Versuche ergaben folgendes Bild[31]:

Die aus derselben Ernte stammenden, in gleichmäßige Proben verteilten und in hermetisch versiegelten Gläsern aufbewahrten Algen zeigten untereinander den gleichen Jodgehalt. Nach 24 oder 48 Stunden wieder analysiert, ergaben sich Schwankungen des Jodgehaltes im Sinne der Vermehrung oder Verminderung bis zu 30% des ursprünglichen Gehaltes. In zwei Versuchsreihen mit Laminaria saccharina wurde sogar eine Zunahme des Jodgehaltes um 80 und 100% konstatiert. In gleicher Weise hat Spindler den Verlauf der originären Kalibildung

---

[31] H. Spindler: „Bull. Lab. Maritime de Dinard XXVIII", Dec. 1946.

Protokoll 1. März 1954

Versuch vom 1. - 13. März 1954

5 Ampullen gleichen Volumens: (Gemessen durch Wasserverdrängung in graduiertem Glaszylinder, Ablesung mit Fernrohr, gewünschtes Volumen mit gummiertem Papierstreifen markiert, abgeschnitten und gefüllt).

```
K   94,6        L   94,8        M   94,8
    63,5            63,7            63,7
    31,1 cc         31,1 cc         31,1 cc
```

K: 50 Samen (Handel),   1 cc Schneewasser
L: "   (Clauss 1952)   "
M: "   (Hamborn 1953)   "

1. März 1954, 17.45 zugeschmolzen und Volumina überprüft:

```
K   94,5        L   94,4        M   94,5
    63,2            63,3            63,4
    31,3 cc         31,1 cc         31,1 cc
```

Leerampulle I 31,1 cc (Gegengewicht zu K, L, M)
Leerampulle II 31,1 cc (Gegengewicht zu Leerampulle I zur Kontrolle)

Wägungen:

Kontrolle		K (Handel)		L (Clauss)		M (Hamborn)	
18.30 b=754, t=19,2°, Hygr. =48							
*6,2	*13,3	31,0	27,0	22,0	20,0	14,0	20,0
*5,0	0,102677	27,0	0,240980	18,0	0,341900	12,0	0,532570
21.00 9,0	16,0	32,0	30,0	32,0	24,0	5,0	20,2
8,0	0,102675	28,0	0,241000	28,0	0,341940	3,6	0,532659

2. März 1954			
9.00	0,102678	0,241002	0,342004	0,532680
15.00	0,102678	0,241000	0,342000	0,532660
21.00	0,102677	0,241002	0,341962	0,532650
3. März 1954				
9.00	0,102678	0,241001	0,341959	0,532651
15.00	0,102678	0,241001	0,341935	0,532627
21.00	0,102678	0,241000	0,341924	0,532613
4. März 1954				
9.00	0,102677	0,241002	0,341929	0,532635
15.00	0,102677	0,241000	0,341908	0,532605
21.00	0,102677	0,241000	0,341892	0,532601
5. März 1954				
9.00	0,102677	0,241002	0,341887	0,532598
15.00	0,102677	0,241000	0,341885	0,532594
21.00	0,102678	0,241002	0,341878	0,532588

* *Zeigerablesung der Schwingungsamplituden (5. u. 6. Dezimale)*

Kontrolle		K (Handel)	L (Clauss)	M (Hamborn)
6. März 1954				
9.00	0,102678	0,241002	0,341980	0,532690
15.00	0,102678	0,241003	0,342000	0,532695
21.00	0,102677	0,241004	0,342040	0,532714
7. März 1954				
9.00	0,102678	0,241005	0,342036	0,532711
15.00	0,102678	0,241008	0,342039	0,532715
21.00	0,102680	0,241010	0,342026	0,532719
8. März 1954				
9.00	0,102682	0,241010	0,342050	0,532739
15.00	0,102683	0,241012	0,342013	0,532708
21.00	0,102685	0,241012	0,342018	0,532689
9. März 1954				
9.00	0,102685	0,241013	0,342026	0,532696
15.00	0,102686	0,241013	0,342020	0,532696
21.00	0,102687	0,241014	0,342034	0,532712
10. März 1954				
9.00	0,102686	0,241014	0,342060	0,532726
15.00	0,102690	0,241016	0,342000	0,532670
21.00	0,102690	0,241016	0,342004	0,532681
11. März 1954				
9.00	0,102690	0,241014	0,342022	0,532710
15.00	0,102690	0,241014	0,342024	0,532715
21.00	0,102690	0,241014	0,342052	0,532705
12. März 1954				
9.00	0,102692	0,241013	0,342007	0,532670
15.00	0,102692	0,241013	0,342000	0,532670
21.00	0,102694	0,241013	0,342017	0,532687
13. März 1954				
9.00	0,102694	0,241013	0,342020	0,532690

Neumond 5. März 1954
Keimungsbeginn L und M am 3. März 1954
"   K sehr spärlich am 5. März 1954
K wird am 7. März schimmelig.

Eckwälden, 13. März 54

R. Hauschka

ABBILDUNG 14:
Werden und Vergehen der Substanz.
Protokoll des Versuches vom 1.—13. März 1954

studiert und die Entstehung von Kali-Substanz bis zu 15% und mehr des ursprünglichen Kaligehaltes festgestellt. Dazu hat sich Spindler mit einem Kali-Fachmann, der die Kali-Analysen machte, assoziiert.[32] Es ist bedeutsam, was Spindler angesichts der Resultate seiner Versuche ausspricht. Die dargestellte Methode hat die Feststellung erlaubt, „daß das Jod in den Laminarien in einer Form existiert, die **noch nicht die Fixität eines chemischen Elementes besitzt**" und weiter: „Ich bezeuge, daß die lebendige organische Welt nicht aus einer vorangegangenen anorganischen entstanden ist. Im Gegenteil — die mineralische Erdkruste muß aus einer lebendigen Urwelt hervorgegangen sein, etwa wie die Borke durch den lebendigen Baum abgeschieden wird."

Angeregt durch H. Spindler beschäftigte sich M. Baranger, Professor und Institutsvorstand am Polytechnikum in Paris, viele Jahre hindurch mit den Forschungen von Herzeeles. Mit allen ihm zur Verfügung stehenden Hilfsmitteln seines Institutes und geschultem Personal machte er Tausende von Versuchen und Abertausende von Analysen. Das Ergebnis ist eine Bestätigung und Erweiterung der Forschungen von Herzeeles. Er sagt: „Ich verstehe, daß man nach dem Fehler, dem Irrtum sucht, der alles, was wir gefunden haben, umwerfen könnte. Aber bisher hat man nichts erreicht. Die Phänomene liegen vor: Die Pflanzen wissen die Umwandlung der Elemente zu vollbringen. Das Skandalöse ist Tatsache geworden."[33]

Der berühmte Biologe Gotthelf Hch. Schubert schreibt schon 1808 in seinem Buche „Ansichten von der Nachtseite der Naturwissenschaft" im Kapitel 10 wie folgt: „Das Wasser ist es vornehmlich, welches der Vegetation zum Nahrungsmittel dient. Dieser merkwürdige Stoff geht, wenn man ihn auch noch so sehr von fremden Bestandteilen gereinigt hat, durch die Vegetation in einen Zustand der Verwandlung über, welchen man dem Anschein nach schwerlich für möglich gehalten hätte. Die bekannten Versuche einiger Chemiker, welche Pflanzensamen in destilliertem Wasser und in verschlossenen, der Sonne ausgesetzten Gefäßen keimen und aufwachsen ließen, lehrten, daß die so erhaltenen Pflanzen alle jene Erden- und sonstigen Bestandteile enthielten, welche in der Asche der freiwachsenden Pflanzen gefunden werden. Das Was-

---

[32] H. Spindler: „Bull. Lab. Maritime de Dinard XXXI", Juin 1948.
[33] Baranger: „Science et Vie" No. 499; April 1959.

ser war mithin in diesen Versuchen durch die Vegetation in Stoffe von fester Natur übergegangen, von denen es vorher keine Spur zeigte."

So zeichnet sich ein Weltbild ab, das — ähnlich dem platonischen — die Schöpfung stufenweise durch die Reiche der Natur absteigend bis zur mineralischen Verfestigung zeigt. Alle diese Arbeiten führen an die konkrete Formulierung heran, die Rudolf Steiner vom Wesen des Stoffes gibt: „Stoff ist geronnene kosmische Tätigkeit." Kann nicht Leben gewesen sein, bevor noch Materie existierte, Leben als Ergebnis eines vorher vorhandenen Geistkosmos'? Scheint es nicht notwendig, dem Dogma von der Präexistenz der Materie die Idee von der Präexistenz des Geistes entgegenzusetzen?

Unter dieser Voraussetzung gewinnt ein lebendiger organischer Zusammenhang — z. B. eine Pflanze — eine neue, bedeutsame Realität. Ein solcher Organismus ist nicht etwa bloß eine additive Mischung von Substanzen, sondern eine von einem übergeordneten schöpferischen Prinzip geschaffene und in F o r m und S t o f f geronnene Leiblichkeit. Das schöpferische Prinzip ist in und an diesem Organismus tätig und erhält ihn im Strome des Lebens. Was Paracelsus die Signatur nannte, ist nichts anderes als dieses schöpferische Prinzip, das man als Arzt, der durch der Natur Examen gegangen ist, aus Form und Stoff abzulesen angeregt wird.

Die gleichsam schöpferische Urmelodie zu hören, verlangt Paracelsus vom Arzt. Eine organisierende Kraft gilt es in den natürlichen Formen und Stoffen zu entdecken, welche über atomistisch-chemische Zusammenhänge weit hinausreicht und sie bestimmt.[34]

Goethe, der gewissermaßen — im selben Sinne wie Kepler und Paracelsus — in unserer Zeit die ersten Schritte tat, diese Ur-Gesten der Naturdinge denkerisch zu erfassen, hatte als Zeitgenossen Samuel Hahnemann. Die Goethezeit war ja eine Hoch-Zeit des deutschen Geisteslebens. Auch Hahnemann erfaßte ein Geistiges an einem Zipfel: er hatte die geniale Idee des „ s i m i l i a s i m i l i b u s " — was aber nichts anderes bedeutet als den Versuch, dieselbe Urmelodie der Wesen und Stoffe zu hören, wenn sie am Menschen aufklingen. So ist der Mensch das Instrument, von dem aus die Stoffesmelodien erklingen. Das aber sind die Symptombilder der Homöopathie, die für den Homöopathen so wesenhaft sind, daß er pathologische Zustände nicht

---

[34] R. Hauschka: „Ernährungslehre" 1951.

in der üblichen Terminologie der medizinischen Diagnostik bezeichnet, sondern mit dem Namen des Heilmittels. Es gibt einen Pulsatillatyp, einen Schwefeltyp etc.

Der Heiler muß aber nun zum Symptomenbild noch die Signatur des Heilmittels im Sinne des Paracelsus hinzufügen; er muß durch der Natur Examen gehen. Beides deckt sich und ergibt zusammen erst die wahre Erkenntnis für den Arzt, gewissermaßen eine Melodie, die er aber nur hören kann, wenn das Instrument so begriffen wird, wie eine geisteswissenschaftlich orientierte Medizin das Menschenwesen zu begreifen imstande ist.[35]

Die vorstehend gezeigten Kurven zum Werden und Vergehen der Substanz scheinen aber noch weitere Konsequenzen in ihrem Verhältnis zum Weltenraum zu haben. Herbert Spranger[36] beschäftigt sich seit Jahrzehnten mit der Abhängigkeit der Meteorologie von dem Sternenhimmel, insbesondere vom Monde. Es fielen ihm die Ähnlichkeiten — um nicht zu sagen Kongruenzen — meiner Gewichtskurven mit seinen Luftdruckkurven auf. Wie naheliegend ist die Idee, daß die in der Pflanze endgültig zu Form und Stoff geronnenen Aktivitäten schon im meteorologischen Umkreis der Erde vorbereitet werden. Wir wissen ja, daß in dem dichteren Element des Wassers solche Formen zu Tage treten, wie wir sie bei der Pflanze in noch dichterem Stoff vorfinden. Es möchte hier hingewiesen werden auf die ausgezeichnete Arbeit von Theodor Schwenk: „Das sensible Chaos"[37]. In Ausführungen über die Bewegung des Wassers — über das Wasser als Vermittler von Sternenordnungen — spricht Schwenk vom geistigen Wesen des Flüssigen. Aber dasjenige, was im strömenden Wasser noch sichtbar als strömende Weisheit in die Erscheinung tritt, setzt sich in der Luft fort. Die Wolkenformationen als Ausdruck der gestaltenden Kräfte der Luft offenbaren einen Luftorganismus im Umkreis der Erde, der nicht ernst genug genommen werden kann. In 88 Abbildungen weist Schwenk die Organisationskraft höherer Entitäten in Wasser und Luft nach. Diese Organisationskräfte sind auch dem Arzt bekannt, und er weiß nur zu

---

[35] R. Steiner — I. Wegman: „Grundlegendes für eine Erweiterung der Heilkunst".

[36] H. Spranger: Zeitgenössischer biologischer Forscher, Schloß Hamborn über Paderborn.

[37] Theod. Schwenk: „Das sensible Chaos"; Verlag Freies Geistesleben, Stuttgart, 1962.

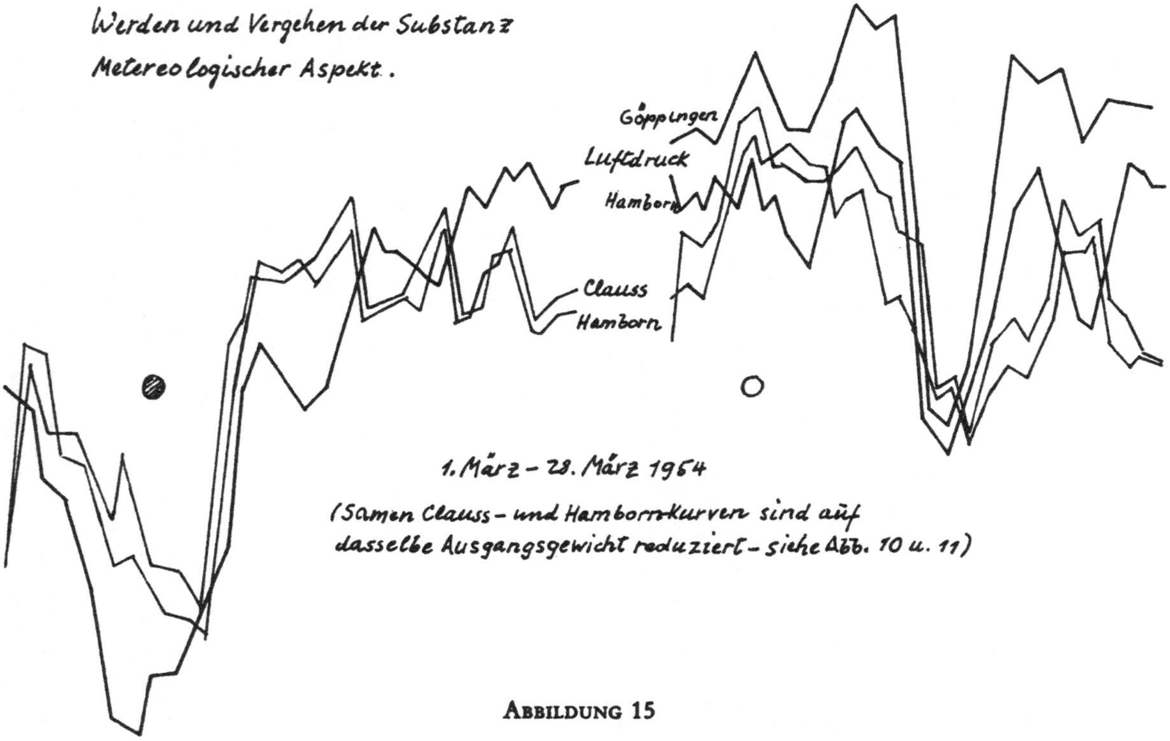

Werden und Vergehen der Substanz
Metereologischer Aspekt.

1. März – 28. März 1964

(Samen Clauss- und Hambornkurven sind auf
dasselbe Ausgangsgewicht reduziert – siehe Abb. 10 u. 11)

Göppingen
Luftdruck
Hamborn
Clauss
Hamborn

ABBILDUNG 15

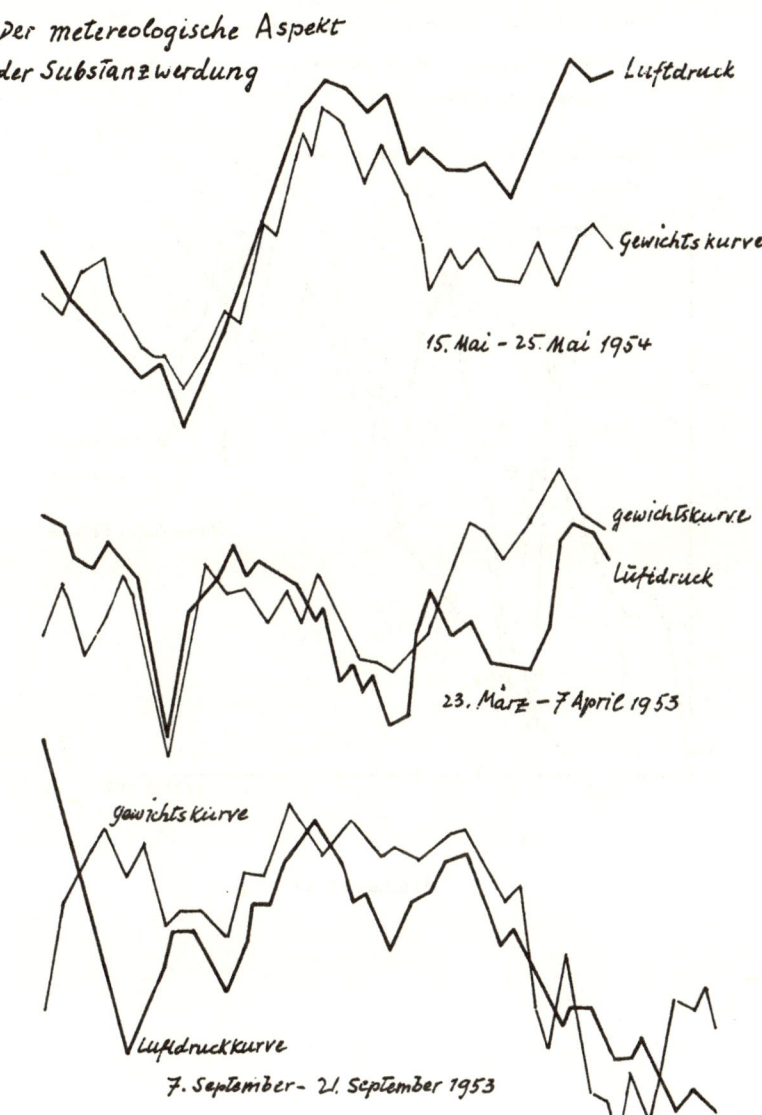

ABBILDUNG 16

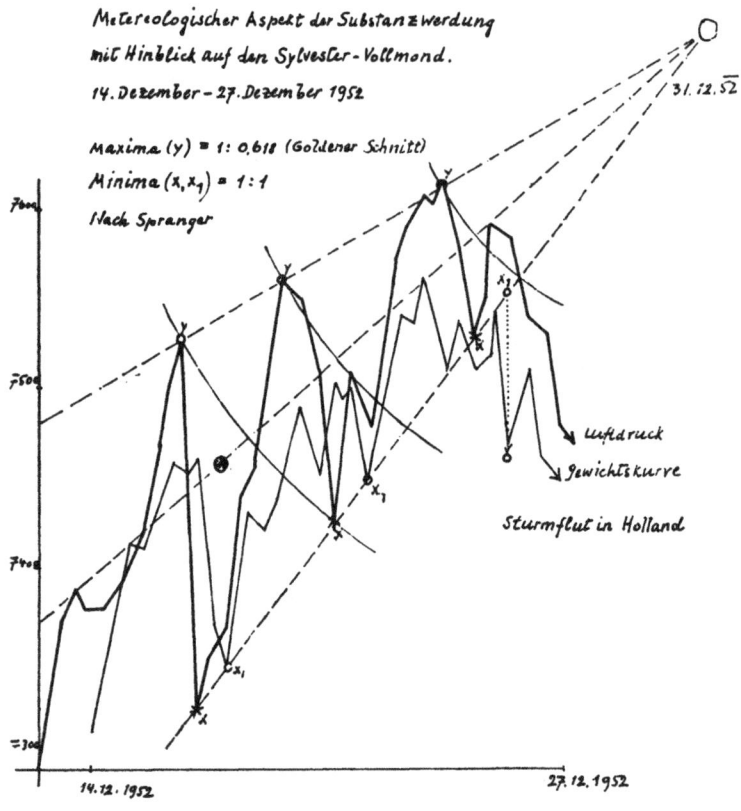

ABBILDUNG 17

gut, wie „Frontenwechsel" Zustände von Gesundheit und Krankheit beeinflussen können.

Es ist einleuchtend, daß man auch die Organisationskräfte, die in der Pflanze wirksam sind, schon in der Meteorologie finden muß.

Die Abbildungen 15, 16 und 17 zeigen nebeneinander die Wägekurven und die Luftdruckkurven als ein faßbares Kriterium der Meteorologie. Wir sehen in den dünnen Linien den Verlauf der Substanzbewegung und in den dicken Linien den Verlauf der Meteorologie. In der Abbildung 17 kann dem Kenner auch die Richtung ersichtlich werden, in welcher Spranger in seinen Forschungen die Gesetzmäßigkeiten zwischen Pflanzenwachstum, Meteorologie und Sternenhimmel zu erkennen glaubt.

Es haben sich einige Forscher für die in der „Substanzlehre" veröffentlichten Tatsachen über das Werden und Vergehen der Substanz interessiert. Es sind auch an einzelnen Stellen Versuche unternommen worden, die mitgeteilten Ergebnisse nachzuarbeiten. Solche Versuche sind nicht ganz befriedigend verlaufen, weil die anfänglichen positiven Ergebnisse nach kurzer Zeit wieder aussetzten. Es muß gesagt werden, daß auch eigene Versuche zeitweise nicht zu dem gewohnten Ergebnis führten. Woran diese Störungen liegen, kann mit Bestimmtheit noch nicht gesagt werden. Es scheint aber, daß sowohl die zunehmende Radioaktivität der Lufthülle der Erde als auch die bekannten Störungen des Luftorganismus' durch astronautische Experimente und der zunehmende Luftverkehr mit Düsenflugzeugen für das zeitweilige Scheitern solcher Versuchsreihen über Substanz-Entstehen und -Vergehen verantwortlich zu machen sind. Das Gelingen dieser Versuche ist von einem ungestörten, subtilen Kräfteaustausch zwischen Makro- und Mikrokosmos abhängig.

Alles in allem aber deutet das Mitgeteilte darauf hin, daß Vorstellungen über die Substanzwelt im Werden sind, die zu immer lebendigeren Ideen führen werden und die einfließen müssen in das praktische Leben.

Das Menschenwesen hat Leib, Seele und Geist. Mit seinem Leibe gehört es einer leiblichen Welt an, mit seinem Geiste einer schöpferischen Welt der Tätigkeiten, mit seiner Seele verbindet der Mensch beide Welten. Er nimmt die äußere leibliche Welt durch seine Sinnesorgane wahr und verwandelt sie in eine innere Seelenwelt. Das sind die Grundpfeiler einer geisteswissenschaftlich orientierten Menschenbetrachtung.

Diese innere Seelenwelt wird zunächst in primitiven Urteilen der Sympathie und Antipathie bestehen — eine Seelenhaltung, die der Mensch mit dem Tier gemeinsam hat; erst auf einer höheren Stufe des Seelenlebens, wo Erinnerung und Denken eine ordnende Kontinuität schaffen, erhebt sich der Mensch über das Tier. Die Sinneswahrnehmungen erhalten Dauer — es werden Vorstellungen, Begriffe und Ideen entwickelt. Der eigene Gedanke steht im Mittelpunkt der Seele, wird gewendet und beleuchtet; der Mensch denkt, er berührt die Sphäre des Geistes. Wenn seine Gedanken selbstlos werden, sein Ich von Sympathie und Antipathie zurücktritt und lauscht, dann offenbart der schöpferische Geist die Gesetze der Welt.

Dieses Stadium der Seelenentwicklung wurde im 15. Jahrhundert erreicht: Das Zeitalter der Entdeckungen beginnt und führt zu unserem naturwissenschaftlichen Weltbild. Weil aber das geistige Streben in zunehmendem Maße an die Sinneswahrnehmung und die kausaldeterministische Denkungsart gebunden war, wurde dieses Weltbild zunächst ein materialistisches und daher einseitiges. Die Tragik des Materialismus ist die Unfähigkeit, die Materie zu verstehen, so drückt sich Rudolf Steiner aus. Die kausal-deterministische Denkungsart bildet eine Wand, die uns immer enger und enger einschließt in eine Welt, die letzten Endes illusionär ist. Erst wenn es gelingt, diese Wand zu durchstoßen — man könnte auch sagen: Kant zu überwinden —, offenbart sich eine Welt des schöpferischen Geistes.

Wie Kepler die Sphärenharmonie entdeckt und Goethe die schöpferische Tätigkeit der Urpflanze morphologisch durch alle Metamorphosen des Pflanzenwesens erforscht, so wird es möglich werden, die schöpferische Tätigkeit der kosmischen Urbilder im Stoffes-Sein zu erkennen. Um die sichtbare Welt als das Ende der Wege Gottes zu erleben — als Spiegel des Geistes — oder mit anderen Worten: „als die Erscheinung des Wesens", eben dazu muß der Arzt durch der Natur Examen gehen.

X
DIE MUSIK IM STOFF

Es wird nunmehr genugsam ersichtlich geworden sein, daß die gewordene Welt geheime Gesetzmäßigkeiten aufweist, die ihren Urgrund in der Schöpfungsgeschichte haben. Die ordnende Weltenkraft durchzieht alle Organismen der Welt. Sie webt in Luft und Wasser und im Werden der Stoffe.

Es wurde bereits in der „Substanzlehre" darauf hingewiesen, daß Chemie in die Erdenmaterie hineinverzauberte Musik ist. Das Gesetz der einfachen und multiplen Proportionen von Avogadro, das Massenwirkungsgesetz, das Gesetz der Oktaven von Newlands deuten schon an, wie wir in den chemischen Gesetzmäßigkeiten eine Metamorphose der Musik antreffen. Besonders das Gesetz der Oktaven offenbart Geheimnisse der Schöpfungsgeschichte, wenn man es nur richtig begreift.

Wenn wir die chemischen Elemente nach ihrem steigenden Atomgewichten ordnen, finden wir, daß die charakteristischen Eigenschaften dieser Elemente sich in bestimmten Intervallen wiederholen wie in der Musik der Grundton in der Oktave wieder erscheint. Wenn wir von den sogenannten Edelgasen absehen und den Wasserstoff als den Urtypus der Elemente mit dem Atomgewicht 1 außerhalb der Reihen an die Spitze stellen, so ist zum Beispiel die erste Reihe von 7 Elementen, die sich auf diese Weise ergibt, dadurch charakterisiert, daß die in ihr erscheinenden Stoffe einem übergeordneten Organisationsprinzip gehorchen insofern, als die Wertigkeit der betreffenden Elemente bis zur 4. Stufe ansteigt und dann wieder abfällt.

1. Reihe: Lithium   Li   einwertig
            Beryllium   Be   zweiwertig
            Bor   B   dreiwertig
            Kohlenstoff C   vierwertig
            Stickstoff   N   dreiwertig
            Sauerstoff   O   zweiwertig
            Fluor   F   einwertig

	I	II	III	IV	V	VI	VII
	Li	Be	B	C	N	O	F
Atomgew.:	7	9	11	12	14	16	19

Wenn wir aber über das Fluor hinausgehen, dann ist der Stoff mit dem nächsthöheren Atomgewicht das Natrium und wir bemerken sofort, daß sich mit ihm die Eigenschaften des Lithiums im wesentlichen wiederholen (siehe „Substanzlehre" unter Alkalien). Ebenso zeigt das in der Reihe nun folgende Magnesium Verwandtschaft zum Beryllium, das Aluminium zum Bor, das Silicium zum Kohlenstoff, der Phosphor zum Stickstoff, der Schwefel zum Sauerstoff und das Chlor zum Fluor.

2. Reihe:	Natrium	Na			einwertig		
	Magnesium	Mg			zweiwertig		
	Aluminium	Al			dreiwertig		
	Silicium	Si			vierwertig		
	Phosphor	P			dreiwertig		
	Schwefel	S			zweiwertig		
	Chlor	Cl			einwertig		
	I	II	III	IV	V	VI	VII
	Na	Mg	Al	Si	P	S	Cl
Atomgew.:	23	24	27	28	31	32	35

Der nächste Stoff in der Reihe der Atomgewichte ist das Kalium, und wiederum können wir sogleich feststellen, daß die Eigenschaften des Kalium fast gleich sind jenen von Natrium und Lithium. So beginnt eine 3. Oktave, in welcher ebenso wie das Kalium zum Natrium, das Calcium zum Magnesium Verwandschaft zeigt, das Scandium zum Aluminium usw.

3. Reihe:	Kalium	K			einwertig		
	Calcium	Ca			zweiwertig		
	Scandium	Sc			dreiwertig		
	Titan	Ti			vierwertig		
	Arsen	As			dreiwertig		
	Selen	Se			zweiwertig		
	Brom	Br			einwertig		
	I	II	III	IV	V	VI	VII
	K	Ca	Sc	Ti	As	Se	Br
Atomgew.:	39	40	44	48	75	79	80

Es folgen noch 3 weitere Oktaven, die zusammen mit dem Urtypus der Elemente — nämlich dem Wasserstoff — 7 Oktaven ergeben.

				5	6	7	Höhere Wertigkeit
I	II	III	IV	V	VI	VII	Gruppe
1	2	3	4	3	2	1	Wertigkeit
H							
Li	Be	B	C	N	O	F	
Na	Mg	Al	Si	P	S	Cl	
K	Ca	Sc	Ti	As	Se	Br	
Rb	Sr	Y	Zr	Sb	Te	J	
Cs	Ba	La	Ce	Bi	—	—	
—	Ra	—	—	Th	—	—	

← basisch   sauer →

Gesetz der Oktaven (Period. System) gekürzt

ABBILDUNG 18:
Das periodische System
als Resonanz der Schöpfungsmusik

Wie dem Fachmann sogleich ersichtlich ist, ergeben sich bei der Betrachtung dieser Anordnung eine ganze Reihe von Gesetzmäßigkeiten. Man wird erstens bemerken, daß die Gleichartigkeit der untereinander stehenden Elemente an den Rändern am ausgeprägtesten ist und daß die Alkalien: Lithium, Natrium, Kalium, Rubidium, Cäsium so verwandt sind untereinander, daß sie dem analytischen Chemiker Schwierigkeiten machen, sie in Gemischen quantitativ zu bestimmen. Ebenso ist in der Gruppe VII die Verwandtschaft der dort stehenden Halogene Fluor, Chlor, Brom, Jod sehr groß. Gegen die Gruppe IV — sowohl von links als auch von rechts — nimmt die Verwandtschaft merklich ab.

Zweitens fällt auf, daß die Elemente links von der Mitte mehr oder weniger basenbildend sind, während diejenigen rechts von der Mitte Säurebildner sind.

Wir haben schon darauf hingewiesen, daß die Wertigkeit in den Gruppen von I bis IV ansteigt und dann wieder bis VII abfällt. Das Gesetz der Oktaven zeigt also die Erdstoffe in einer Art Symmetrie gegenüber der Mitte, und doch ist diese Symmetrie begabt mit dem Unruhemoment der Entwicklung; man könnte — im Bilde gesprochen — folgendes sagen: Die Stoffe der Gruppe V sind nicht nur dreiwertig, sondern sie haben etwas dazu gelernt und können auch fünfwertig sein. Die Elemente der Gruppe VI sind nicht nur zweiwertig, sondern können auch sechswertig auftreten, und die Stoffe der Gruppe VII sind nicht nur die Wiederholung der Gruppe I, sondern sie haben viel dazu gelernt und können auch siebenwertig auftreten. Wer, der nicht in Betrachtung dieser Gesetzmäßigkeiten in Jubel ausbrechen möchte?!

Wir sehen in diesem Gesetz der Oktaven ein Bild der Schöpfungsgeschichte. Der Kohlenstoff — als Repräsentant des Erden-Elementes [38] — steht in der IV. Gruppe sozusagen als der Mittelpunkt der gesamten Erdenentwicklung da. Unsere heutige Erde ist, wie bereits mehrfach auseinandergesetzt, der Wendepunkt in der Entwicklung; sie hat, nachdem sie durch die Saturn-, Sonnen-, Mondenstufe die Erdenstufe erreicht hat, die Voraussetzungen gewonnen, durch die folgenden Metamorphosen hindurchzugehen. Die Entwicklungsmöglichkeiten seit dem Mysterium von Golgatha sind in dem Gesetz der chemischen Ele-

---

[38] R. Hauschka: „Substanzlehre", S. 44.

mente prophetisch vorausgenommen. Die folgenden Entwicklungszustände der Erde sind in den Gruppen V, VI und VII angedeutet. Wir werden über das ,Gesetz des Schöpfungsrhythmus' von 7 Stufen in den nächsten Kapiteln noch mehr hören; es ist dieses ein Rhythmus-Prinzip, das in allen Schöpfungstatsachen wiederkehrt.[39]

Später wurde durch Meyer und Mendelejeff — in dem Bestreben, alles im gleichen Schema unterzubringen, indem sie die typischen Metalle einzugliedern versuchten — die Durchsichtigkeit des ursprünglichen Gesetzes der Oktaven verdunkelt. Die Metalle gehören einem ganz anderen Schöpfungsprinzip an und haben im periodischen System eigentlich nichts zu suchen.[40]

Der Rhythmus der 7 planetarischen Verkörperungen der Erde spiegelt sich — wie schon früher dargestellt — im Schöpfungsganzen in immer wieder kleineren Rhythmen, so der 7 Weltenzeitalter, der 7 Wurzelrassen, der 7 Kulturepochen — ja, bis in die 7 Tage der Woche.

Nach allen diesen Betrachtungen ist die Mitte aller Rhythmen von besonderer Bedeutung; in der Mitte jeglichen ,Siebener-Rhythmus' wendet sich das Prinzip. In der vierten planetarischen Verkörperung wendet sich das Schicksal des Menschen vom Geschöpf zum Schöpfer. Im vierten Weltenzeitalter der Erde (Atlantis) ringt sich in deren Mitte die Menschengestalt durch die sieben Wurzelrassen hindurch. In der vierten Kulturepoche geht die Offenbarungsweisheit zu Ende und ein neuer Schöpfungsimpuls tritt durch das Mysterium von Golgatha in die Entwicklung ein. Auch die Mitte der Woche kann für den aufmerksamen Beobachter immer noch diese Tatsache leise antönen lassen und eine Wende sein. Wer sensibel und ein intimer Beobachter des Imponderablen ist, das sich oft nur in einer Stimmung ausdrückt aber doch Objektives vermittelt, der kann immer mehr zur Überzeugung kommen, daß es eine absolute Qualität der Wochentage gibt, ebenso wie es einen absoluten Ton gibt. Man kann sich diese Wahrnehmung erüben. Der Verfasser hat dieses in vielen Lebenslagen getan: in der Wüste, im einsamen Boot auf dem Weltmeer, in Gefangenschaft, und es konnte allmählich die Identität der Wochentage ohne Kalender festgestellt werden. Der Mittwoch ergab sich dabei immer als ein Tag der Entscheidungen. Es wird vielleicht mancher der geneigten Leser zu den gleichen Resultaten kommen, wenn er in seiner Rückschau die ent-

---

[39] Vgl. Kapitel IV und V.   [40] R. Hauschka: „Substanzlehre", Seite 264.

scheidenden Ereignisse seines Lebens aufsucht. Auf solche Erlebnisse zu achten, gehört auch zu der „Natur Examen".[41]

XI
DER REGENBOGEN IM STOFF

Im Sinne dessen, was in dem Kapitel, das sich mit den Schöpfungstatsachen befaßt, geschildert wurde, kam die Erde langsam in jenen Zustand, wo sich ihre mineralische Natur konstituierte. Rudolf Steiner schildert diesen Zustand als ein Auf- und Abwogen von wolkigen Gebilden, aus denen herabregnet, was später z. B. Kiesel und Kalk wird und den Aufbau unserer Gebirge bewirkt. Die Welt ist noch hell-dunkel; die Farbe ist noch nicht geboren. Dann erst erscheint als Wiederholung des alten Mondenzustandes zwischen den auf- und abwogenden dräuenden Wolken, zwischen Licht und Finsternis die Farbe. Es ist quasi ein Urregenbogen, der die Hüllen der Erde erfüllt; und dieses Farbenspiel verdichtet sich auf der Erde zu dem, was wir heute die Metalle nennen. Die Metalle waren einstmals in so flüchtig-ätherischer Form vorhanden, wie es das Wesen der Farbe ist.

In der „Substanzlehre" wurde ausführlich über das Wesen der Metalle gesprochen. Es wurde gezeigt, wie sie, wenn man sie in ihren vordergründigen Eigenschaften betrachtet und ordnet, eine ganz bestimmte Reihenfolge ergeben. Ordnet man sie nämlich nach ihren Fähigkeiten des Glanzes, des Klanges und ihrer Leitfähigkeit, so ergibt sich immer die Reihe: Blei, Zinn, Eisen, Gold, Quecksilber, Kupfer, Silber. Es kann gezeigt werden, wie diese Ordnung auch zahlenmäßig besteht, wenn man die Zahlen der Leitfähigkeit für Wärme und Elektrizität einsetzt.

In gleicher Weise kann gezeigt werden, wie die Winkelgeschwindigkeit der Wandelsterne Saturn, Jupiter, Mars, Sonne, Merkur, Venus, Mond eine Ordnung ergibt, die der astronomisch festgestellten örtlichen Sphäre der Wandelsterne entspricht.

---

[41] Vgl. auch E. Bindel u. A. Blickle: „Zahlengesetze in der Stoffeswelt"; Verlag Freies Geistesleben, Stuttgart.

Man fühlt sich berechtigt, den Gedanken zu denken, daß die Bewegung der Wandelsterne sich in die Eigenschaften der Metalle auf Erden verwandelt. Der lebendige Schwung der Planeten offenbart sich in einer metamorphosierten Weise als Leitfähigkeit der Metalle. Innerhalb der Sprache stellen die Vokale ein klingendes, metallisches Element dar, welches ebenso den Wandelsternen verwandt ist. Und wie die Vokale durch die Konsonantenstruktur des Wortes hindurchklingen, so durchziehen die Metalladern als Resultat der Planetenwirksamkeit den Körper der Erde.[42]

Aber in einer noch eindringlicheren Weise offenbaren die Metalle ihre Herkunft aus der Sphäre der Wandelsterne — aus dem Urregenbogen. Die Metalle haben ja alle eine sehr enge Beziehung zum Farbigen, und so ist es möglich, durch die Auflockerung der Materie der Metalle, Farbenphänomene in die Erscheinung treten zu sehen, die überraschen.

Wenn man Metalle zu feinen Blättchen aushämmert oder auswalzt bis sie durchsichtig werden, dann kann man feststellen, daß sie im durchscheinenden Licht — in derselben Reihenfolge betrachtet wie sie ihre sonstigen Eigenschaften offenbaren — den Regenbogen erscheinen lassen. Durchscheinende Silberblättchen sind im durchfallenden Licht violett, Quecksilber blauviolett, Kupfer blau, Gold grün, Eisen gelb, Zinn orange; Blei ist in solch dünnen Blättchen noch nicht hergestellt worden. Schon Zinn- und Eisenblättchen oder -spiegel sind sehr schwer herzustellen. Man kann nämlich auch so vorgehen, daß man versucht, aus Lösungen Metallspiegel niederzuschlagen und die Spiegelbildung in dem Moment zu unterbrechen, wo der Belag eben noch durchscheinend ist; auf diese Weise kommt man zu den gleichen Ergebnissen.

Am schönsten aber läßt sich die Metallfarbe bewundern, wenn wir das Metall bis zum Feuerzustand auflösen. Wir können dieses auf verschiedene Weise erreichen. Man kann z. B. Metallsalze in Alkohol auflösen oder aufschwemmen und in einer flachen Schale verbrennen. In dem Wogen der Flamme treten — wenn auch viel verborgener — diejenigen Farben auf, die wir schon aus den dünnen Blättchen kennen lernten. Die Flamme ist so lebendig, daß sie nicht einförmig eine einzige Farbe zeigt, sondern sie stößt impulsiv Farbbilder aus sich heraus, die das lebendige Funkeln der Sterne wiedergeben.

---

[42] R. Hauschka: „Substanzlehre", S. 205.

Metalle:	Spiegel und Blättchen:	Flamme:
Blei	—	rot
Zinn	orange	orange/lila
Eisen	gelb	gelb/rot
Gold	grün	grün/purpur
Quecksilber	blau/violett	grün
Kupfer	blau	blau/grün/rot
Silber	violett	violett

Aber so, wie der Regenbogen oft einen spiegelbildlichen Regenbogen neben sich zeigt, so ist in den Metallfarben ein Phänomen zu konstatieren, das diesem an die Seite zu stellen ist. Es gibt nämlich auch noch eine Form der Auflockerung der Metallität, die wir den kolloidalen Zustand nennen, und so sehen wir in den Metall-Kolloiden die Komplementärfarben auftreten; beim Silber gelb, beim Kupfer orange-rot, beim Quecksilber rot-braun, beim Gold pfirsichblüt (purpur), beim Eisen gelb-rot, beim Zinn rot, beim Blei blau. Es ist natürlich nicht immer ganz exakt die Komplementärfarbe, aber doch annähernd, und wenn man bedenkt, daß auch die Kolloide sich rasch ändern in der Farbe — je nach Größe der Teilchen —, so kann man verstehen, daß die in der Literatur angegebenen Farben der Metall-Kolloide Schwankungen unterworfen sind.

Die Offenbarung der Metallität als Regenbogen rechtfertigt ihre Anwendung in der Therapie der gesamt-menschlichen Organisation. Über die Farben-Therapie — als einem Zweig der modernen Erweiterung der Heilkunst durch geisteswissenschaftliche Erkenntnisse — wird später noch besonders gesprochen werden.

XII
STERNENWIRKEN IN ERDENSTOFFEN

„Wenn man Goethes ganzheitliche Naturbetrachtung zur Grundlage seiner Studien werden läßt, wird man erfahren, daß vorurteilsloses Interesse, gepaart mit künstlerischer Einfühlung, manches Naturphänomen in ein ganz neues Licht setzt und überdies die Dinge in bedeutungsvoller Beziehung zueinander erscheinen läßt". Mit diesen

Worten wird in der Substanzlehre der Charakter der Metalle und Erden dem Leser auseinandergesetzt.[42]

Die Untersuchungen führten zu dem Ergebnis, daß sich die Erden zu den Metallen verhalten wie die Konsonanten zu den Vokalen, und diese wieder wie die Fixsterne zu den Wandelsternen. Es wird ersichtlich, inwiefern die Metalle anderen Schöpfungsprinzipien unterworfen sind als die Erden. Die Zusammenhänge der Metalle mit den Vokalen und den Wandelsternen sind so augenscheinlich und handgreiflich und in der Substanzlehre so eingehend dargestellt, daß wir hier nicht weiter darauf eingehen wollen.

Daß uns aber die organische Zusammengehörigkeit von Erden, Konsonanten und Fixsternen begrifflich und erlebbar näherkommt, dazu ist vielleicht eine Ergänzung des in der „Substanzlehre" Geschilderten angebracht.

Blickt man des Abends hinaus zum Sternenhimmel, so sieht man im Sommer die funkelnden Tierkreisbilder tief am Horizont vorbeiziehen und man erinnert sich, wie zur Winterszeit die hellen Tierkreisbilder hoch am Himmelsgewölbe leuchteten; da kann einem die Frage auftauchen: Was strahlt dieser Kreis der Fixsterne der Erde und den Menschen zu und welche Bedeutung hat er für beide?

Vor allem wird man feststellen müssen, daß es ein begrenztes Band am Fixsternhimmel gibt, das wir Ekliptik nennen oder Tierkreis, durch das die Sonne ihren Jahreslauf zieht. Es ist also nicht die Gesamtheit des Fixsternhimmels, der für uns die große Bedeutung hat, sondern eine ausgewählte bandartige Sphäre in einem 12gliedrigen Aufbau, über die die Sonne ihre Wirkungen auf Erde und Mensch herabstrahlt.

Manche alten Schriften geben Hinweise auf die Kräfte der Tierkreisbilder und auf die Bedeutung ihrer Namen; aber für diese Art der Darstellung ist uns das Verständnis abhanden gekommen. Insbesondere die Naturwissenschaft lehnt jede Verbindung mit derartigen, in den alten Büchern angedeuteten Traditionen ab. In der von Rudolf Steiner begründeten Geisteswissenschaft aber erscheinen immer wieder die Zusammenhänge zwischen Sternenordnung, Erde und Mensch in einer dem modernen Bewußtsein angemessenen Art. Viele Wege werden gewiesen, um zur Erkenntnis der umfassenden schöpferischen Prinzipien zu kommen, deren Bilder wir in diesen Sternenformen lange verständnislos angeschaut haben.

Allmählich begreifen wir, daß aus dem Wesentlichen dieser Sternenordnung alles entstanden ist, was die Erde und den Menschenleib bildet. Wollen wir nun diese Bildekräfte, die aus Fixsternen und Planeten herunterwirken, im einzelnen kennenlernen, so können wir uns fragen: Welches sind die letzten physisch greifbaren Niederschläge dieser Wirkungen?

Wir wissen, daß die Metalle der physische Ausdruck sind der Planetenkräfte in der Erde. Wir wollen nun studieren, welche Erdenstoffe den Wirksamkeiten der einzelnen Tierkreisbilder entsprechen.

Rudolf Steiner hat für das Wesen jedes einzelnen Sternbildes in seiner individuellen Gestaltungskraft Stimmungen und Gesten gegeben, die in der Eurythmie ihren Ausdruck finden. Wenn man als Naturwissenschafter jahrelang diese Eurythmie geübt hat und so die Geste eines jeden Tierkreisbildes in sich aufgenommen hat und auf der anderen Seite die Gesten und Stimmungen der Stoffe kennt, dann wird es möglich sein, eine Kongruenz zwischen Tierkreis und Erdenstoffen zu erleben. Solche Arbeiten und Übungen wurden in den dreißiger Jahren gemeinsam mit Dr. Kirchner-Bockholt ausgeführt.[43]

Es soll dieses nachstehend im einzelnen erläutert werden. (Siehe Abbildungen 19 und 20.)

In diesen 12 Tierkreisbildern, die aus einem alten Hellsehen ihre Namen bekommen haben:

> WIDDER
> STIER
> ZWILLINGE
> KREBS
> LÖWE
> JUNGFRAU
> WAAGE
> SKORPION oder ADLER
> SCHÜTZE
> STEINBOCK
> WASSERMANN
> FISCHE,

---

[43] Bockholt / Hauschka: „Die Erdenstoffe als Ausdruck der Gebärdensprache des Tierkreises." NATURA: Jahrg. 1931/32, S. 206.

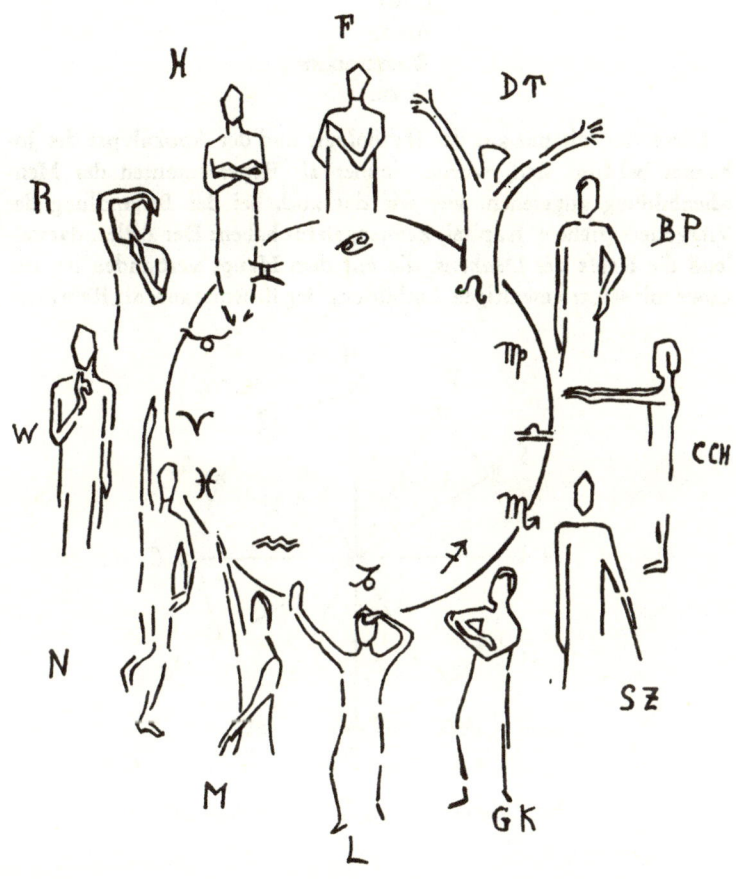

ABBILDUNG 19:
Eurhythmische Tierkreisgesten und die sich daraus entwickelnden Konsonanten. (Die Randfiguren sind dem Buche von R. Steiner „Eurythmie als sichtbare Sprache" RSTNachlaßverwaltung entnommen.)

nehmen 4 Tierkreisbilder eine bevorzugte Stellung ein; diese sind:

LÖWE
ADLER
WASSERMANN
STIER.

Diese vier, die uns aus der Mythologie und der Apokalypse des Johannes bekannt sind, wurden immer als Repräsentanten der Menschenbildung angesehen, wie wir das auch bei der Behandlung des Viergetiers (siehe 4. Kapitel) kennengelernt haben: Der Adler, darstellend die Kraft des Denkens, die mit dem Haupt verbunden ist; der Löwe mit seiner gewaltigen Ausbildung der Brustorgane, als Repräsen-

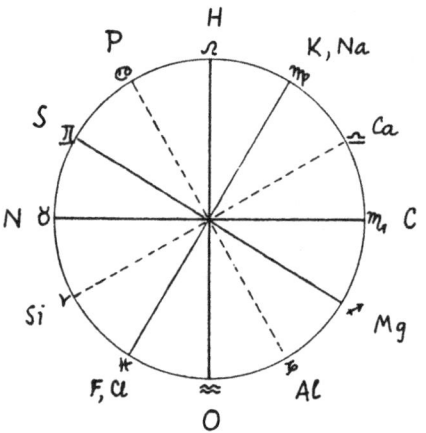

Das Tierkreiswirken in Erdenstoffen.

H = Wasserstoff (Hydrogenium)
K = Kalium
Na = Natrium
Ca = Kalzium
C = Kohlenstoff (Carbonium)
Mg = Magnesium
Al = Aluminium

O = Sauerstoff (Oxygenium)
F = Fluor
Cl = Chlor
Si = Silizium
N = Stickstoff (Nitrogenium)
S = Schwefel (Sulfur)
P = Phosphor

ABBILDUNG 20

tant der Herzenskräfte; der STIER oder die Kuh, die ganz Stoffwechsel geworden ist, als Repräsentanten des Stoffwechsel-Willenshaften und schließlich der WASSERMANN als derjenige, der die Harmonie der drei Prinzipien in der irdischen Organisation des Menschen herbeiführt und der deshalb auch von den Alten als Mensch oder Engel bezeichnet wurde. So konnte man auch in der atlantischen Zeit vier Menschentypen unterscheiden: den Adler- oder Kopfmenschen, den Löwe- oder Brustmenschen, den Stier- oder Stoffwechsel-Willensmenschen und denjenigen, der am meisten diese drei Prinzipien zur Harmonie gebracht hatte, den Wassermann-Menschen.

♌

Wenden wir unseren Blick zum Sternbild des LÖWEN. Rudolf Steiner ordnet ihm zu den Konsonanten „T" und eine Geste, die ausdrückt: „Flammende Begeisterung".[44]

Man empfindet sich bei dieser Geste, bei der man die Arme weit nach oben hin ausbreitet, ganz bis in die Peripherie durchströmt von Kraft und Begeisterung. Diese Kraft und Begeisterung läßt das Blut wärmer vom Herzen zum Kopf und in die äußeren Gliedmaßen strömen. Wir kommen so zu einer gesteigerten Empfindung unseres Blutstromes und der Kraft, die vom Herzen aus diesen Blutstrom durchwärmt und bis in die äußerste Peripherie durchpulst.

Kommen wir von dieser Gebärde zur Gestaltung des Lautes „T", so haben wir ein Bild vor uns, das, wenn wir es erkennend betrachten, Aufschluß geben kann über wichtige Prozesse im Menschen und in der Natur.

Im Zeichen des LÖWEN steht die Sonne im August. Da sehen wir in der Mitte des Hochsommers auf der Erde am stärksten in der Pflanzenwelt einen Prozeß des Verblühens entwickelt, das heißt: „zum Wesen der Blüte kommen". Es ist, wie wenn in der Blüte sich die Pflanze hinaufhebt zum Sonnenlicht. Sie verströmt in Duft, Blütenstaub und Farbe in den Kosmos und öffnet sich ganz den in sie einstrahlenden außerirdischen Kräften. Damit wendet sich der Prozeß; das, was in der Blüte verströmt, wird wie vom Kosmos befruchtet in sich zurückgelenkt und führt zur Samenbildung.

---

[44] R. Steiner: „Eurythmie als sichtbare Sprache"; Phil.-anthrop. Verlag, Dornach 1917, S. 174.

Wir haben da in der Natur einen Prozeß vor uns, den die Geste des „T" veranschaulicht. Die in der „flammenden Begeisterung" vom Herzen zur Peripherie hinströmenden Kräfte werden, wenn wir den Laut „T" bilden, zurückgelenkt in den Körper und durchströmen uns jetzt von oben nach unten strahlend. Wir erleben darin eine Wandlung der Begeisterung im Neuformen menschlichen Geistes. Ebenso wie die Samenbildung gleichsam eine Antwort des Kosmos ist auf das Opfer der verströmenden Blüte, so können wir dasjenige, was durch die „T-Geste" in das Menschenwesen einströmt, ansprechen als die in neuer Form wieder erstandene Begeisterung. Der Weg geht da durch einen Tod. In diesem Vorgang spiegelt sich so etwas ab wie die menschliche Gedankenbildung. Um denken zu können, müssen wir uns einen Todesprozeß eingliedern. Insbesondere freie, schöpferische Gedanken können wir nur haben, wenn wir in kraftvoller Begeisterung Wärme vom Herzen hinaufströmen lassen zum Kopf und uns damit öffnen den reinen Weltgedanken, die vom Ich erfaßt, sich in die Gedankenbildung verdichten.

Mutet dieses auch an wie ein bloßes Bild, so ist es doch ein realer Vorgang, dem auch stoffliche Prozesse zugrunde liegen. Es ist der Wasserstoff (genannt Feuerstoff in der „Substanzlehre"), der diesen Vorgang trägt. Der Wasserstoff ist unter allen Stoffen der Erde derjenige, der immer in die höchsten Bereiche der Atmosphäre strebt. Der Wasserstoffgehalt der unteren atmosphärischen Schichten beträgt 0,02%, während in 100 km Höhe der Gehalt auf 70% steigt; es macht sich also in diesem Stoff ein Auftrieb geltend, der auch alles, womit er sich verbindet, emporhebt. So wird z. B. das schwere Blei durch seine Verbindung mit dem Wasserstoff zu einem Gas. Auch andere Stoffe wie Kohle, Kiesel etc. werden durch Wasserstoff zu Gasen. Aber noch etwas ist wesentlich für den Wasserstoff: Er ist von allen Erdenstoffen derjenige, der in sich die meiste Wärme trägt. Es ist bekannt, daß die Knallgasflamme, die ja eine Wasserstoff-Flamme ist, die größte Hitze erzeugt und zum Schweißen von Eisen und anderen Metallen benutzt wird.

So finden wir im Wasserstoff die Qualitäten größten Auftriebes und größter Wärmebeziehung. Diese Qualitäten ermöglichen es, daß sich Prozesse vollziehen, wie wir sie soeben geschildert haben in der Geste des Sternbildes des Löwen, und so finden wir auch in dem Prozeß der Blüten-Samen-Bildung überall als stofflichen Niederschlag die Spuren des Wasserstoffes, der nirgendwo in der Pflanze so reich vorhanden ist, als in den Substanzen der Blüte und des Samens. Auch im menschlichen Organismus sind es die Feuerkräfte des Wasserstoffes, die dem Herzen entströmen und von der Schwere der Erdgebundenheit lösen und es ermöglichen, Vorstellungen zu bilden, die nicht aus dem Materialismus quellen, sondern die sich aus dem Kosmos herabsenken. Hier handelt es sich natürlich nicht um grob-materielle Vorgänge, sondern um das Weben von Bildekräften, die mit dem Herzprozeß eng verwandt sind. Rudolf Steiner konnte durch seine geisteswissenschaftliche Forschung diese Tatbestände erschließen und auf ihre eminente Bedeutung hinweisen. Er nennt den Wasserstoff „Das Herz der Welt".

Für uns ist es wichtig, eine solche Erkenntnis auch praktisch zu machen. Vielleicht könnte es den einen oder anderen anmuten wie eine Spielerei mit Analogien, wenn man eine solche Betrachtung anstellt. Läßt man sich aber wirklich ein auf solche Gedankengänge, so sieht man, wie sie uns dem Wesen der Stoffe näherbringen, von denen wir heute in der Chemie doch nur Abstraktionen kennen lernen. Sie führen die Stoffe zu ihrem wesenhaften Urbild zurück und lassen uns dadurch ihr Wirken im Menschen und in der äußeren Natur erkennen; nur dieses aber kann uns dann auch zu einem richtigen Handhaben der Stoffe in der Therapie führen.

So werden wir auch in diesem Falle uns fragen: Wie regen wir im Menschen den Wasserstoff-Prozeß an; wie regen wir ihn an zu freien menschlichen Gedanken? Wir können es erreichen, indem wir uns mit wahrer Begeisterung für geistige Ziele erfüllen, und wir können einen kranken Menschen heilen, wenn wir in der richtigen Weise durch künstlerische Therapie Begeisterung für die Schönheit der Welt, der Farben, der Töne und des Wortes an ihn heranbringen.

Medikamentös sind, wie aus dem Vorhergesagten hervorgeht, Samen und Öle zu verwenden, die den Wasserstoff-Prozeß stark betont in sich tragen.

≈

Nun betrachten wir das dem LÖWEN gegenüber liegende Sternbild des WASSERMANN. Zugeordnet ist ihm der Laut „M" und eine Geste, die harmonisches Gleichgewicht ausdrückt und schafft.[45] Wir strecken

---

[45] R. Steiner: „Eurythmie als sichtbare Sprache", S. 175.

beide Arme nach vorne, den einen Arm nach oben, den anderen nach unten geneigt, und lassen beide Arme sich auf und ab bewegen, erlebend, wie ein Strom in uns herauf und ein anderer ihm entgegen hinunter sich bewegt. Strömendes Leben durchfließt uns, sich überall ausgleichend, und wir kommen in ein Gleichmaß derjenigen Kräfte, die von unten nach oben und von oben nach unten sich durchdringen. Führen wir die Geste nun über in den Laut „M", so bringen wir in dieses strömende Leben eine gewisse Gestaltung; indem wir mit der einen Hand den Strom von unten nach oben zu uns heranbringen, schmiegen wir mit der anderen Hand den Strom von oben an diesen heran und bringen dann die Bewegung zum Stillstand, zur Formgestaltung. Auch in dieser Lautgeste ist das Wichtigste, daß der ganze Flüssigkeitsmensch in strömende Bewegung kommt und dadurch die Lebenskräfte stark erweckt werden; an diese schmiegen sich die Gestaltungskräfte von oben hinein an den Organismus an. Dadurch werden die sich immer wandelnden beweglichen Formen des strömenden Lebens hereingeführt in die Formen der physischen Erscheinungswelt.

Haben wir im Sternbild des LÖWEN und den ihm zugeordneten Gesten Kräfte kennen gelernt, die uns vom Irdischen hinführen zum Geistigen und Geistiges zurückführen in die Erdenwelt, so lernen wir jetzt eine Kraft kennen, die unser Irdisch-Leibliches in Harmonie bringt mit dem Geistigen und dem Geist ermöglicht, in der richtigen Art in unserer Leiblichkeit sich auszuwirken. Derjenige Erdenstoff, der diese Geste an sich trägt, ist der Sauerstoff (siehe: Lebensstoff in der „Substanzlehre"). Der Sauerstoff umgibt uns als solcher in der atmosphärischen Luft neben dem Stickstoff und den minimalen Mengen anderer Gase. Er umgibt uns ferner in seiner Verbindung mit Wasserstoff als Wasser und tritt uns in Verbindung mit fast allen Erdenstoffen in den Gesteinen der Erde entgegen. In allen diesen Erscheinungsformen ist er der Träger des Lebens. Betrachten wir z. B. die mineralische Welt: Er verbindet sich fast mit sämtlichen Stoffen so, daß er sie in ihrem Eigenwesen nicht zu stark verändert, sondern sie vielmehr zu der ihrem Wesen entsprechenden chemischen Wirksamkeit bringt. Deutlich kann uns dieses werden, wenn wir uns die Elemente Silicium, Calcium oder die Metalle anschauen. Sie würden nie zu einer irdischen Aktivität gelangen, wenn sie sich nicht mit Sauerstoff verbinden würden zu Kiesel, Kalk und Metalloxyden. Sie behalten durchaus ihren eigenen Charakter, aber der Sauerstoff macht sie alle chemisch wirksam. Durch die

Verbindung mit Sauerstoff wird es auch möglich, daß Säuren und Basen sich harmonisch in der Salzbildung binden. Kiesel, Kalk und andere Stoffe werden auf diese Weise zum festen, aber tätig sich wandelnden Erdenleib.

Stärker noch wird uns die Leben spendende Kraft des Sauerstoffes deutlich im Wesen des Wassers. Alles Leben tragend, durchzieht das Wasser die Erde, entringt sich in der Gestalt der Pflanze der Schwere und wird in ihr gestaltetes lebendiges Wasser. Der Wasserstoff würde sich fortwährend zur Peripherie des Weltalls zurückziehen, wenn nicht der Sauerstoff ihn herunterholen würde, um mit ihm das irdische Leben befruchtende Wasser zu bilden. Der Wasserstoff ermöglicht das Verströmen und Sterben der Pflanze und Wiedergeborenwerden im Samen. Im Sommer verströmt die Pflanze auf den Schwingen des Wasserstoffes; der Wasserstoff führt sie im Verblühen zum Wesen. Zurück bleibt nur der Same, der sozusagen der Ankergrund dafür ist, daß das Wesen im nächsten Frühjahr wieder in Erscheinung tritt, und das geschieht auf den Schwingen des Sauerstoffes.

Die geschilderten Phänomene zeigen uns, wie der Sauerstoff überall die Grundlage des Lebens auf Erden bildet. Es kann sich kein irdisches Leben entfalten, ohne daß der Sauerstoff dabei eine bedeutsame Rolle spielt. Er macht alles zum Erdenbürger, denn er ermöglicht es, daß im Irdisch-Lebendigen die geistigen Gestaltungskräfte sich anschmiegen und sichtbar wirken können.

Auch im Menschen übt der Sauerstoff diese Funktion aus. Beim ersten Atemzug, mit dem der Mensch nach der Geburt den Sauerstoff einatmet, wird er zum Erdenbürger, und so braucht er, so lange er auf Erden ist, als Träger des Lebens den Sauerstoff.

Es ist wichtig, sich klarzumachen, daß auch im Menschen Wasserstoff und Sauerstoff polar sich entgegenwirken. Würde die aufgenommene Nahrung z. B. nur in den Blutstrom und damit in das Tätigkeitsfeld des Herzens kommen, so würde sie fortwährend ins Unmaterielle versprühen und wir könnten keine physische Stofflichkeit bilden. Erst durch den eingeatmeten Sauerstoff wird der ätherisierte Nahrungsstrom in die physische Erscheinungsform übergeführt und organbildend verwendet.[46]

---

[46] R. Hauschka: „Ernährungslehre", S. 25, 28 und 38.

♉

Wir wollen nun das Sternbild des STIERES anschauen, das zu den bisher besprochenen Bildern des LÖWEN und des WASSERMANN in der Quadratur steht. Ihm ist der Laut „R" zugeordnet und eine Geste, die verhaltene Bewegung ausdrückt: Wir umschließen mit dem rechten Arm das Haupt und legen die linke Hand an den Kehlkopf.[47] Wenn wir diese Geste anschauen und sie innerlich erlebend ausführen, so gibt sie uns ein Bild des völlig-in-sich-Abgeschlossenseins. Man umfaßt den Kopf wie ihn abschließend von kosmischen Einflüssen; man faßt an den Kehlkopf, wie um die Sprache zu verhalten, und im Innern stauen sich die Kräfte, die sonst in der Sprache wirken. Diese verhaltene Energie erfüllt uns ganz und gibt uns den Eindruck von einer verstärkten Empfindung unseres Innern. Während wir sonst mit der Gestaltungskraft der Sprache den Ausatmungsstrom zu Vokalen und Konsonanten modifizieren, halten wir nun diese Gestaltungskraft zurück. Nicht lange erträgt der Organismus diese gestauten Kräfte, und im Laut „R" geht dann diese verhaltene Energie in Bewegung über, die den Atem stark beeinflußt. Wir machen in der „R"-Geste eine rollende Bewegung nach vorne und rückwärts mit den Armen. Es ist, wie wenn wir bei dieser Bewegung uns ganz dem Luft-Element hingeben und, im Luft-Element die Bewegung gestaltend, wie mit unseren physischen Gliedmaßen das Ein- und Ausatmen nachtasten.

Suchen wir im Bereich der chemisch-physikalischen Prozesse nach demjenigen Stoff, der dieses Verhalten auch in sich trägt, so kommen wir zum Stickstoff. Der Stickstoff befindet sich in der atmosphärischen Luft zu 79%. Er bildet mit Sauerstoff und Wasserstoff im wesentlichen die Atmosphäre. In der Atmungsphysiologie gibt der Stickstoff durch sein Verhalten einige Rätsel auf. Man sollte denken, daß er für unseren Atmungsprozeß eine große Bedeutung hat, da er in einem so hohen Prozentsatz in unserer Atmungsluft enthalten ist. Die Wissenschaft sagt darüber nichts aus — es scheint, als ginge der Stickstoff unbenutzt und unverändert mit der Atmung ein und aus. Tatsache ist, daß der Stickstoff der Luft im Kosmos keine Verbindungen eingeht; das entspricht seinem Wesen in der Welt überhaupt. Er kommt in der mineralischen Natur kaum in Verbindung mit anderen Stoffen vor.

---

[47] R. Steiner: „Eurythmie als sichtbare Sprache", S. 174.

Man findet ihn als natürliche Verbindung nur im Chile-Salpeter, der durch Verwitterung von Tier-Exkrementen entstanden ist. Will man den Stickstoff der Luft verwenden — wie man das ja heute allgemein tut — und an andere Stoffe heranbringen, so ist das ein gewaltsamer Prozeß. Bei der Herstellung des Luft-Salpeters wird durch Einwirkung eines gewaltigen elektrischen Flammenbogens aus der frei beweglichen Luft, in der wir ein lockeres Gemisch von Stickstoff und Sauerstoff haben, die feste Verbindung des Stickoxydes, das die Grundsubstanz der Salpetersäure bildet, erzeugt. Diese Salpetersäure wieder ist das Ausgangsprodukt von allerlei Nitro-Verbindungen, die ihrerseits die Grundlage aller Explosivstoffe bilden (Schießpulver, Dynamit, Nitroglycerin, Nitrozellulose, Pikrinsäure, Ekrasit etc.). Wir sehen bei diesen, wie sich der Stickstoff aus diesen gewaltsamen Verbindungen schnell und wiederum gewaltsam befreit. Seinem Wesen entspricht es nicht, in die festen Verbindungen hineinzugehen, sondern immer beweglich zu bleiben und alles in Bewegung zu setzen. Ein Explosivstoff ist nichts anderes als eine gefesselte Bewegung. Andererseits ist dieser bewegliche Stoff, der selber sich nicht binden will, für viele Vorgänge ein Vermittler, das sehen wir deutlich in der Farbstoff-Industrie beim Diazotieren und Kuppeln; da vermittelt der Stickstoff das Zusammentreten der Farbstoff-gebenden Komponenten.

Einen ähnlichen Prozeß sehen wir — aber nicht ganz bis ins Stoffliche gehend — in der Bildung der Pflanzenfarben. Wenn die Pflanze sich aus der Schwere des Wurzelhaften über Blatt und Stengel zur Blüte hin entwickelt hat, so entstehen an dieser Stelle die mannigfaltigsten schönen Farben der Blüten. Wie kommt es, daß sich plötzlich aus dem Dunkel der Wurzel, aus dem Grün der Blätter, die prächtigste Farbenfülle ergibt? Hier ist die Sphäre, wo die Pflanze durch die Tätigkeit des Wasserstoffprozesses ihre Substantialität verströmen will. Die sich der Finsternis entringende gelockerte Substanz öffnet sich hier dem Licht; da vermittelt wiederum der Stickstoff — als Träger der Weltseele — zwischen Licht und Finsternis und bildet die Blütenfarbe. Er trägt gleichfalls als Vermittler die Wirkung der Sterne herab in die verströmende Pflanzensubstanz. Der Stickstoff aber geht dabei nicht mit in die Stofflichkeit über, aber an dieser Stelle wird die Pflanze zart und beweglich; sie bewegt sich mit dem Sonnenstand, sie wird empfindsam gegen die Insekten, sie appelliert auch da am stärksten an die Empfindung des Menschen.

In diesem Empfindsamwerden, das zur Bewegung führt, können wir immer wieder das Wesen des Stickstoffes erkennen. In Tier und Mensch ist ja der Stickstoff in das Eiweiß hereingenommen als Aufbausubstanz des Organismus'. Da wirkt die stoffliche Substanz der Organe und damit tritt überhaupt erst die Fähigkeit der inneren Empfindung und der freien äußeren Bewegung auf. Empfindung und Bewegung sind die beiden Elemente, als deren Träger wir den Stickstoff ansprechen müssen; Empfindung ist nichts anderes als Bewegung auf der Seelen-Ebene.

Es würde zu weit führen, auf alle Zusammenhänge näher einzugehen. Wir sehen aber in diesen kurzen Hinweisen, wie der Stickstoff mit seiner starken innerlichen Beweglichkeit und der Fähigkeit, Bewegungsantriebe zu erzeugen, sich verwandt zeigt mit dem Verhalten des Lautes „R". Ferner zeigt der Stickstoff dort, wo er gewaltsam gebunden wird, die gleiche verhaltene Energie, die wir in der Tierkreis-Geste des STIERES erkannt haben.

In therapeutischer Beziehung läßt sich über den Stickstoff außerordentlich viel sagen, denn ein ganzes Gebiet der Therapie beruht ja auf einer Anwendung pflanzlichen Stickstoffes, nämlich der Alkaloide. Überall da, wo wir im Organismus die Atmung im weitesten Sinne anregen oder wieder in Bewegung bringen wollen, sehen wir die Bedeutung der Alkaloide. So haben wir im Lungenbereiche die Wirkung der Nicotiana z. B. beim Asthma bronchiale. Wir regen die stagnierende Darmtätigkeit zu neuer Bewegung an mit den Alkaloiden des Kaffees. Staut sich der Luftorganismus — der Träger des Seelischen — in irgendeinem Organ, so kann dieses bekannterweise zu Epilepsie führen und wir lösen diese Stauungen durch Belladonna. Schmerzen, die ja immer ein Zeichen sind, daß die Seele sich zu stark im physischen Leibe verankert hat, können wir beruhigen mit den Alkaloiden des Mohns.

So finden wir überall die Wirkungen der Stickstoff-Verbindungen auf den Luftorganismus und den damit zusammenhängenden Seelenleib.

♏

Wenden wir nun unseren Blick zum Sternbild des SKORPION, das früher ADLER hieß und das mit den drei bereits besprochenen Sternbildern des LÖWEN, des WASSERMANNS und des STIERES ein Weltenkreuz bildet. Ihm ist zugeordnet der Laut „S" und eine sehr einfache, doch ausdrucksvolle Geste.[48] Wir halten den linken Arm seitlich nach unten von uns abgestreckt, fühlen aber in der ganzen Haltung die von oben her wirkenden, gestaltenden Kopfkräfte uns bis in die Füße und die Fingerspitzen, besonders im ausgestreckten Arm, durchdringend; erstarrend, verhärtend, zu festen Formen kristallierend wirkt die Geste auf uns. Ruhe ergießt sich über den ganzen Organismus, aber auch gleichzeitig eine gesammelte Kraft. Fest auf der Erde stehend fühlen wir uns in dieser Geste, die alles Triebhafte und Unbeherrschte zum Schweigen bringt. Wenn wir nun von dieser Geste zur Gestaltung des „S"-Lautes übergehen, dann erleben wir, wie die zurückgestaute Kraft hervorbricht, und feurig-lodernd, aber gleichzeitig voller Formkraft bilden wir einen „S"-Laut, die charakteristische Schlangenlinie. Beide Pole sind in diesem Laut vereinigt; es ist ein Feuerlaut — wir brauchen das ganze Feuer unseres Willens bei der Gestaltung der Gebärde — aber gleichzeitig brauchen wir die konzentrierte, ruhige Kraft unseres Hauptes, um dieses lodernde Feuer zu bändigen und in die dem Laut zugeordnete stark ausgeprägte Form überzuführen.

Es ist verständlich, wie groß die Wirkung dieses Lautes auf den menschlichen Organismus sein kann, der die beiden Pole Feuer und Gestalt in sich zum Ausgleich bringt. Wir finden seinen Abdruck auch in den beiden Organisationen des Menschen, die sich polarisch entgegenstehen: In der Bewegungsform des Darmes im Stoffwechselsystem und in den erstarrten, geronnenen Formen der Gehirnwindungen im Sinnes-Nerven-System. So können wir diesen Laut erkennen als ein Wesenhaftes, das feurige Kraft bis in die feste Gestaltung hineinträgt. Wir können seine Wirksamkeit überall finden, wo uns Feuer im Festen begegnet. Wo aber können wir dieses im Stofflichen am stärksten ausgeprägt erkennen? Wir wollen den Kohlenstoff daraufhin betrachten.

Der Kohlenstoff tritt uns nicht, wie die drei erstgenannten Stoffe: Wasserstoff, Sauerstoff und Stickstoff, als Gas entgegen, sondern wir finden ihn in der mineralischen Natur als festen Körper in drei allotropen Modifikationen, als Kohle, Graphit und Diamant. In allen drei Erscheinungsformen haben wir reinen Kohlenstoff vor uns.

---

[48] R. Steiner: „Eurythmie als sichtbare Sprache", S. 173.

Der Diamant ist der härteste Stoff, der auf Erden vorkommt; er kristallisiert in regelmäßiger polyedrischer Form. Aber gleichzeitig ist er auch der Stein, der das meiste Feuer in sich hat; das Feuer des Diamanten ist sprichwörtlich. Die härteste Form ist durchläutert und durchglüht von sprühendem Feuer. Auch die Kohle, die wir als schwarzen, harten Stein kennen, hat die gleiche Feuerkraft — aber verborgen — in sich. Hier ist sie ganz eingeschlossen in die schwarze, dunkle Materie und tritt erst zutage, wenn die Form im Verbrennen zerfällt. Aber deutlich ist bei beiden Modifikationen, wie Feuer hineingebildet ist bis in die feste Materie.

Blicken wir hin auf die belebte Natur oder den Menschen, so ist alles organisch Gestaltete durchzogen von Kohlenstoff. Jedes Blatt, jede Blüte, jede Frucht, jedes Tier, jedes Organ des Menschen, jede einzelne Substanz hat die Gestaltung aus den Bildekräften des Kohlenstoffes. In unendlicher Mannigfaltigkeit tritt uns diese Gestaltungskraft in der organischen Natur entgegen. Die moderne Struktur-Chemie gibt mit ihren Formeln ein anschauliches Bild von dieser Struktur-bildenden Kraft. Demnach ist der Kohlenstoff allein vor allen anderen Erdenstoffen dadurch ausgezeichnet, daß er sich selbst zu binden vermag und dadurch immer neue Strukturen, Ketten und Ringe bilden kann.[49]

An diese Kohlenstoffgerüste gliedern sich die anderen Stoffe, Wasserstoff, Sauerstoff und Stickstoff an, so daß sich auf diese Art immer neue Substanzen bilden. So sind bis heute viele Millionen verschiedener Kohlenstoffverbindungen bekannt. Dagegen ergeben alle anderen Erdenstoffe, die in der Chemie als Elemente bekannt sind, zusammen nur einige Tausende verschiedener Verbindungen.

Diese enorme Gestaltungskraft ist also gut anschaubar. Wir fassen aber die Bildekräfte des Kohlenstoffes nicht ganz, wenn wir sie nur in der physisch-ätherischen Welt wahrnehmen. Hinter dieser verbirgt sich nämlich ein Feuer, das den Kohlenstoff zum Träger der Weltgestaltungskräfte macht. Wir können uns vorstellen, daß nur dadurch der Kohlenstoff so viele organische Stoffe hervorbringen kann, weil er ein lebendig-webendes Wesenhaftes ist, durchzogen von den Urbildern der geistigen Welt. Wie ein Plastiker in sich die Idee, das Bild des zu schaffenden Werkes trägt und versucht, dieses Bild der Materie, dem Holz, dem Stein einzuprägen, so müssen wir im Kohlenstoff die Wel-

---

[49] R. Hauschka: „Substanzlehre", S. 44—48; vgl. auch Kapitel XIII.

tenimaginationen sehen, die er mit Hilfe der anderen Stoffe in der Materie sichtbar physisch gestaltet. In der Pflanze kommt dieser Prozeß bis zu Ende. Die Pflanze atmet den Kohlenstoff in Form von Kohlensäure ein und hier gestaltet er bis in die unbewegliche Form. Im Menschen aber darf die Kohlenstofftätigkeit nicht zu Ende kommen, es würde sich sonst im Menschen die Tendenz geltend machen, eine starre, unbewegliche Pflanze zu gestalten, und der Mensch würde sein Geistig-Seelisches zu sehr in der physisch-leiblichen Formung erschöpfen. Die Bildekräfte des Kohlenstoffes müssen auf einer höheren Ebene wirksam bleiben; deshalb muß der Kohlenstoff als Kohlensäure ausgeatmet werden, aber ein kleiner Teil, der vom Ich bewältigt werden kann, bleibt immer im Blut, besonders im venösen Blut des Kopfes. Dort gibt er durch seine Gestaltungskraft die physische Grundlage zur Gestaltung der Gedanken. Wir brauchen die Formkraft des Kohlenstoffes — dessen Prozeß wir nicht bis zur Pflanzenbildung in uns kommen lassen dürfen —, um die Gedanken zu gestalten und das Geistige zu plastischen Gedankenbildern formen zu können.

Je mehr wir diese Gedankenbildung nach dem Bildhaften, nach dem Imaginativen hin in uns entwickeln, desto mehr werden wir den Kohlenstoff in uns verwerten, umso weniger ihn ausatmen. So kann man den Ausspruch Rudolf Steiners verstehen, daß in der Meditation die Atmung sich verändert, daß weniger Kohlenstoff ausgeatmet wird.

So werden wir im Kohlenstoff den Träger einer Kraft sehen können, die Feuer ins Feste, Geist in die Materie prägt. Die Alchemisten nannten ihn den „Stein der Weisen", der den Geist im Leib so wirken läßt, daß das Leibliche durchglüht und durchläutert wird vom Feuer des Geistes.

Eine solche Betrachtung kann dazu führen, das Kohlenstoffliche therapeutisch anzuwenden, z. B. in Form von Pflanzenkohle (Carbo vegetabilis). Überall dort, wo die physischen Grundlagen gerade der Ichtätigkeit im Menschen mangeln, wo Prozesse entstehen, die das Niveau des Menschseins nicht voll erreichen, spricht Rudolf Steiner von einem „Tierwerdeprozeß".

Es wurde gesagt, der Kohlenstoff bringe die Gestaltungskräfte an das Feurige heran. Nun haben wir im Menschen den Wärmepol im Stoffwechsel. Hier vollziehen sich die Prozesse der Auflösung der aufgenommenen Nahrung, die dann aber unter der gestaltenden Kraft der Ich-Tätigkeit verlaufen müssen. Geschieht das nicht intensiv genug, so entstehen Störungen, die sich äußern können in zu starker Gasbildung, ungeformten Stühlen bis zu fauligen Durchfällen. Da ist es notwendig, den gestaltenden Kohlenstoff-Prozeß zu verstärken.

Diesem Tierwerdeprozeß setzt der Mensch einen inneren Lichterzeugungsprozeß entgegen, der ihn gerade vom Tier unterscheidet. An diesem inneren Lichtprozeß ist der Kohlenstoff wesentlich beteiligt, und das ist die Grundlage der Entfaltung unseres Sinnes- und Vorstellungslebens, unseres geistigen Lebens schlechthin (siehe Kapitel XIII).

Die Ich-Kräfte werden im allgemeinen in den Stoffwechsel hereingeführt durch den Kohlenstoff in Form von Zucker im Blut. Diese Zuckerkräfte können wir wiederum verstärkt dem Organismus zuführen durch karamelisierten (angekohlten) Zucker, den wir therapeutisch bei Schwäche im Stoffwechsel verwenden, aber auch dort, wo der nicht zu Ende geführte Stoffwechselprozeß zu Störungen in der Peripherie führt, wie bei Rheumatismus und Gicht.

Es ist nicht Aufgabe dieses Buches, alle Heilmittel zu beschreiben, die die geschilderten Stoffe zur Wirksamkeit bringen, sondern nur einige charakteristische Beispiele zu geben zum Verständnis von Heilmittelwirkungen überhaupt.

☆

Blicken wir nun zurück auf die bisherigen Betrachtungen, so sehen wir, wie die vier Repräsentanten des Tierkreises: LÖWE, WASSERMANN, STIER und ADLER uns zu den vier wesentlichsten Stoffen geführt haben: Wasserstoff, Sauerstoff, Stickstoff und Kohlenstoff, die die gesamte organische Welt aufbauen; das Zusammenwirken und Zusammenklingen dieser vier Stoffe bildet ja die Eiweißsubstanz, die Grundlage alles Lebens. Wie wunderbar offenbart sich die mannigfaltige Fähigkeit des Eiweißes, wenn wir es aufgebaut sehen aus diesen vier Elementen, die jedes für sich eine ganz bestimmte und weit ausgedehnte Wirkensmöglichkeit haben und die zusammen die Matrix bilden können zur Entfaltung des lebendigen, des beseelten und des durchgeistigten Stoffes. Wir haben kennen gelernt den Sauerstoff, wie er hineinträgt Leben in die physische Gestaltung, den Stickstoff als den Träger desjenigen, was dieses Leben durchziehen kann mit Seele, den Wasserstoff als die stärkste Auftriebskraft aus der Materie hinaus zum Geistigen und den Kohlenstoff als diejenige Kraft, die das Geistige,

Beseelte, Belebte bis in die physische Gestalt konsolidieren kann. In ihren verschiedenen differenzierten Verbindungen haben sie die Möglichkeit, alle Einflüsse des Kosmos' auf sich wirken und immer wieder in einem neuen Abbild des Kosmos entstehen zu lassen. Im Samen zeigt sich diese Fähigkeit am stärksten, wo das Eiweiß das ihm aufgeprägte Urbild wieder hervorbringen kann.

Bei einer solchen Betrachtung kann uns auch der Unterschied zwischen menschlichem und pflanzlichem Eiweiß deutlich werden. Zum Aufbau des pflanzlichen Eiweißes strömen die Bildekräfte dieser vier Elemente aus den vier Weltenrichtungen zusammen, welche wir jetzt durch die vier Sternbilder kennengelernt haben. Reine kosmische Kräfte sind es, die immer wieder neu das gleiche Pflanzenbild erstehen lassen. Die Pflanze ist unmittelbar in das makrokosmische Geschehen eingeschaltet; der Mensch dagegen ist ein Mikrokosmos in sich, ein Abbild des Makrokosmos. Er trägt die Sternenkräfte der Planeten und des Tierkreises als Organkräfte in sich, und diese bilden in ihm, als mikrokosmische Nachbilder des Makrokosmos', sein menschliches Eiweiß. Rudolf Steiner weist in Vorträgen für Ärzte darauf hin, daß das Herzsystem den Bildekräften des Wasserstoffes, das Nierensystem denjenigen des Sauerstoffes entspricht, während das Leber-System mit den Bildekräften des Stickstoffes und das Lungensystem mit denjenigen des Kohlenstoffes verwandt ist.

Wir finden also im Menschen vier Organsysteme, die — den Wirkungen von WASSERMANN, STIER, LÖWE und ADLER entsprechend — das menschliche Eiweiß aufbauen. Diese Organsysteme, aus deren Kräftebereichen sich das menschliche Eiweiß aufbaut, sind einstmals auch aus den makrokosmischen Kräften entstanden, jetzt aber sind sie auch als Mikrokosmos der Individualität des Menschenwesens unterworfen. So entsteht in jedem Menschen spezifisches Eiweiß, das aber dadurch auch deformierenden und krankmachenden Kräften ausgesetzt ist. Das ist nicht der Fall bei der Pflanze, wo immer wieder die schöpferischen Kräfte des Universums rein und unverändert wirken können. Auch das Tier ist in einer gewissen Weise ein Mikrokosmos, aber es ist in seiner Eiweißbildung nicht den Wirkungen der Individualität, sondern seiner Gattung ausgesetzt.

Der Mensch muß die Verantwortung für den Aufbau seines physischen Leibes selbst tragen, und er kann das in der Zukunft in der richtigen Weise nur tun, wenn er weiß, daß er dem Kosmos entstammt.

Er wird im Kommenden diese kosmischen Kräfte mehr und mehr kennen lernen.

☆

Jeder der vier Repräsentanten des Tierkreises wird von zwei Trabanten begleitet, so der LÖWE von KREBS und JUNGFRAU.

♋

Das Sternbild des KREBSes zeigt uns eine Geste, die sehr stark zum Ausdruck kommt in dem geschriebenen Zeichen. Mit beiden Armen beschreiben wir eine Gebärde wie eine einrollende Spirale, uns immer enger und enger einschnürend, bis schließlich die Oberarme fest um den Körper liegen, die linke Hand vorne auf der Brust, die rechte auf dem Rücken. Es ist diese Geste von der Empfindung begleitet, daß wir uns als Einzelwesen abschnüren von einem Gesamtkosmischen, was leiblich seinen stärksten Ausdruck findet in der Bildung des Brustkorbes, der eng Herz und Lunge umschließt. Die Endstellung der Geste läßt uns diese Umhüllung durch den Brustkorb intensiv bewußt werden und so kommen wir durch diese Geste auch stark zum bewußten Empfinden unseres Leibes. Aus dieser Geste des Eingepreßtseins entwickelt sich naturgemäß die Lautgebärde für das „F", die ein beherrschtes und kraftvolles Ausstoßen der Luft darstellt. Beide Arme werden mit einem kräftigen Ansatz in der Richtung des Atemstoßes geführt. Geht man in diese Gebärde mit dem Bewußtsein bis in die Fingerspitzen, so erlebt man, wie dieser Ausatmungsstrom sich allmählich von einem entfernt und auflöst. Im Körper selbst aber bewirkt diese Gebärde eine Art Rückstoß. Dieses äußert sich bei der therapeutischen Verwendung der „F"-Gebärde in der Anregung der Wasserausscheidung. Man kann sich physiologisch diesen Prozeß so vorstellen, daß wir durch die umhüllende Krebsgeste stark zum Bewußtsein unseres Leibes kommen, d. h. mit dem Ich und Astralleib tiefer in unsere Organisation eintauchen. Dadurch aber findet ein Abbau des Physisch-Ätherischen statt und somit ein Absondern von Wasser und Luft, gleichzeitig aber auch ein Ausstrahlen des verdrängten Ätherischen. So zeigt uns die „F"-Gebärde die kraftvolle Beherrschung des aufstrahlenden Äthers durch die gestaltende Kraft des Ich.

Im Substanzbereich wirkt in entsprechender Weise der Phosphor. Legen wir dieser Betrachtung Worte Rudolf Steiners zu Grunde: „Der Phosphor findet sich im Menschen als Phosphorsäure und phosphorsaure Salze im Eiweiß, im Faserstoff, im Gehirn und in den Knochen. Er drängt zu den unorganischen Substanzen hin, die im Bereich der Ich-Organisation ihre Bedeutung haben. Er regt die bewußte Tätigkeit des Menschen an; dadurch bedingt er auf entgegengesetzte Art wie der Schwefel, nämlich nach der Anregung der bewußten Tätigkeit, den Schlaf. Der Schwefel dagegen bedingt diesen durch Erhöhung der unbewußten physisch-ätherischen Tätigkeit". Der Phosphor hat also die Wirkung, uns zu einer bewußten Tätigkeit anzuregen — somit Ich und Astralleib tiefer in unsere Organisation hineinzuführen. Das hat aber auch zur Folge, daß der Ätherleib stark abgedrängt wird aus seinem Zusammenhang mit dem physischen Leib und daß Ich und Astralleib direkt ihre Gestaltungskräfte dem Physischen übertragen. Dieses wird am deutlichsten sichtbar in den Organ-Systemen, wo wir Phosphor finden — im Gehirn, in den Nerven und in den Knochen. Das sind Organ-Systeme, die nur schwach vom Leben durchzogen sind und ganz im Dienste der Ich-Organisation und des Astralleibes stehen. Dieser Pol unserer Organisation, besonders Gehirn und Nerven, dient unserer bewußten Gedankentätigkeit. Fast kein Leben ist in ihnen, keine Regenerationskraft ist da, aber der Ätherleib, der da aus seinen organischen Zusammenhängen herausgezogen ist, gibt uns die Möglichkeit der Gestaltung von Gedanken. Die Weisheit des Ätherleibes, die dieser einstmals aus kosmischen Weiten als Geschenk erhalten hat, bietet sich an diesem Pol dem Ich zur bewußten geistigen Tätigkeit an. Entfalten wir nun nicht genug Aktivität zur Bewußtmachung dieser Weisheitskräfte, so treten krankhafte Störungen, z. B. auch Schlaflosigkeit auf. Man gibt in solchen Fällen medikamentös Phosphor oder heileurhythmisch die „F"-Gebärde.

Der Name Phosphor bedeutet „Lichtträger", und in der Tat zeigt er in seinem chemisch-physikalischen Verhalten, daß er Eigenlicht abgesondert hat aus dem allgemeinen Weltenlicht. So sehen wir im Meeresleuchten, in dem Licht der Johannikäfer — der KREBS ist das Sternbild, in dem die Sonne im Juli steht, wo uns am Abend die Leuchtkäfer in Busch und Wald erfreuen —, in dem Aufflammen der Irrlichter das Wesen des Phosphors aufleuchten. Wir sehen da in der Natur etwas Ähnliches vor uns wie wir es oben beschrieben haben in der Bildung des Gedankeneigenlichtes in der menschlichen Organisation.

Wie ein Siegelabdruck alles dessen, was wir bisher über den Phosphor und die Krebsgeste bzw. die „F"-Gebärde gesagt haben, erscheint uns das Verhalten des Phosphors als Mineral. Legt man ein Stückchen Phosphor frei an die Luft, so verwandelt es fortwährend den Sauerstoff in Ozon; dieses erfolgt unter Volumen-Veränderung, und zwar — wie bekannt — im Verhältnis 3 : 2. Ozon ist ja nichts anderes als verdichteter Sauerstoff. Sieht man sich diesen Vorgang näher an, so bemerkt man um den im grünlichen Licht schimmernden Phosphor eine weiße, dichtere Luftschicht, die in Spiralen um den Phosphor hin- und herwogt. Plötzlich kommt es zur Selbstentzündung, und die Flamme versprüht in einer hörbaren und anschaubaren „F"-Dynamik. Rudolf Steiner charakterisiert diese „F"-Dynamik als „Antrieb zur Tat".

♍

Wenn wir jetzt vom KREBS über den LÖWEN zur JUNGFRAU fortschreiten, so erleben wir durch die Geste eine gewaltige Wandlung des Bewußtseins. „Vernünftige Ernüchterung" drückt diese Geste aus: Die linke Hand liegt auf der linken Hüfte und die rechte Hand hängt lose herab. Hat man nun in der Geste des LÖWEN sich ganz der flammenden Begeisterung und dem kosmischen Geschehen zugewandt, so fühlt man sich plötzlich wie physisch-leiblich zu sich selbst kommend. Der September, der Monat, in dem die Sonne im Sternbild der JUNGFRAU steht, ist der Monat des Reifenden, Fruchtenden.

Nun ist als Laut der JUNGFRAU das „B" zugeordnet. Es ist eine Bewegung des Umhüllens. Es öffnet sich die Gebärde zunächst empfangend und die Arme schließen sich dann, wie wenn das Empfangene mit einem Mantel umhüllt würde. Sehr stark kann man diese „B"-Gebärde empfinden beim Anschauen der Sixtinischen Madonna. Maria ist umgeben von einer Engelschar, und wie wenn eines von ihnen leibliche Gestalt bekommen hätte, trägt sie das Christuskind in den Armen; mit umhüllender, schützender Gebärde schlägt sie den blauen Mantel um das Kind. In ihrer Haltung erleben wir das Hingewendetsein zu den sie umgebenden himmlischen Gewalten, für die sie die Erdenhülle geben kann.

Die Geste des Umhüllens, die wir beim „B" ausführen, kann uns auch anschaulich vor Augen treten, wenn wir im Laboratorium das folgende Experiment machen: Wir lassen in eine Kali- oder Natronlauge vorsichtig eine Metall-Lösung, z. B. Kupfersulfat eintropfen; wir sehen dann, wie die einfallenden Tropfen sich nicht mit der Lauge mischen, sondern wie sie, von feinen zarten Häutchen umgeben wie webende Schleier, in ihrer Tropfenform erhalten bleiben. Erst wenn man umrührt, lösen sich die Tropfen u. U. zu einem kolloiden System auf. Wie bekannt, zeichnen sich kolloidale Lösungen durch ihre besondere Oberflächenwirkung aus. Aus lauter kleinen Tröpfchen in gleichmäßiger Dispersion versprüht, kann man sich eine kolloidale Lösung vorstellen, wobei jedes der Tröpfchen wie aus den Erden-Verhältnissen herausgehoben erscheint, indem es sich den üblichen chemischen Reaktionen entzieht.

In diesem kolloidalen Zustand befinden sich auch die Körpersäfte Chylus, Lymphe und Blutserum. Sie alle haben den Charakter des Basischen, Laugigen, der überall auftritt, wo wir im Gebiet des Lebendig-Ätherischen sind. In ihnen spielen sich die Prozesse des Aufbaues, des Wachstums und der Ernährung ab. Lokalisiert sind diese Prozesse in dem Gebiet zwischen Darm, Leber und Niere, und wir müssen uns denken, daß hier die aufgenommene Nahrung die ätherische Umwandlung erfährt. Wir wissen aus der Theorie, wie wichtig alles Laugenhafte für die Lebertätigkeit ist. Wir kommen so dazu, die Basen Kalium und Natrium und die dazu gehörenden kleinen Brüder dem Sternbild der JUNGFRAU zuzuordnen, und wir sehen, wie auf dem Gebiet des Substantiellen ein ebenso starker Wechsel sich vollzieht, wie wir ihn erleben, wenn wir in der Reihe der Tierkreisgesten vom KREBS über den LÖWEN zur JUNGFRAU gehen; wir kommen da auf der Substanzseite von den säurebildenden Stoffen zu den basenbildenden.

Betrachten wir das Wesen der Laugen und Säuren, so zeigen sie uns folgende Merkmale: Die Laugen sind meist dickflüssig, die Säuren meist beweglich, dünnflüssig. Auf die Zunge gebracht, schmecken Basen laugig-quellend, Säuren zusammenziehend. Betastet man eine Lauge, so fühlt sich der Finger schleimig und glitschig an; die Säure dagegen macht die Haut runzlig. Man erlebt in allem, daß die Lauge einen auftreibenden, quellenden Charakter hat wie der Ätherleib, die Säuren dagegen trocknend, zusammenziehend wie der Astralleib. So sind auch die Laugen in der Natur am stärksten dort vertreten, wo Sprießendes, Sprossendes sich entfaltet und wo sie zu dem saftigen Fruchtfleisch in reifenden Früchten hindrängen; der Apfel zum Beispiel ist wie ein durch ein „B" zusammengehaltenes quellendes Saftgebilde. Viel Kali ist in den Obstsorten enthalten, die auch gerne diätetisch gegeben werden, um den Organismus zu „alkalisieren". Alles, was in der Natur zum Reifen drängt und sich im Reifen irdisch gestaltet, stützt sich auf das Wirken der Alkalien in ihrer noch nicht in die Fixität chemischer Elemente geronnenen Daseinsform.

☆

Die Trabanten des WASSERMANNS sind STEINBOCK und FISCHE.

♑

Dem WASSERMANN, in welchem wir im Gleichmaß unserer Kräfte sind, geht voraus eine Geste, die von Rudolf STEINER charakterisiert wird mit den Worten: „Die Auseinandersetzung des Gedankens mit der Welt". Es kommt darauf an, wie weit die im Innern entstandenen Gedanken in der Welt realisierbar sind; deutlich zeigt dieses die Geste des STEINBOCKS. Die linke Faust liegt auf der Stirn, die rechte Hand ist weit nach vorne gestreckt; so stehen wir zwischen zwei Polen, mit der rechten Hand nach außen weisend, mit der linken Hand am Kopf, wie die Gedanken haltend und konzentrierend. Auch das rechte Bein ist vorgestellt, doch wird das nach Vorne-Streben durch ein sinnvolles Zurückhalten gebändigt. Man möchte das Ergebnis dieser Geste in die Worte fassen: die Welt durch den Gedanken gestaltend und den Gedanken durch die Welt befeuernd. Diese Polarität wird aufgelöst in der Gebärde des Lautes „L". Diese Gebärde können wir uns am besten versinnbildlichen im Anschauen der Pflanze; so wie die Pflanze mit ihrer Wurzel in die Schwerkraft der Erde taucht, sich aber dann herausringt und in den Blättern ein Gleichgewicht findet zwischen dem Spiel der Schwerkraft und der Auftriebskraft — bis dann in der Blüte die Auftriebskräfte überwiegen, indem sie nach oben zu einem aktiven Sichöffnen und -lösen führen —, so überwinden wir auch mit dem „L" die Schwere durch die in unsere Hände einströmende plastische Formkraft. Die „L"-Gebärde wirkt ganz im Gebiet des Ätherleibes. Auch dieser ist eingespannt zwischen der Schwere des physischen Leibes und den Gestaltungskräften des Seelisch-Geistigen. Wie ein plastischer Bildner wirkt der Ätherleib in uns, die Materie hinaufführend zur Formkraft des Geistes, diese wieder heruntertragend in die Materie — im ewigen Pendelschlag. Was GOETHE in seinem Gedicht „Gesang der Geister über den Wassern" sagt, das wird in der Gebärde des „L" anschaulich:

„Des Menschen Seele gleichet dem Wasser:
Vom Himmel kommt es, zum Himmel steigt es,
und wieder nieder zur Erde muß es,
ewig wechselnd".

Durch die Kraft dieses Plastizierens des Ätherleibes strömt in uns das Flüssige entgegen der Schwere. Daher wirkt auch das „L" überall da therapeutisch, wo der Flüssigkeitsorganismus der Schwere verfallen will. Es überwindet überall die Stauungen und wirkt auf die gesamte Zirkulation belebend. Alle menschlichen Gestaltungskräfte können erst wirken, wenn alles Feste in flüssige Bewegung gebracht ist, und so charakterisiert Rudolf STEINER das „L" als die „die Materie überwindende Formkraft".

Wir werden noch kennenlernen, wie sich im Tierkreis als Polaritäten gegenüberstehen das Wesen des WIDDERS als die gestaltende Formkraft und die Kräfte der WAAGE, sich auswirkend in der Tätigkeit des Heranbringens der Materie. Wir können nun die zu WIDDER und WAAGE in Quadratur stehenden Kräfte des STEINBOCKS erkennen als die zwischen beiden die Harmonie herstellende, Materie- und Formkraft verbindende Plastik.

In der Stoffeswelt können wir die Tonerde als den Träger dieser vermittelnden, Materie und Formkraft verbindenden, zwischen Kiesel und Kalk ausgleichenden Kraft ansprechen. Wir finden in der Mineralwelt das Tonige überall im Zusammenhang sowohl mit dem Kiesel als auch mit dem Kalk. Daß der Ton sehr stark das plastische Element in sich trägt, zeigt seine Verwendung in der Modellierkunst. Dadurch, daß er selber die die Materie überwindenden Formkräfte in sich trägt, wird es möglich, dem Ton die uns durchströmenden Formkräfte aufzuprägen, und wo diese in ihm selber sich voll zur Geltung bringen können, da entsteht die Welt der Edelsteine. — Gott hat den Menschen aus „Ton" geschaffen, und dort, wo diese Substanz bis zur Durchsichtigkeit geläutert wird, entsteht das Auge. — So auch entstehen die

Edelsteine als Sinnesorgane der Erde: Korund, Rubin, Saphir sind reine Tonerde (Aluminiumoxyd); Smaragd, Almandin, Granat, Turmalin, Spinell und Alexandrit haben eine Tonerde-Basis.

Das chemische Verhalten des Aluminiums als amphoteres Element ist Ausdruck des Pendelschlages zwischen Geist und Materie. Es verbindet sich zu salzartigen Verbindungen sowohl mit Säuren als auch mit Basen. Es schwingt sozusagen zwischen den Säurebildnern und den Basenbildnern des Tierkreises.

Therapeutisch verwenden wir den Ton in Form von Alumen und Orthoklas zur Anregung der Zirkulation; er hat den gleichen Indikationsbereich wie die „L"-Gebärde. Hierher gehört auch alles, was mit der Anwendung von Lehm und Heilerde in der Naturheilkunde zusammenhängt.

){

„Das Ereignis ist Schicksal geworden", so charakterisiert Rudolf Steiner das Sternbild der Fische. Abgewendet von der Erde, aber den Körper bis in die Fuß- und Fingerspitzen durchdringend, mitziehend nach oben und rückwärts, steht die den Fischen zugeordnete Geste vor uns; nur noch der linke Fuß steht auf der Erde, der rechte Arm und das rechte Bein — im Knie abgebogen — sind hochgehoben; auch der linke Arm ist leicht nach oben gebeugt. Aus dieser Geste gehen wir in die Darstellung des Lautes „N", und wir erleben besonders stark die Durchdringung des Leibes bis in die Fingerspitzen mit dem Seelisch-Geistigen. Ein leises Herantasten mit Händen und Fingerspitzen, wie ein leises Berühren und sofortiges Zurückziehen ist diese Gebärde; dieses Zurückziehen vermittelt uns die Empfindung des Abrundens der feinen Grenzen unseres Körpers. Es gibt eine Krankheit — die Elephantiasis —, wo die Spitzen des Körpers — die Nasenspitze, das Kinn, die Finger- und Zehenspitzen — nicht die geformte Abrundung erfahren, sondern übermäßig wuchern; da sehen wir, wie der „N"-Prozeß nicht genügend zur Wirkung gekommen ist.

Die „N"-Geste vollziehen wir in uns, wenn wir erkennend Gedanken bilden; wir müssen uns von den Dingen zurückziehen, um in der Distanz unsere Gedanken abrundend zu gestalten.

Dieser Prozeß des Abrundens muß im Körper überall stattfinden. Ein sichtbares Kriterium für sein Wirken im Organismus haben wir in der Gestaltung der zweiten Zähne. Wenn der „N"-Prozeß nicht voll gewirkt hat, sind diese zackig — wie abgebrochen — so daß sie aussehen, als hätte man einen Glasstab abgebrochen. Hält man aber einen Glasstab in eine Flamme, so schmilzt die Bruchstelle zu einer Rundung zusammen; so auch legt sich der Schmelz abrundend um die hinausgeschobenen Zähne.

Rudolf STEINER gibt an, daß man die Kinder dazu bringen solle, die Beine und Arme — besonders aber Füße und Hände — in geschickte Bewegung zu bringen, wenn sich dieser Prozeß des Abrundens nicht richtig vollzieht. Sie sollten kunstvolle Formen laufen, mit den Händen geschickte Tätigkeiten vollziehen wie Stricken und Häkeln, um dadurch die Seele in die Fingerspitzen zu treiben; dieses — die Seele in die Fingerspitzen treiben — ist die „N"-Gebärde.

Für den gleichen Prozeß gibt Rudolf STEINER das Fluor an. Immer wieder weist er darauf hin, daß das Zusammenwirken von Magnesium und Fluor bis zur Zahnbildung besonders wichtig ist. Wir werden die Magnesium-Kräfte noch kennen lernen als die Schiebekräfte des SCHÜTZEN; diesen steht entgegen — sie auffangend und abrundend — der Fluor-Prozeß. So kann man an den Zähnen ablesen, wie das Zusammenwirken dieser beiden Prozesse im ganzen Menschen verläuft. Ist der Fluor-Prozeß ungenügend, so kommen leicht die Bildungen nicht zu Ende, d. h. nicht zur Abrundung; das kann sich zeigen im Gedankenleben des Menschen und ebenso in der peristaltischen Bewegung des Darmes. So ist es nicht verwunderlich, daß das „N" therapeutisch verwendet wird gegen Durchfall; während wir das „G", das zum SCHÜTZEN gehört, als entgegengesetzt wirkend kennenlernen werden.

Wir finden das Fluor auch im Mineralischen sehr stark die Stoffe lösend, aber in der Lösung sie zugleich gestaltend und abrundend. Wir sahen dies schon in dem erwähnten Bild des abgebrochenen Glasstabes, den wir — ebenso wie in der Flamme — in einer Fluorwasserstoffsäurelösung abrunden können. Man nennt das Fluor und die ihm verwandten Stoffe, zu denen auch das Chlor gehört, Halogene, d. h. Salzbildner. Sie vollziehen am charakteristischsten jenen Prozeß, den wir als den Salzbildungsprozeß bezeichnen; sie verbinden sich mit den Laugen, welche der zu den Fischen in Opposition stehenden JUNGFRAU zugeordnet sind, zu den typischsten Vertretern des Salzartigen. Steinsalz (Chlor-Natrium) und die meisten anderen dieser

Salze kristallisieren in der Würfelform, die wir als das Symbolum der Erde ansprechen können.

So wirkt in jener Weltenrichtung, die durch die FISCHE und die JUNGFRAU gegeben ist, ein fortwährend ätherischer Salzbildungsprozeß, Erde und Mensch durchströmend. Es ist gerade die Kraft des Sternbildes der FISCHE, die bis in diese ausgeprägte Erdenform gestaltet. Im WIDDER werden wir die weiche, abrundende, Oberflächen-schaffende Kraft antreffen, hier aber ist die Gestaltungskraft bis in die tiefsten Tiefen hineingeführt. Sie ist bis an das Ende gekommen; aber in diesem Ende ist wieder ein neuer Anfang; es ist „das Ereignis, das Schicksal geworden ist".

♉

Die Trabanten des STIERES sind WIDDER und ZWILLINGE.

♈

Dieses Sternbild hatte bei Beginn unserer Zeitrechnung eine besondere Bedeutung dadurch, daß die Sonne zum Frühlingsanfang in diesem Sternbild aufging; man nennt diesen Aufgangspunkt am Horizont den Frühlingspunkt. Dieser wandert in einem platonischen Weltenjahr (25 920 Erdenjahre) um den ganzen Tierkreis herum und ist heute in den FISCHEN; trotzdem läßt die Astronomie den Frühlingspunkt mit dem Anfang des Tierkreiszeichens des WIDDER zusammenfallen. Für eine solche Betrachtungsweise ist allerdings der Frühlingspunkt nichts anderes als der Ursprung eines Koordinaten-Systems. Die auf diesem Ursprung basierenden mathematischen Zwölftel, für die man aus der Tradition die Namen der Tierkreisbilder angibt, haben sich dadurch gegen die wirklichen wesenhaften Sternbilder verschoben und werden sich in Zukunft noch weiter verschieben in dem Maße, als sich dieser Koordinaten-Ursprung auf seiner Wanderung durch den Tierkreis vom wirklichen Sternbild des WIDDERS entfernt. So erklärt sich die heute bestehende Divergenz zwischen den sogenannten Tierkreiszeichen und den wirklichen Tierkreisbildern. (Siehe „Substanzlehre" S. 73, 89)

Es bedeutet also der WIDDER eine Zeitenwende. In alten Büchern wird der Widder liegend dargestellt und seinen Kopf mit den Hörnern zurückwendend, wie zurückblickend auf das Vergangene; man könnte auch sagen, daß er den himmlischen Reigen der Tierkreisbilder anführt und auf alle, die ihm folgen, zurückblickt. Dem entspricht auch die eurhythmische Geste, die dem WIDDER zugeordnet ist: Man steht aufrecht da mit einem starken Empfinden des Hauptes. Die ganze Haltung drückt ein Sichsammeln aus, ein inneres Rückschauen. Der rechte Zeigefinger liegt am Kinn, was ja auch im täglichen Leben die Geste des Sichsammelns ist. „Das Ereignis" nennt Rudolf STEINER diese Geste und deutet damit an das Hinschauen auf etwas Gewordenes. Diese Geste geht dann über in die Lautbewegung des „W", eine stark bewegte Wellenform von rückwärts nach vorne, von vorne nach rückwärts. Man kann in dieser Bewegung das ewig wellende und wogende Wasser empfinden, das aber in dieser ewig wiederkehrenden einfachen Bewegung seine Form auch dem härtesten Gestein aufprägt. Die Bewegung ist abrundend, abgrenzend, Gestalt-gebend.

Im menschlichen Organismus ist diese gestaltende abrundende Kraft überall zu finden an der Oberfläche unserer Organe. Die kosmischen Gestaltungskräfte, die an der Rundung unseres Hauptes beteiligt waren, finden wir überall wieder in allen Organen, sie abrundend und von oben begrenzend. Lunge, Leber, Herz und Niere zeigen an ihrer Oberfläche diese geglättete Rundung, wie wenn eine einheitliche Kraft sie abstreichend, glättend geformt hätte. Es ist die Wellenbewegung des „W", die sich der Oberfläche aller Organe einheitlich abrundend einprägt.

Wir können die Organ-gestaltende Kraft des „W" nicht loslösen von der rückblickenden Geste des WIDDERS. Es trägt diese Lautbewegung das von der Vergangenheit Herkommende in sich, und das hat auf die Gestalt des Menschen einen bestimmenden Einfluß. Nimmt man diese Bewußtheit der Geste des WIDDERS mit in die Lautbewegung des „W" hinein, dann entwickelt sich bis in die Körpergrenzen ein bewußtes Wahrnehmen, das mit der Formung des Lautes eng verbunden ist.

Die geschilderten Prozesse liegen aber auch im Wesen des Kiesels. Die Oberflächenbildung der Organe obliegt im Organismus im höchsten Maße der Kieselsäure (SiO_2).

In dem Buche: „Grundlegendes für eine Erweiterung der Heilkunst"[50] wird gesagt: „Die Kieselsäure hat eine zweifache Aufgabe.

---

[50] R. Steiner — I. Wegman: „Grundlegendes für eine Erweiterung der Heilkunst", S. 69; vgl. auch S. 105, 117.

Sie setzt im Innern den bloßen Wachstums-, Ernährungs- etc. -Vorgängen eine Grenze, und sie schließt nach außen die bloßen Naturwirkungen von dem Inneren des Organismus' ab. So müssen wir uns den Kieselprozeß auch vorstellen, vom Haupt nach abwärts wirkend in die untere Organisation hinein, wie mit einer abrundenden Geste abwehrend die von unten nach oben drängenden Wachstumsprozesse. Dadurch schafft die Kieselsäure die Oberfläche des ganzen Menschen, die Oberfläche der einzelnen Organe und macht sie gleichsam fähig zu feinen Sinneswahrnehmungen. Es ist die Ich-Organisation, die auf den Wegen des Kiesels vom Kopf her entgegenwirkt den aufstrahlenden Wachstumsprozessen und ihnen die aus der Vergangenheit her wirkenden kosmischen Gestaltungskräfte entgegensetzt.

So, wie der WIDDER uns eine Zeitenwende bedeutet, so entfaltet der Kiesel auch dort seine stärkste Wirksamkeit, wo der Mensch mit der Geburt sein irdisches Leben beginnt. Physisch wird dies dadurch deutlich, daß die Nabelschnur ein Kieselgebilde ist und das Neugeborene umgeben ist von der sogenannten Lanugo, einem Haarkleid, durch welches das Vorgeburtliche auf den Wegen des Kiesels gestaltend einstrahlen kann in den ganzen Organismus.

Diese monumentale Formkraft und die vornehme Geschlossenheit des dastehenden Ereignisses finden wir wie einen Siegelabdruck im Mineralischen, wenn wir einen Bergkristall betrachten. Wir finden keine Metamorphosen seiner Gestalt; immer ist sie die einheitlich 6-seitig gedrungene Säule mit der aufgesetzten Pyramide. Nur dort, wo sich der Kristall dem Wässerigen nähert, finden wir die wellenförmige Bewegung des „W" angedeutet in den Formen der Achate, Calcedone und Opale.

II

Vom Sternbild des WIDDERS über den STIER zu den ZWILLINGEN fortschreitend, werden wir gewahr, daß jetzt ein Zweifaches entstehen wird. In der eurhythmischen Geste kommt das folgendermaßen zum Ausdruck: Die Arme werden über der Brust verschränkt, beide Beine fest auf die Erde gestellt — die Fußspitzen etwas nach innen — und die ganze Gestalt in die Haltung der Selbstsicherheit gebracht. Arme und Beine, als symmetrisch empfunden, sind dominierend in dieser Geste; sie geben das Bewußtsein der „Fähigkeit zur Tat".

Dazu gehört der Laut „H". Sprechen wir den Laut, so ist es ein Hauch, mit dem wir uns ganz ausströmen möchten in die Umgebung. Als eurhythmische Lautgebärde hat das „H" dieselbe Wirkung des Sich-Herauslösens. Wir tun das durch einen starken Ruck, der von den Schultern aus beide Arme ergreift und auseinanderführt; dabei erleben wir gleichzeitig das Heranwehen des Luftstromes von außen, der dann in uns einfließen kann.

Zeigt uns das eine das Fest- und Kräftigwerden im irdisch-physischen Tun, so zeigt uns das andere das Herauslösen und Aktivwerden des Luftelementes des Seelischen. Man erlebt sich zum Teil körperlich gekräftigt, andererseits stark nach außen gehend. In der Sprache nimmt das „H" eine ähnliche Doppelnatur ein; es ist ein Konsonant und kann doch die Vokale ersetzen — man denke z. B. an das Dehnungs-„H".

Es ist aus dem Geschilderten ersichtlich, daß die Kraft des Tierkreisbildes der ZWILLINGE und die therapeutisch angewendete „H"-Bewegung so wirken muß, daß es einerseits das Ätherisch-Physische stärkt und andererseits das Seelische herauslöst. Dieses geschieht auch, wenn wir lachen: ha, ha und dabei den Astralleib hinausführen und ausdehnen. In einem bestimmten Gebiet unseres Organismus' muß physiologisch dieser Vorgang immer geschehen. Bei der Verdauung ist ja der erste Teil, der sich im Munde abspielt, ein Geschmacks-Sinnesprozeß, bei dem am meisten das Ich beteiligt ist. Dann geht die Verdauung über in den Bereich, der mehr vom Seelischen beherrscht ist, was im Magengebiet sich uns besonders durch die dort vorhandene Säure anzeigt. Weiterhin aber verläuft die Verdauung im alkalischen Darm, d. h., daß sie sich jetzt ganz im Bereich des Ätherischen vollziehen muß, damit das Fremdätherische in das eigenmenschlich Ätherische übergehen kann. Dieses geht aber über das unorganisch Physische, und es muß hier der Ätherleib in enger Verbindung mit dem physischen Leibe arbeiten. Dringt hier das Seelische zu tief ein, so müssen Verdauungsstörungen die Folge sein; man gibt dann heileurhythmisch das „H", um das Astralische aus den organischen Prozessen herauszulösen.

Wollen wir medikamentös in derselben Richtung wirken, so geben wir Schwefel. Er unterstützt die Verdauung so, daß die Nahrung — besonders die Eiweißnahrung — in der richtigen Art in den Ätherleib eingehen kann. Sein Wirkungsbereich liegt im oberen Teil der Dünndarmverdauung; im allgemeinen aber überall dort, wo wir eine zu enge Verbindung zwischen Astralleib und Ätherleib lösen und den Ätherleib mehr dem physischen Leibe geneigt machen wollen. Der Astralleib wird dadurch mehr dem Ich zugeführt. Durch diese seine Wirksamkeit wird der Schwefel geradezu ein Schlafmittel. In dem Buche „Grundlegendes für eine Erweiterung der Heilkunst"[51] wird gesagt: „Der Schwefel entfaltet seine Wirksamkeit im Bereiche des physischen und des Ätherleibes. Das zeigt sich auch darin, daß erhöhte Schwefelzufuhr im Organismus Schwindelgefühl, Bewußtseinsdämpfungen hervorruft. Auch der Schlaf, also der Körperzustand, in dem der astralische Leib und die Ich-Organisation als seelische Wesenheiten nicht wirken, wird durch vermehrte Schwefelzufuhr intensiver". Dieses erlebt man genau so bei der „H"-Gebärde; übermäßig gesteigert, kann sie bis in die Bewußtlosigkeit und Ohnmacht hineinführen. Da können wir an der Lautgebärde besonders deutlich die Gebärde der Stoffeswirksamkeit ablesen.

Wir haben also im Schwefel die doppelte Wirkung, daß er einmal Ätherleib und physischen Leib stärker zusammenbindet — uns also im Physischen erkraftet — und andererseits den Astralleib mehr in den Bereich des Ich bringt.

Noch eine andere Wirkung müssen wir dem Schwefel zuschreiben: So, wie das „H" pendelt zwischen den Lauten und sie verbindet, so kommt auch dem Schwefel die Aufgabe zu, die Stoffe miteinander zu verbinden. Das tritt vor allem in der Eiweißbildung ein, die ja dadurch zustandekommt, daß der Schwefel den Kohlenstoff, den Wasserstoff, den Sauerstoff und den Stickstoff geneigt macht, sich zu vereinigen. Diese Aufgabe hat der Schwefel nicht nur im Organismus, sondern auch überall in der außermenschlichen Natur; kaum ein anderer Stoff verbindet sich so leicht mit so vielen anderen Stoffen wie der Schwefel. Besonders zu den Metallen hat der Schwefel eine große Affinität, so wie das „H" zu den Vokalen. Sogar mit dem sonst abweisenden Gold verbindet sich der Schwefel zu goldbraunen oder schwarzen Sulfiden. Diese vielseitige Aktivität im Chemismus müssen wir ja als eine Manifestation des Ätherischen ansprechen. Wenn wir das Eiweiß in Betracht ziehen, dessen Bildung sich ja nur in einem ätherischen Organismus abspielen kann, wird uns die Rolle des Schwefels als Vermittler zwischen Physischem und Ätherischem klar werden. Im Pflanzenreich tritt diese

---

[51] R. Steiner — I. Wegman: „Grundlegendes für eine Erweiterung der Heilkunst", S. 66; vgl. auch S. 77, 103, 117.

Eiweißbildung im Samen auf. Wenn wir im Juni, also in der Zeit, in welcher die Sonne in den ZWILLINGEN steht, über eine blühende Wiese schreiten, da erleben wir im Sprießen und Sprossen und Blühen das sulfurische Element wuchernd über die Natur hin ausgebreitet. Das ist dasselbe Element, das später gegen Michaeli hin — gebändigt in der Eiweiß-Samenbildung — chemisch nachweisbar ist. Was aber geschieht in dieser wuchernden Vegetation? Da wird die Weltenseele fortwährend abgewiesen. Mit der Blüte berührt die Pflanze die Weltenseele, aber sie wehrt sich zugleich gegen ein tieferes Hereindringen derselben in ihren Organismus; mit den Farben — insbesondere mit den warmen sulfurischen Farben rot und gelb — wehrt sich die Blüte gegen die andringende Weltenastralität. Also abgestoßen wird das Astralische während der sprossenden, grünenden, blühenden Vegetation, damit dann geistig heranwehen kann an den Samen in der Winterszeit die Sternenweisheit des Kosmos, ihm einprägend das Bild der neuen Pflanze.

✣

Der SKORPION oder ADLER wird von den beiden Trabanten WAAGE und SCHÜTZE begleitet.

♎

Die Kräfte aus dem Sternbild der JUNGFRAU werden seit altersher wirksam gedacht in dem Gebiet zwischen Zwerchfell und Hüfte. Kommen wir nun zum Sternbild der WAAGE, so wird diesem eine Wirkung auf die Gestaltung der Hüfte selbst zugeschrieben. In der eurhythmischen Geste dieses Sternbildes empfinden wir diese Zugehörigkeit sehr deutlich. Es ist das Abwägende zum Ausdruck gebracht, indem wir, beide Arme nach vorne gestreckt, beide Hände aufeinanderliegend halten. Wir empfinden dabei sehr stark, wie wir in der Hüfte die Waage halten. Wir stehen auf der Erde und fühlen von der Hüfte aus das Eingespanntsein in die Erdenkräfte. Wir balancieren von hier aus zwischen rechts und links und zwischen vorn und hinten; durch dieses geben wir dem Oberkörper die Möglichkeit des Aufgerichtetseins. So hält die Waage die Mitte zwischen Schwerkraft und Auftriebskraft.

Dieses wird weiter veranschaulicht durch den Laut „C", der dem Sternbild der WAAGE zugeordnet ist. Die Lautgebärde geht von unten nach oben, das Schwere ergreifend und in Leichtes überführend. Ebenso wird der Mensch auch in seinem Skelett so in den Raum hineingestellt, daß er die Schwere überwindet.

Die WAAGE steht im Tierkreis in Opposition zum WIDDER; es ist sehr eindrucksvoll, wenn wir das „C" dem „W" gegenüberstellen. Das „C" hat nämlich eine Dynamik von unten nach oben, wie wenn wir Erde oder Mörtel nähmen und es hinaufwürfen. Die „C"-Gebärde drückt aus: das Schwere leicht machen, oder die Materie mit hineinnehmen in das Gebiet des Geistes. Demgegenüber steht das „W" — wie schon geschildert — als eine von oben her wirkende abrundende Formkraft. Wir haben es hier mit einem Kräftespiel zu tun, das in jedem unserer Organe wirkt; ein Heranbringen der Materie von unten nach oben und ein Plastizieren von oben nach unten. So wie der Maurer den nach oben angeworfenen Mörtel mit seiner Kelle abstreicht und formt, so gestaltet der WIDDER die aus der WAAGE wirkenden Substanzströme im menschlichen Organismus.

Nach der Substanzseite hin gesehen, finden wir dieses Wechselspiel in Kiesel und Kalk. So wie der Kiesel Träger des einheitlich Formenden ist, so schickt der Kalk die Materie dafür heran. Im Pflanzenreich bewirkt der Kalk die Substanzfüllung, man denke an den Kohlkopf und die dicke Rübe; sie werden von unten her massig. Der Kiesel hingegen bewirkt die zarten strahligen Formen; man denke an die Gräser und das Getreide, die von oben her feingliedrig gestaltet werden.

Im Organismus bringt uns der Kalk am stärksten in das Irdisch-Stoffliche hinein. Er ist der Stoff, der das Knochengerüst bildet, und dadurch sind wir auf der einen Seite in die Erdenschwere hineingestellt; aber die Substanz ist da so in den Bereich des Geistigen hineingehoben, daß sie die geistigen Formkräfte in ihrer Struktur offenbart, und da der Mensch so dieses Knochengerüst geformt hat, so kann er sich auch wieder an diesem Knochengerüst orientieren. Das Ich hat die Möglichkeit des „Abwägens der Voraussetzung des Gedankens" in dem Kalkgerüst der Knochen. So hängt unsere Erdenklugheit mit dem Kalk zusammen, worauf Rudolf STEINER wiederholt hingewiesen hat.

Eine sehr entschlossene Geste hat das Tierkreisbild des SCHÜTZEN. Die linke Hand legt sich auf den gebeugten Ellenbogen — der sich stark nach vorne vorschiebt —, die rechte Hand liegt auf dem linken

Oberarm. Auch das rechte Bein wird nach vorne gestellt, im Knie etwas gebogen, so daß die ganze Haltung nach vorne ausladend ist. Man fühlt alle Kräfte hereinschießen in Arme und Beine bis zum Ellenbogen und Knie. Der Gedanke, den wir im ADLER repräsentativ gebildet sehen, geht über in den „Entschluß".

Dieser Geste folgt die Gebärde für die Laute „G" und „K". In beiden Lautgebärden wird deutlich das Wegschieben. Mit beiden Armen kräftig in den Schultern ansetzend und die Bewegung weiterführend über Oberarm, Unterarm, Hand und Fingerspitzen, machen wir eine Bewegung des Wegschiebens. Sehr gestrafft fühlen wir dabei unsere Gestalt, so daß Hinterkopf, Wirbelsäule und die fest auf der Erde stehenden Fersen wie eine gespannte Linie in unserem Bewußtsein sind. Dieses Gespanntsein im Rücken bringt uns aber gleichzeitig das Erlebnis des strahlend Gelöstseins im vorderen Menschen, so daß wir die Gebärde des Wegschiebens verbunden haben mit dem Gefühl, daß etwas frei wird in uns und aufstrahlt.

Man verwendet das „G" und „K" therapeutisch überall da, wo die ausscheidenden Funktionen des Dickdarmes versagen. Wir haben es hier in der Verdauung zu tun mit dem Teil, wo aus dem Speisebrei die Schlacke herausgeschoben werden muß, die da aus dem Flüssigen in eine feste Konsistenz hineinkommt.

Es ist bekannt, daß mit der Ausscheidung die Bewußtseinsvorgänge — das Denken — zusammenhängen. Wir müssen aber als Ausscheidungsvorgänge auch solche betrachten, die innerhalb des Organismus' vor sich gehen, wie z. B. die Absonderung des Knochengerüstes, der Nervensubstanz etc.; auch dieses sind Vorgänge, wo Festes aus dem Flüssigen herausplastiziert wird. Ganz deutlich ist das bei dem kleinen Kinde. Da haben wir es zunächst mit einem Organismus zu tun, der vorwiegend weich, flüssig, wenig gestaltet ist. Immer wieder festigt sich dann das Knochengerüst, bis dann dieser Prozeß einen Abschluß findet im Hinausschieben der zweiten Zähne; jetzt ist der feste Organismus aus dem Flüssigen herausgeschoben worden. Wir werden gewahr, wie in diesem Moment ätherische Bildekräfte, die bisher im Organaufbau gebunden waren, frei zu Denk- und Gedächtnisfähigkeiten werden. Das Kind ist schulreif geworden. In diesem Vorgang haben wir die ganze „G"-Gebärde anschaulich vor uns.

Wir wissen aber auch, daß dieser Prozeß stofflich getragen wird vom Magnesium; oft hat Rudolf STEINER darauf aufmerksam gemacht, wie wichtig der Prozeß der Zahnbildung für den Menschen ist und welche Rolle dabei das Magnesium spielt. Er nennt die Magnesiumkräfte die Schiebekräfte. So wirkt das Magnesium genau so, wie wir es beim „G" und „K" geschildert haben, das Feste aus dem Flüssigen herausplastizierend und in die Absonderung schiebend, wobei strahlende Kräfte frei werden. Sehr drastisch ist ja die ausscheidende Wirkung des Bittersalzes; dieses aber ist nichts anderes als Magnesium-Sulfat.

Auch in der mineralischen Natur tritt uns das Magnesium mit diesen beiden charakteristischen Eigenschaften entgegen. Es macht alles Gestein fester, und die dabei frei werdenden Gestaltungskräfte drücken dem sich festigenden Gestein die Form der Strahlen auf; dieses sehen wir bei den Magnesium-haltigen Mineralien wie Strahlstein, Hornblende, Asbest etc.

In der Pflanzenwelt äußert sich diese Schiebekraft des Magnesiums im Assimilationsprozeß; da spielt das Magnesium im Chlorophyll dieselbe Rolle wie das Eisen im Blut.

☆

Wenn wir nun das Gesamtbild des Tierkreises mit den als Ausdruck der Gebärdensprache erkannten Stoffen betrachten, so fallen uns eine Reihe Gesetzmäßigkeiten auf (siehe „Substanzlehre" Seite 202).

Die 4 Hauptrepräsentanten des Tierkreises:

ADLER,
LÖWE,
WASSERMANN,
STIER

bilden zusammen ein Weltenkreuz, das der gesamten organischen Welt zugrunde liegt.

Es sind die vier Weltenrichtungen, aus denen die Wesenskräfte des

Kohlenstoffes,
Wasserstoffes,
Sauerstoffes und
Stickstoffes

einfließen in die Eiweißbildung („Substanzlehre" Seite 96).

Jedem dieser vier repräsentativen Weltenkräfte sind — wie dargestellt wurde — zwei Trabanten zugeordnet:

dem LÖWEN	auf der einen Seite KREBS, auf der anderen Seite JUNGFRAU;
dem WASSERMANN	auf der einen Seite STEINBOCK, auf der anderen Seite FISCHE;
dem STIER	WIDDER und ZWILLINGE und
dem ADLER	WAAGE und SCHÜTZE.

In den Stoffeskräften stellt sich dieses so dar, daß den vier Hauptstoffen fast immer einerseits eine mehr gestaltende und auf der anderen Seite eine mehr auflösende Komponente verbunden ist. Chemisch haben sie untereinander wenig Affinität; je zwei der zugeordneten Trabanten gehen kaum untereinander direkte Verbindungen ein, höchstens über die Vermittlung des Sauerstoffes. Auffallend ist dagegen, welche bedeutsamen Verbindungen die einander gegenüberliegenden Kräftewirkungen ergeben. Es wurde schon darauf hingewiesen, wie Wasserstoff und Sauerstoff die beiden Komponenten des Wassers sind. Aus den zwei Qualitäten — aus dem nach oben strebenden Wasserstoff und dem in das Leben der Erde hineinführenden Sauerstoff — entsteht das, was das Wirken beider Komponenten in einem Wesen — nämlich dem Wasser — offenbart; es strebt hinauf in die Wolkenbildung und kommt wieder zurück als das alles Leben befruchtende Wasser.

Eine ebenso bedeutsame Verbindung ergeben die Kräfte aus den Sternbildern von JUNGFRAU und FISCHE; sie tragen gemeinsam den Erde-erhaltenden Salzprozeß.

Kalk und Kiesel liefern uns das Glas und bilden auch in der Natur viele Gesteine, besonders vulkanischer Natur wie Basalt, Porphyr, Lava, die an der Bildung der festen Erdmassen hervorragend beteiligt sind.

Die Verbindung aus den Richtungen SKORPION und STIER ist sogar so mächtig, daß sie der Mensch ohne die einhüllende Kraft des Wassers nicht ertragen kann. Das Cyan ist das Skelett des Eiweißes; wenn man dem Eiweiß Wasser entzieht, kommt man allmählich zu Cyan-ähnlichen Verbindungen. Es ist das sich ergebende Cyan das stärkste Gift auf Erden; hier wirkt das Geistige so tief und unmittelbar, daß der Mensch davon vernichtet wird. Im Kosmos dagegen hat es nach Angaben Rudolf STEINERS eine reinigende Kraft auf die Astralsphäre. Es ist bekannt, daß der Schweif der Kometen Cyanverbindungen trägt.

In starker Verdünnung — wie z. B. in der Mandelmilch — wird es therapeutisch verwendet, um den astralischen Leib tief im Aufbau des unteren Menschen anzuregen, man kann auch sagen, den abbauenden, mit dem Nerven-System verbundenen Teil abzuschwächen und zu beruhigen.

Magnesium-Sulfat und Tonerde-Phosphat (Wavelit) sind zwar weniger bedeutsame, aber häufig in der Natur vorkommende Verbindungen.

Wichtig werden die beiden Kräfte aus KREBS und STEINBOCK im Zusammenhang mit WIDDER und WAAGE, mit denen zusammen wieder ein Weltenkreuz gebildet wird. Sie geben zusammen die Grundlage der anorganischen Welt („Substanzlehre" Seite 183): Kalk, Kiesel und Tonerde bilden mit dem Phosphor zusammen das feste Gerüst der Erde. Zwar ist der Phosphor nicht gebirgsbildend wie die drei anderen, aber ebenso wie er an der Bildung des menschlichen Skelettes als wichtiger Faktor beteiligt ist, so hat er auch in der Bildung der Erdkruste seine Bedeutung. Wir finden ihn daher überall eingestreut — wie das Gewürz im Kuchen — in die Erdgesteinsbildung und ab und zu als Kalk-Phosphat mächtige Lagerstätten bildend. Werden diese Substanzen künstlich durch einen Feuerprozeß verbunden, so erhalten wir den Zement — das härteste Baumaterial — bzw. den Beton.

So haben wir einmal ein Weltenkreuz, das die Grundlage der organischen Welt ergibt, dann ein zweites, das die anorganische Welt darstellt, und dann noch ein drittes aus den vier Weltenrichtungen ZWILLINGE, JUNGFRAU, SCHÜTZE und FISCHE, in dem sich deutlich die vier Elemente des Äthers: Feuer im Sulfur, das einhüllende Wässerig-Chemische im Kali, Licht im Magnesium und die gestaltende Formkraft in den Halogenen manifestieren. Wie selbstverständlich finden sich diese vier Elemente in den Weltmeeren. Geologen haben ausgerechnet, daß die in den Weltmeeren gelösten Salzmassen — nicht nur Natriumchlorid, sondern auch Magnesiumsulfat — in solchen Mengen vorhanden sind, daß man Kontinente mit all ihren Gebirgen daraus aufbauen könnte („Substanzlehre" Seite 202).

Es ist gewiß nicht möglich, mit einer solchen Darstellung etwas Abgeschlossenes zu geben, sondern sie kann nur angesehen werden als eine Skizze, die vielleicht manche andere Betrachtungsweise anregen kann.[52]

---

[52] R. Hauschka: „Substanzlehre", S. 286.

April	„W" „Das Ereignis"	♈ WIDDER	Kiesel	(Si)
Mai	„R" „Das Wort soll schweigen; die Tat beginnt"	♉ STIER	Stickstoff	(N)
Juni	„H" „Die Fähigkeit zur Tat"	♊ ZWILLINGE	Schwefel	(S)
Juli	„F" „Antrieb zur Tat"	♋ KREBS	Phosphor	(P)
August	„T" „Flammende Begeisterung"	♌ LÖWE	Wasserstoff	(H)
September	„B" „Vernünftige Ernüchterung"	♍ JUNGFRAU	Alkalien	(K, Na)
Oktober	„C" „Abwägen der Voraussetzung des Gedankens"	♎ WAAGE	Kalk	(Ca)
November	„S" „Der Gedanke"	♏ SKORPION	Kohle	(C)
Dezember	„G" „Der Entschluß"	♐ SCHÜTZE	Magnesium	(Mg)
Januar	„L" „Auseinandersetzung des Gedankens mit der Welt"	♑ STEINBOCK	Tonerde	(Al)

Februar	„M"	≈		
	„Der im Gleichmaß seiner Kräfte befindliche Mensch"	WASSERMANN	Sauerstoff	(O)
März	„N"	♓		
	„Das Ereignis ist Schicksal geworden"	FISCHE	Halogene	(F, Cl)

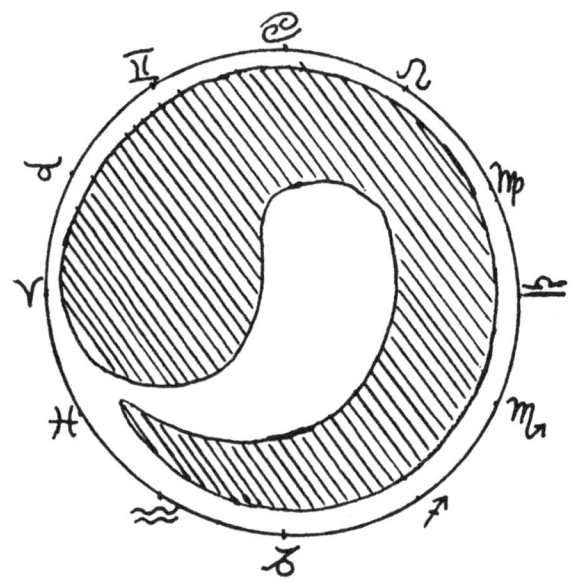

Die Lage des Embryo im Kraftfeld des Tierkreises:
- ♈ Kopf
- ♉ Kehlkopf
- ♊ Schultern
- ♋ Brustkorb
- ♌ Herz
- ♍ Hüfte
- ♎ Becken
- ♏ Reproduktionsorgane
- ♐ Oberschenkel
- ♑ Knie
- ≈ Waden
- ♓ Füße

ABBILDUNG 21

XIII
DIE SIGNATUR DES KOHLENSTOFFES

Hinblickend auf dasjenige, was in den vorangegangenen Kapiteln über das Wesen der Stoffesnatur gesagt werden konnte, soll in den folgenden Zeilen noch einiges über das Wesen des Kohlenstoffes im besonderen gesagt werden. Er ist ja in der organischen Natur der hervorragendste Stoff, um den sich alles andere herumrankt wie um eine Säule. PARACELSUS, der als einer der hervorragendsten Forscher auf dem Gebiete der Medizin am Anfange der neuzeitlichen Entwicklung steht, hat auf die geistigen Hintergründe der Natur hingewiesen und die sichtbaren Naturphänomene mit den dahinterstehenden geistigen Zusammenhängen unter dem Begriff „*Signatur*" zusammengefaßt. Für denjenigen, „der Augen hat, zu sehen und Ohren hat, zu hören", für den schimmern durch die materielle Welt die Schöpfungstatsachen hindurch. Wenn wir nun unter diesem Gesichtspunkt den Kohlenstoff betrachten, so kann uns seine Signatur manches ins Bewußtsein bringen. Heute ist allerdings einer solchen Betrachtungsweise gegenüber nicht viel Neigung vorhanden; man ist vielmehr geneigt, die Stoffe zu zerteilen, zu analysieren durch chemische und physikalische Methoden nach einer Denkart, die von vornherein auch ganz und gar analytisch eingestellt ist.

Es wird gelehrt, daß die Materie aus Molekülen bestehe und diese aus Atomen. Doch auch diese sind noch nicht die kleinsten Elementarteilchen, sie bestehen wieder aus Elektronen, welche ihrerseits sich wiederum auflösen in elektromagnetische Schwingungen. Die Materie verschwindet sozusagen nach unten hin in ein System von Kraftfeldern.

Dieses kann uns durchaus logisch erscheinen, aber wir können auch fühlen, wie wir bei dieser Logik, wenn wir sie konsequent weiterführen, innerlich erstarren. Muß aber alles, was logisch ist, auch wirklichkeitsgemäß sein? Die Logik kann in furchtbare Einseitigkeiten hineinführen und, weil sie nicht den Anschluß an die Welt der Wirklichkeit findet, uns innerlich kalt lassen.

Die Denkungsart des PARACELSUS ist die umgekehrte; nicht das Analysieren steht im Vordergrund, sondern das Sehen und Hören durch die Substanzen und Phänomene hindurch läßt uns die Schöpfungsabsichten erahnen.

Betrachten wir einen Samen. Man mikroskopiert und analysiert ihn; man weiß Bescheid über jede Zelle und alle Substanzen, die ihn materiell aufbauen. Aber dieser so gewonnene Begriff des Samens ist keine Realität, wenn wir nicht gleichzeitig denken, was an Sprießen und Sprossen damit veranlagt ist, wenn wir nicht mitdenken die Idee der Pflanze im Sinne GOETHES. Wir sehen die Pflanze vor uns, wie sie sich entfaltet, wie sie in rhythmischer Folge Blatt um Blatt ansetzt und schließlich in der Blüte an einer Entwicklungswende anlangt. Im Blütenbereich entmaterialisiert sich die Pflanze; sie verströmt, sie verduftet, sie verstrahlt ihre Farben. Man kann empfinden, wie sie ihr Wesen ausbreitet in den Umkreis, wie die Blüte gewissermaßen die letzte physisch sichtbare Stufe der Entwicklung einer Pflanze darstellt. Aber während dieses geschieht, während sich die Blüte in den Kosmos hinaus ausdehnt, schrumpft als materieller Rückstand ein kleines, wie ein Steinchen aussehendes Samenkorn zusammen. Wir haben die Überzeugung, daß das zusammengehört, dasjenige, was sich da wesenhaft hinausbreitet ins Unmaterielle und dasjenige, was sich da zusammenzieht zum fast mineralischen Samenkorn. Wir können empfinden, wie der ganze Umkreis wie eine Aura das kleine Samenkorn umhüllt und wie der Same gewissermaßen die irdische Garantie dafür ist, daß das Wesen der Pflanze aus dem Umkreis herein auf der Erde wieder physische Gestalt annehmen kann. — Aus der chemischen Analyse allein, so wichtig diese auch in mancher Hinsicht sein mag, erfassen wir die Realität nicht. —

Wenn wir beispielsweise ein Stück Blei in die Hand nehmen, so ist es nicht einfach ein Klumpen Metall, den es zu analysieren und auf seine chemisch-physikalischen Eigenschaften zu untersuchen gilt, sondern da ist auch draußen im Universum ein Wesenhaftes, das mit dem Stück Metall in unserer Hand in Beziehung steht. Dieses Wesenhafte verhält sich zum Metall Blei so, wie die Idee der Pflanze zum Samen; aber, was wir so an den physikalisch-chemisch erforschten Eigenschaften des Blei's erkennen können, wenn wir es mit unserem ganzen Menschen — nicht nur mit dem Gehirn — erfassen, kann uns ein Wegweiser zu diesem Wesenhaften sein.

Zu allem, was stofflich uns hier vor die Sinne tritt, gehört etwas dazu, was aus dem Universum hineingreift in die Stoffes-Natur.

In dem Buche „Grundlegendes für eine Erweiterung der Heilkunst nach geisteswissenschaftlichen Erkenntnissen"[53] wird in dem Kapitel „Heilmittelerkenntnis" folgendes gesagt: „Man muß die Substanzen, deren Verwendung als Heilmittel in Betracht kommen sollen, zunächst in der Art kennenlernen, daß man die in ihnen enthaltenen möglichen Kraftwirkungen außerhalb und innerhalb des menschlichen Organismus' beurteilen kann. Dabei kann es sich nur in einem geringen Grade darum handeln, diejenigen Wirkungsmöglichkeiten ins Auge zu fassen, die von der gewöhnlichen Chemie erforscht werden, sondern es kommt darauf an, die Wirkungen zu beobachten, die sich aus dem Zusammenhang der inneren Kräfte-Konstitution einer Substanz im Verhältnis zu den Kräften ergeben, die von der Erde ausstrahlen oder in sie einstrahlen."

Es wurde in diesem Sinne in den vorangegangenen Kapiteln versucht, von den verschiedensten Aspekten aus eine Substanzerkenntnis zu pflegen, die die Erdenstoffe als Ausdruck Welt-gestaltender Mächte zum Erlebnis bringen kann; das Woher und Wohin der Stoffe, das Werden und Vergehen derselben und ihre Beziehungen zu den Vorgängen im Universum, bezeichneten die alten Naturforscher und Ärzte eben als *Signatur*.

Um das Wesen des Kohlenstoffes zu verstehen, soll zunächst an Hand von Phänomenen geschildert werden, was der Kohlenstoff für Kosmos, Erde und Mensch bedeutet. Es fällt uns vor allem auf, wenn wir an das Substantielle des Kohlenstoffes herantreten, daß dieser in drei allotropen Modifikationen bekannt ist: als Diamant, als Graphit und als schwarze Kohle.

Für die moderne Menschheit hat zuerst LAVOISIER 1778 und einige Jahre später TENNANT nach naturwissenschaftlichen Methoden die stoffliche Identität dieser drei Modifikationen des Kohlenstoffes nachgewiesen, indem alle drei durch Verbrennung mit Sauerstoff die Kohlensäure CO_2 ergaben. In diesen drei Modifikationen können wir aber sehr verschiedene Qualitäten feststellen. Jeder der drei Stoffe hat eine andere Vergangenheit, hat Verschiedenes erlebt und offenbart dieses auf charakteristische Weise.

Der *Diamant* strahlt uns seine Lichtnatur entgegen. Er sprüht und

---

[53] R. Steiner — I. Wegman: „Grundlegendes für eine Erweiterung der Heilkunst", S. 77.

funkelt von allen Kanten und Ecken seines in vollendeter Regelmäßigkeit gestalteten Körpers; seine Kristallgestalt ist nach der Zwölfzahl geordnet. Man findet ihn vorwiegend als Rhomben-Dodekaeder und Hexakis-Dodekaeder; er scheint uns aus dem Licht gestaltet wie ein in die Erstarrung hineingefrorenes Lichtgebilde.

Der *Graphit* dagegen hat Dunkelheit in sich hineingenommen — Trübe —, die seine Lichtnatur verdeckt. Seine Gestalt ist verzerrt; man kann bei ihm die einzelne Kristallgestalt kaum erkennen. Zumeist bildet er faserige oder stengelige Aggregate; doch noch schimmert er metallisch-silbrig. Die Polarität von Licht und Dunkel bewirkt in ihm eine innere Beweglichkeit. Das äußert sich beispielsweise in der guten Leitfähigkeit für Wärme und Elektrizität. In diesen Eigenschaften kommt er dem Silber nahe, welches ja dasjenige Metall ist, das vor allen anderen die größte Leitfähigkeit zeigt.

Der Graphit hat ferner eine starke Beziehung zum Wässerigen. Von den drei Modifikationen ist es seine Eigenart, mit Flüssigkeiten leicht kolloidale Lösungen zu bilden. Kolloidale Lösungen aber müssen wir als einen Zustand von fest und flüssig ansprechen. Die Substanzen haben sich sozusagen noch nicht entschieden für das eine oder das andere Element; Leim, Eiweiß und Schleim sind solche typische Kolloide. Durch chemische Einflüsse oder durch elektrische Einwirkung werden die Kolloide ausgeflockt, d. h., sie scheiden sich in leichtflüssig und fest. Wir wissen, daß dieses ein Urphänomen ist, indem auch der Erdkörper in früheren Zeiträumen sich aus dem Zähflüssigen, aus dem Kolloidalen herausdifferenziert hat. Die Verwandtschaft des Graphits mit dem Flüssigen äußert sich bis in die tägliche industrielle Praxis hinein. Graphit wird in der Maschinentechnik als Gleit- und Schmiermittel für schwere Lager verwendet, wo Öl allein unzureichend wäre. Wenn der Graphit zur Herstellung von Bleistiften dient, so offenbart er beim Schreiben auch ein Flüssiges. So kann uns der Graphit durchaus als ein Fließendes, Gleitendes, innerlich Bewegtes erscheinen.

Die schwarze *Kohle* endlich ist ganz irdisch geworden und ihre Lichtnatur ist ganz verborgen. Sie erglänzt nur, wenn sie verbrannt wird, in hellem Licht. Aber das, was beim Diamanten äußerlich strahlendes Licht, beim Graphit fließende Dynamik ist, erscheint uns in der Kohle metamorphosiert zu einer neuen Kraft, die wir näher studieren wollen.

Wenn wir uns die bekannten irdischen Stoffe daraufhin ansehen, wie die chemischen Affinitäten sich gegenseitig auswirken, so finden wir ganz allgemein, daß die sogenannten Valenzen der Stoffe, die zueinander Beziehung haben, sich gegenseitig in einfacher Weise absättigen. Allein der Kohlenstoff ist fähig, seine Valenzen mit sich selbst zu sättigen; dadurch ist eine unendliche Vielheit von Möglichkeiten gegeben. Das Sich-selber-binden-Können drückt eine Geschlossenheit, man könnte fast sagen, eine Art Egoität aus, ein In-sich-selber-Ruhen. Zugleich offenbart sich dadurch eine ungeheure innere Gestaltungskraft. Die so entstehenden Kohlenstoffgerüste sind die Grundlage aller organischen Stoffe, d. h. solcher Stoffe, die den Niederschlag aus Lebensprozessen darstellen.

Es mag gegen die Atom- bzw. Valenz-Theorie vom geisteswissenschaftlichen Standpunkt aus manches einzuwenden sein, auf alle Fälle aber ergibt sich aus der Betrachtung der Vielfältigkeit der organischen Natur das Vorhandensein einer strukturierenden, gestaltgebenden Macht, die wir als das Kohlenstoffliche ansprechen müssen.

Zusammenfassend kann gesagt werden:

Wir sehen im *Diamanten* ein lichterfülltes Durchsichtiges, im *Graphit* ein Flüssig-Bewegtes, in der *Kohle* ein im Irdischen Gestaltendes. Dieses Wesenhafte sehen wir nebeneinander — durch die irdischen Verhältnisse zum festen Körper erstarrt — in den drei allotropen Modifikationen des Kohlenstoffes. Es ist naheliegend, in diesen drei Modifikationen die irdisch erstarrten Repräsentanten der früheren Erdenzustände des Kohlenstoffes anzusprechen, und es kann auch einleuchtend sein, wie in diesen drei Modifikationen die diesen Zuständen entsprechenden Bildekräfte ihr Siegel abgedrückt haben.

Kohlenstoff im Luftelement mit Licht: DIAMANT
Kohlenstoff im Flüssigen mit Bewegung: GRAPHIT
Kohlenstoff im Festen mit Gestaltungskraft: KOHLE

Man wird ohne Schwierigkeiten erkennen können, wie der Diamant Bildungsimpulse aus dem alten Sonnenzustand besitzt; wie der Graphit seine Entstehung dem alten Mondenzustand verdankt und wie schließlich die Kohle das Wesen des Kohlenstofflichen in der jetzigen Erdenentwicklung darstellt.[54]

---

[54] R. Steiner: „Die Geheimwissenschaft im Umriß."

Deutlicher wird dies noch alles, wenn wir auf die Phänomene hinblicken, die bei der Umwandlung der drei allotropen Modifikationen ineinander auftreten:

Die Kohle gilt im allgemeinen als unschmelzbar; erhitzt man sie aber im luftverdünnten Raum auf hohe Temperaturen, so geht sie in einen leicht-flüssigen Zustand über und erstarrt bei rascher Abkühlung zu Graphit.[55]

Es ist also durch die Wärmezufuhr und das Vakuum die Erdenkohle aufgelockert und in frühere Erdenzustände (mondig-flüssig) zurückgeführt worden. Durch die rasche Abkühlung hat das Kohlenstoffliche nicht Zeit gefunden, sich den Erdenverhältnissen anzupassen und ist als Graphit erstarrt.

Nach diesen Prinzipien wird in Amerika Graphit in großen Mengen aus Steinkohle künstlich hergestellt. Statt der Luftverdünnung wird nach Acheson Kieseliges in Form von Quarzsand angewendet.[56]

Bei diesem Vorgang des Schmelzens wird beschrieben, wie die flüssige Oberfläche den Eindruck des Siedens und Brodelns macht und wie da kugelige Gebilde — etwa wie leuchtende Perlen — sichtbar werden. Es scheint hier eine partielle Überführung der Kohle in noch frühere Erdenzustände (sonnig-gasförmig) vorzuliegen. Es ist allerdings bisher nicht bekannt geworden, daß auf diese Weise diese leuchtenden Kugeln als Diamanten erhalten werden könnten. Wenn man aber diese Vorgänge in einem Eisen-Milieu ausführt, also Kohle in flüssigem Eisen auflöst und das Ganze zur Weißglut bringt, dann erscheint bei sehr raschem Abkühlen das erstarrte Eisen mit kleinen Diamanten durchsetzt.[57] Der durch Feuer in den Gasbereich geführte Kohlenstoff durchdringt das weißglühende Eisen. Dieser Zustand scheint durch das erstarrende Eisen festgehalten zu werden. Das Kohlenstoffliche hat dann nicht Zeit, sich über das Flüssige in das Irdische hinein zu entwickeln, sondern verfestigt sich mit Umgehung dieser Entwicklungszustände eben als Diamant. In diesem Zusammenhang kann es auch interessant erscheinen, daß man in Meteoriten gleichfalls kleine Diamanten gefunden hat.[58]

---

[55] A. Lummer: „Die Verflüssigung der Kohle" — 1914.
[56] Chemiker-Zeitung: 1902, 641.
[57] Moissan: Berl. Ber. 26, S. 178.
Moissan: Berl. Ber. 27, S. 155.
[58] Dautwitz: „Einführung in die Meteoriten-Kunde"; Zürich 1922.

Wir haben nun das Zurückführen der Kohle in frühere Stadien der Entwicklung betrachtet. Die Betrachtung eines Vorganges, der den entgegengesetzten Weg darstellt, kann zur Abrundung des Bildes beitragen:

Wenn Diamant unter Luftabschluß zwischen die Elektroden einer galvanischen Batterie gebracht wird, so leuchtet er intensiv auf und verwandelt sich hierbei in schwarze Kohle. Die stofflichen Quantitäten bleiben dabei dieselben. Was sagt diese Erscheinung? Das elektrische Kraftfeld repräsentiert starke Erdenkräfte; durch diese wird der sonnenhafte Diamant herabgezogen in die Erdenverhältnisse und wird zur schwarzen Kohle. Seine Leuchtkraft wird dabei frei als physisch-irdisches Licht.

So kann man sagen: Der Diamant ist erstarrte Erinnerung des Kohlenstoffwesens an urferne lichthaft-gasförmige Erdenzustände, die Rudolf STEINER als Sonnenzustand der Erdenentwicklung bezeichnet. Der Graphit ist die erstarrte Erinnerung des Kohlenstoffwesens an flüssig-bewegte Erdenzustände, die Rudolf STEINER den Mondenzustand der Erdenentwicklung nennt, und die schwarze Kohle endlich hat alle Entwicklungsstufen mitgemacht und hat in sich verborgen alle Fähigkeiten, die das Kohlenstoffwesen zukunftskräftig in die Gegenwart hereinstellen.

☆

Der Diamant ist der Anfang — Adamas, so hieß der Diamant bei den Griechen — und wie Adam den Weg aus dem Paradies zur Erde ging, seine Lichtgesalt in Finsternis hüllend, aber in sich die Keime empfangend zu neuem Menschheitsaufstieg, so trägt die aus dem Lichtbereich stammende Kohle die Möglichkeit zu neuen Metamorphosen in sich, zum Lichte hin.

Das kann man sich klarmachen an Hand der Kohlenstoffverbindungen im Pflanzenreich. Der Läuterungsprozeß der Kohle in der Pflanze kann Bild sein für künftige Entwicklungszustände. Unter dem Einfluß des direkten Sonnenlichtes wird in den grünen Teilen der Pflanze Kohle in Form von Kohlensäure aufgenommen und Stärke gebildet.

Diese Stärke ist also lichtgebundene Kohlenstofflichkeit; sie ist gelockerte, in die lebendige Dynamik eingehende Erdenkohle. Wenn wir sie aufsuchen in der Pflanze, so finden wir sie, abgesehen von der in

Samen und Wurzeln abgelagerten Reservestärke, hauptsächlich im Säftestrom des Stengel-Blattbereiches; ein fließendes, gleitendes Element kommt hier zum Ausdruck. Die Stärke bildet mit Wasser den Stärkekleister, eine kolloidale Lösung, auf die bei der Betrachtung des Graphits hingewiesen wurde. Im Pflanzenleib selber ist die Stärke die unmittelbare Grundlage der Entstehung von Gummi, Dextrin und Pflanzenschleim; sie ist sehr verwandt mit diesen kolloidalen Substanzen.

Nun wirkt auf die wachsende Pflanze weiterhin wärmendes, lösendes Sonnenlicht ein und zaubert die Blüte hervor. Es erscheint die Stärkesubstanz hinaufsublimiert zu den Zuckerstoffen des Nektars und zu all den zarten verströmenden Substanzen des Blütenbereiches wie Duft, Farbe und Blütenstaub. Das Kohlenstoffliche öffnet sich hier in seiner Lichtnatur dem ganzen Kosmos; es drängt sich da der Vergleich mit dem Diamanten auf. Wir möchten sagen: Im Zucker sehen wir eine auf die Diamantenstufe geläuterte Kohlenstofflichkeit im Bereich des Pflanzlichen, wie es in der folgenden Abbildung schematisch dargestellt ist.

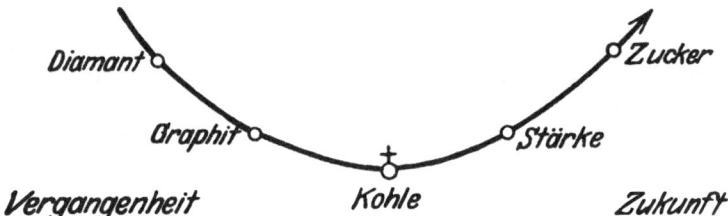

ABBILDUNG 22:
Die Modifikationen des Kohlenstoffs

Es kann im Säftestrom der Pflanze die Stärke auch ergriffen werden von Erdenkräften, um verdichtet zu werden in die Stützsubstanz der Zellulose. Holziges, Wurzeliges wird da gebildet, das schon dem Mineralischen nahekommt; von da ist es nur ein kleiner Schritt zur Rückbildung der schwarzen Kohle.

Es wird im allgemeinen angenommen, daß die Kohlenlager Überreste zugrunde gegangener mächtiger Pflanzenbestände sind. Dabei unterscheidet man Torf und Braunkohle einerseits, Steinkohle und Anthrazit andererseits; während über die Provenienz der ersteren als verkohlte Pflanzenreste kein Zweifel besteht, gehen die Meinungen über die Herkunft der letzteren auseinander.[59]

Die Anwesenheit von Stickstoff in der Steinkohle wird auf die Mitwirkung von Eiweißstoffen beim Steinkohlenbildungsprozeß zurückgeführt, und man diskutiert die Möglichkeit einer tierischen Abstammung der Steinkohle; den Zeitpunkt der Entstehung der Steinkohle legt man in die geologische Periode des Karbon, die an der Wende jener großen Zeiträume liegt, die Rudolf STEINER die hyperboräische und lemurische nennt.[60]

In grandiosen Bildern wird durch Rudolf STEINER der Zustand der damaligen Erde vor uns hingestellt. Es wird geschildert, wie die Erde damals noch eine Gestalt hatte, wo Festes, Flüssiges und Luftiges noch mehr eines waren; alles war von einer Art feinflüssiger, luftiger Eiweißatmosphäre umgeben und durchdrungen. In diese Situation schoben sich aus dem Kosmos herein Pflanzenbilder. Es waren keine physischen Pflanzen, sondern Imaginationen, gewoben aus den Weltgestaltungskräften. Sie leuchteten auf, erfüllten sich mit der atmosphärischen Eiweißsubstanz und lösten sich wieder auf.[61]

Diese lebendige Eiweiß-Atmosphäre ist in der darauffolgenden Erdperiode (atlantische) weitgehend abgetötet worden und zerfallen in die Bestandteile der heutigen Atmosphäre: Kohlenstoff, Stickstoff, Sauerstoff und Wasserstoff. Man kann also sagen, daß unser heutiger Luftmantel der Erde aus den geopferten Überresten einer ehemals lebendigen Eiweiß-Atmosphäre besteht.

---

[59] Lissner: „Forschungen und Fortschritte"; 1931, S. 129.
[60] Eckstein: „Mensch und Gestein"; Basel 1931.
[61] R. Steiner: „Esoterische Betrachtungen"; Dornach 1931 — nach einem Vortrag vom 21. Dezember 1923.

In den vorangegangenen Betrachtungen ist der Kohlenstoff als der Gestaltungsträger in der Natur erkannt worden. Aber so, wie das Kohlenstofflich-Physische sein Wesen in den Gestaltungen der Natur ausprägt, so webt es geistig als Gestaltungskraft in den Weltgedanken-Bildern (Imaginationen). Wir können uns denken, daß das von Rudolf Steiner geschilderte Aufleuchten der Pflanzenurbilder in der Eiweiß-Erdatmosphäre getragen ist von dem Geistigen des Kohlenstoffes. Der physische Niederschlag dieses Vorganges wurde im Laufe der verflossenen Weltenzeitalter zu dem, was wir heute als Steinkohle (Anthrazit) kennen. In noch früheren Weltenzeiten war es der Kiesel als Bruder des Kohlenstoffes. Kiesel und Kohle stehen im Periodischen System unmittelbar untereinander.

Wenn man die Läuterungs-Metamorphosen zu Stärke und Zucker im lebendigen Organismus der Pflanze anschaut, so muß man auch noch des unterirdischen Gegenbildes gedenken. Wenn wir unter der Erde nach einem Stoff suchen, der sozusagen Kohle in flüssiger Form darstellt, so finden wir das Erdöl. Das Petroleum zeigt phänomenologische Zusammenhänge mit der Stärke. Es ist das Gegenbild der lebendigen Stärke. Die chemische Struktur des Petroleums ist der Stärke bzw. den Kohlehydraten verwandt.

$$
\begin{array}{cc}
\begin{array}{c}
H-C=O \\
\vdots \\
H-C-OH \\
\vdots \\
H-C-OH \\
\vdots \\
H-C-OH \\
\vdots \\
H-C-OH \\
\vdots \\
H-C-OH \\
\vdots
\end{array}
&
\begin{array}{c}
H \\
\vdots \\
H-C-H \\
\vdots \\
H-C-H \\
\vdots \\
H-C-H \\
\vdots \\
H-C-H \\
\vdots \\
H-C-H \\
\vdots \\
H-C-H \\
\vdots
\end{array} \\
\text{Kohlehydrat} & \text{Erdöl} \\
\text{(Stärke)} & \text{(Petroleum)}
\end{array}
$$

Doch ist aus dem Petroleum die Lebensmöglichkeit gewichen; es ist frei von Sauerstoff, den wir als den Lebensträger schon des öfteren dargestellt haben.

Die höheren Fraktionen des Erdöles sind hochviskos, gelatinös und dem kolloidalen Zustand verwandt. Petroleum-Produkte wie Vaseline und die hochmolekularen Schmieröle werden vielfach mit Graphit verarbeitet und stellen so die besten Schmiermittel in der Maschinentechnik dar. Wir sehen, wie da in der Praxis auch die Beziehung zum Graphit sichtbar wird.

Aber das Fließende, Gleitende, Bewegliche erschöpft sich beim Petroleum nicht nur in diesen Phänomenen, das Erdöl und seine Produkte dienen als Treibmittel der modernen Explosionsmotore (Diesel-, Benzin-, Rohöl-Motore). So ist das Beweglich-Bewegende zum Explosiven geworden und, vom menschlichen Intellekt in das Eisen hineingebändigt, zur Basis der modernen Maschinentechnik geworden.

Eine weitere unterirdische Metamorphose des Kohlenstofflichen ist das Erdwachs oder der Asphalt. In diese Kategorie gehören auch die aus der Steinkohle bei der Trocken-Destillation gewonnenen Teere. Man kann hier erleben — wie es bereits schon einmal dargestellt wurde — ein unterirdisches Spiegelbild des Blütenhaften.[62] Was in der Pflanze im lebendigen Wachstumsprozeß dem Lichte zuströmt — Zucker, Duft, Farben und heilende Kräfte schaffend —, das entlockt der menschliche Intellekt auf der unterirdischen Spiegelebene dem Teer und den Teerprodukten. Mit unerhörtem Scharfsinn, mit fast mathematischer Exaktheit erzeugt die chemische Industrie aus dem Teer das Saccharin und sonstige synthetische Süßstoffe, synthetische Riechstoffe (Parfums), die Teerfarben und die synthetischen Heilmittel (Chemotherapie) (siehe auch Kapitel VIII).

Die Blüte öffnet sich dem Licht und den Weltgestaltungskräften. Der Kohlenteer öffnet sich den Gestaltungskräften des menschlichen Intellektes.

Wollen wir das vorhin gegebene Schema vervollständigen, dann müssen wir es wie in Abbildung 23 darstellen.

✣

Die Kohle hat eine starke Beziehung zum Sauerstoff. Der Ausdruck dieser Beziehung ist die Kohlensäurebildung. Wir haben die Kohle in der festen Erde und den Sauerstoff im Luftkreis. Zwischen beiden besteht die erwähnte Relation, die zur Bildung der Kohlensäure führt.

---

[62] R. Hauschka: „Ernährungslehre", S. 203.

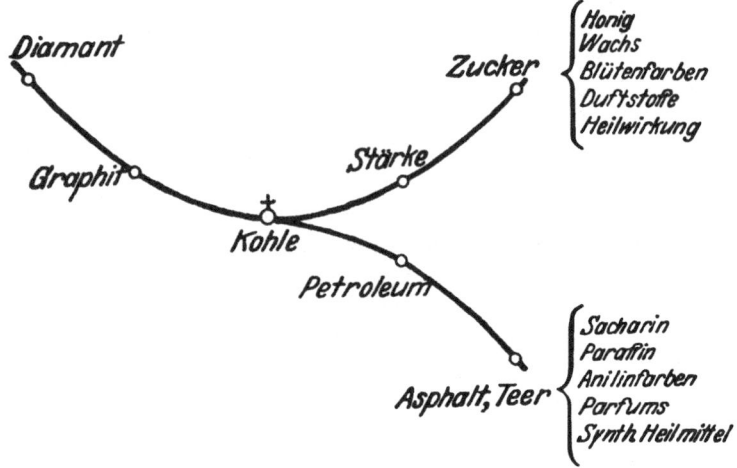

ABBILDUNG 23:
Die Metamorphosen des Kohlenstoffs

Die Kohlensäure ist das schwerste Gas der Atmosphäre und befindet sich daher zum größten Teil an der Erdoberfläche, zum Teil auch unter der Erde in Grotten und Höhlen; vor allem auch gebunden an alkalische Erden in den Kalkgebirgen und als Bikarbonat in den Quellen, Flüssen und Meeren.

Es ist aufschlußreich, auch die Kohlenstoffverteilung im Erdenkörper sich einmal zu vergegenwärtigen:

Man hat die Menge der Steinkohle in der Erde auf 100 Milliarden Tonnen geschätzt.[63] Die Menge des als Kohlensäure in der Erde, Luft und im Wasser vorhandenen Kohlenstoffes ist etwa eineinhalbmillionenmal so groß.[64]

Setzt man die Steinkohlenmenge der Erde = 1, so ergibt sich das folgende Verhältnis:

---

[63] Chatelier, Paris 1908. [64] Müller-Pouillets: „Meteorologie".

Kohlenstoff als Kohlensäure	in Atmosphäre:	8
	in Hydrosphäre:	480
	in fester Erde:	1 600 000
Steinkohle		1

Man sieht, wie das, was sich zwischen Kohle und Sauerstoff abspielt, bestimmend ist für Gestalt und Lebensprozesse des Erdenleibes.

Ein ungeheuer großer Teil des Kohlenstoffes hat Anteil an der Bildung der Kalkgebirge. Hier ist der Kohlenstoff festgelegt, mehr oder weniger unbeweglich; aber durch die Verwitterung der Silicatgesteine unter dem Einfluß der atmosphärischen und hydrosphärischen Kohlensäure schreitet die Bildung der Karbonate weiter fort. Gleichzeitig tritt aber dadurch auch das Kiesel-Element stärker hervor. An dem Beispiel der Verwitterung des Feldspates kann das klar werden.

$$CaO \cdot Al_2O_3 \cdot 6\,SiO_2 + CO_2 + 2\,H_2O$$
$$\text{Feldspat} \quad \downarrow$$
$$Ca\,CO_3 + Al_2O_3 \cdot 2\,SiO_2 \cdot 2\,H_2O + 4\,SiO_2$$
$$\text{Kalk} \quad + \quad \text{Ton} \quad + \quad \text{Kiesel}$$

Was bedeutet diese Verwitterung der Urgesteine?

Die Erde wird alt und verkalkt; aber in diesem Abbauprozeß sehen wir eine Dreiheit von Stoffen entstehen, die die Möglichkeit zu höherem Leben gibt. Kalk und Kiesel sind Polaritäten. Während wir im Kalk das erdige Prinzip erkennen können, erscheint uns der Kiesel unbeschwert von Erdenmaterie, ungetrübt und durchsichtig, aus dem Licht gebildet. So wie die Kohle die organische Natur innerlich strukturiert, so zeigt der Kalk die mannigfaltigsten Erdenformen wie sonst kein anderes Mineral. Den Bergkristall hingegen finden wir verwandt der Lichtnatur des Diamanten. Dazwischen bildet der Ton das vermittelnde Element. Er hat nicht die Formenstarrheit des Kalkes und nicht die Lichthaftigkeit des Kiesels; er ist flüssigkeitsverwandt, plastisch, beweglich, dem Wesen des Graphits befreundet. Er wird beispielsweise in der Technik mit Graphit gemischt auf Bleistifte verarbeitet.

Kalk, Ton und Kiesel repräsentieren Kräfte, die das Pflanzenreich organisieren. Wir wissen aus der landwirtschaftlichen Praxis, daß der Kalk der Entwicklung der irdischen Teile der Pflanze, besonders der Wurzel, dient. Das Massigwerden, die Substanz, bewirkt der Kalk. Dagegen fördert der Kiesel die Entfaltung der strahligen, luftigen, lichten Teile der Pflanze, insbesondere der Blüte; zarte, linienhafte Formen bewirkt der Kiesel. Der Ton aber zeigt Beziehung zum Blatt-Stengel-Bereich. Tonboden bewirkt eine starke Blattentfaltung und einen gesteigerten Säftestrom. Von dem gewählten Gesichtspunkt aus erscheint uns die Dreiheit: Kalk — Ton — Kiesel wie eine Spiegelung der Dreiheit: Kohle — Graphit — Diamant. Die Qualitäten der drei Kohlenstoff-Modifikationen sehen wir da in diesen Gesteinen wie einen Abdruck gemeinsamer Urformen.

Die Kohlensäure der Hydrosphäre ist beweglicher. Die löslichen Bikarbonate des Kalkes und der Magnesia spalten sich leicht in freie Kohlensäure und unlösliches Karbonat. Sie streben also auf der einen Seite ins Feste und auf der anderen Seite ins Luftförmige; sie haben so auch eine Dreiheit in sich veranlagt, vermittelnd zwischen Erde und Luftkreis. Aber das eigentlich Bewegte spielt sich ab in der Atmosphäre, da ist ein stetiges Hinauf und Herunter, differenziert durch die Lebensprozesse der Pflanzen und Tiere; da lebt sich aus das Wechselspiel zwischen Erdenkohle und dem Sauerstoff des Luftkreises als Atmungsprozeß des Erdenorganismus'.

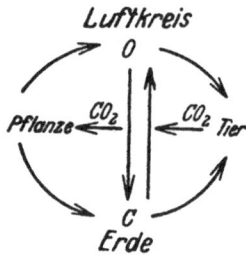

ABBILDUNG 24:
Die Dynamik des Kohle-Sauerstoffkreislaufes der Erde

Aus Erdenkohle und Luft-Sauerstoff bildet sich die Kohlensäure. Die Pflanze nimmt durch die Assimilation die Kohlensäure aus der Luft auf und spaltet sie in Sauerstoff, den sie abscheidet, und Kohlenstoff, der in mancherlei Metamorphosen ihr Gestalt und Leben gibt und unter Umständen schließlich als schwarze Kohle wieder rückgebildet wird.

Das Tier nimmt die Kohle in Pflanzenform als Nahrung auf und atmet diese als Kohlensäure wieder aus — den Sauerstoff atmet es ein.

Es sind also zwei ineinander verschlungene Kreisläufe, die einander entgegengesetzte Prozesse umfassen. Das Tier löst den Kohlenstoff auf, die Pflanze fixiert ihn. In dem einen Vorgang prägt sich ein Tierwerdeprozeß aus, in dem anderen das Entgegengesetzte — ein Enttierungsprozeß.

Betrachten wir die Vorgänge in der Pflanze mit Bezug auf den aufgenommenen Kohlenstoff: Es findet da eine Entluftung statt. Aus der Kohlensäure wird die Kohle herausgenommen und die Stärke gebildet — Luft wird ausgeschieden. Dieses in einer intimen Weise betrachtet, kann auf manche Geheimnisse des Pflanzenseins hinführen. Was bedeutet dieses Abdämpfen des Luftseins innerhalb der Pflanze? Was können wir wahrnehmen als Gegenprozeß zu diesem Abdämpfen der Luft?

Wir stoßen da auf ein allgemein gültiges Gesetz: Die Entwicklung zu höheren Formen des Daseins geht immer parallel mit der Entwicklung und Absonderung niederer Daseinsformen, und so, wie das Licht den Schatten wirft, so verhält sich die aufleuchtende Blüte zu den Luftabsonderungsvorgängen der Pflanze: Leuchtkraft als Ergebnis der Entluftung.

Viele Vorgänge im Physikalischen bestätigen uns diese Anschauung. Man denke nur an die Geißlersche Röhre, die Erscheinung des Blitzes usw. Die Luft ist im Sinne Goethes gegenüber dem Licht „Trübe". Es wäre ein Irrtum, zu glauben, daß die Entwicklung geradlinig vor sich ginge. So, wie die Pflanze nicht von der Wurzel aufwärts oder von der Blüte nach abwärts wächst, sondern vielmehr von der Mitte die Blüte nach oben entfaltet und die Wurzeln nach unten treibt, so finden wir alle Entwicklung in der Welt von einer Mitte ausgehend.

Die Assimilation der Pflanze ist ein wunderbarer Prozeß, und die Wissenschaft hat sich große Mühe gegeben, ihn zu verstehen. Die Tatsache, daß man in einzelnen Pflanzenteilen Formaldehyd findet, hat zu der Annahme geführt, daß die Aufnahme der Kohlensäure über den Formaldehyd geht und durch Polymerisation immer kompliziertere Stoffe enstehen. So geradlinig geht aber auch hier die Stoffes-Metamorphose nicht vor sich. Wo Formaldehyd gefunden wird im Pflanzenreich, ist er Abbauprodukt. Bei der Assimilation entsteht schlagartig Stärke, die sich nach oben hin wandelt zum Zucker, nach unten hin zur Zellulose. Dieses Entwicklungsprinzip von einer Mitte aus finden wir immer wieder dargestellt in Rudolf STEINERS Kosmogonie, wo von einem Saturn-Wärme-Zustand aus, über Sonne und Mond, die Erde sich entwickelt, indem aus dem Saturn-Feuer nach oben hin die Weltenkräfte Licht, Chemismus und Leben, nach unten hin — gleichsam als Schatten — die Elemente Luft, Wasser und Erde sich bilden. (Vergleiche auch Kapitel III über die Schöpfung.)

Wenn wir die Pflanze in ihrer Blütenbildung betrachten, kann sie uns da nicht als Bild größerer Rhythmen erscheinen? Empfinden wir nicht die Blüte als einem außerirdischen Lichtbereich angehörig?

So wie der Kohlenstoff die Entfaltung innerhalb des Pflanzenreiches regelt, so können wir ihn als Regulator für das gesamte Luft-Sein der Erde ansehen. Rudolf STEINER schildert in einem Vortrag für Ärzte[65]: „Die Erde ist umgeben von Luft, da oberhalb der Luft kommt etwas anderes und jenseits davon haben wir den Gegenpol der Luftzone da, wo sich alles entgegengesetzt verhält, was in unserer Luftzone vor sich geht und indem da entluftet wird — das Luft-Sein aufgehoben wird —, geht aus dieser Zone — wie aufschießend durch die Entluftung — dasjenige hervor, was uns als Licht zugesandt wird. Unser irdisches Licht kommt aus dieser Zone; da schießt es auf, da wird es erzeugt, da wächst es wie bei uns auf der Erde die Pflanzen." So sehen wir unsere Luft durchleuchtet aus einem Lichtbereich, der mit dieser Luftzone in einem genetischen und funktionellen Zusammenhang steht. Es ist dies wiederum das Bild eines größeren Rhythmus', nämlich der Sonnenzeit der Erdenentwicklung. Die erstarrte Erinnerung daran ist der Diamant.

Wenn wir das Tier betrachten, so können wir sagen, es erscheint uns als eingestülpte Pflanze. Die Pflanze nimmt die Kohlensäure herein und entluftet sie; das Tier nimmt die Luft herein und entkohlt sie. Wie bei der Pflanze als Ergebnis der inneren Entluftung die Blüte nach

---

[65] R. Steiner: „Vorträge für Ärzte"; Dornach 1920 (Geisteswissenschaft und Medizin).

außen hin aufleuchtet, so leuchtet beim Tier als Ergebnis der äußeren Entluftung innerlich etwas auf, was wir als die Empfindungsfähigkeit des Tieres ansprechen können. Dieses mündet ein in einen zweiten Vorgang, den wir beim Tier beobachten können: Das Tier nimmt den Kohlenstoff in flüssiger Form als Nahrung auf und scheidet Wasser aus Was kann uns diese Wasserabscheidung sagen? Zunächst sehen wir, wie die Muskeln, die aus dem Blute des Tieres heraus sich verdichten, also aus dem Flüssigen gerinnen, wie diese Muskeln dem Tiere die Bewegungsfähigkeit geben. Aber das ist nur äußerer Anschein, denn der Muskel würde sich nicht bewegen, wenn nicht eine Kraft ihn bewegen würde. Welche Kraft ist das?

So, wie wir bei der Pflanze die Luftabscheidung studierten und zum Licht als Gegenprozeß kamen, so können wir von der Wasserabscheidung zu einer anderen Weltenkraft kommen, die Rudolf STEINER den Chemismus nennt. Es ist hier schon einmal ausgeführt worden, daß das, was wir heute auf Erden als Chemie bezeichnen, nur ein Spiegelbild dessen ist, was draußen im Weltenraum umfassend als ordnende Weltenkraft in der Bewegung der Sterne sich offenbart. Ordnende, tönende Bewegung ist es, die auch unserer hörbaren Musik zugrunde liegt und die hereingeholt ist in die Muskelsubstanz; und wieder weist uns das Tier auf den größeren Rhythmus der Erdsphären. So, wie der Luftzone der Erde jenseits ein Lichtbereich entspricht, so ist der Gegenpol der Flüssigkeitszone ein Bereich, in welchem die chemischen Kräfte aufstrahlen. Und wieder weist uns dieses auf einen noch größeren Rhythmus hin, den wir als die Mondenzeit der Erde kennen. Die erstarrte Erinnerung daran ist der Graphit. Man findet den Graphit in der Natur in langgestreckten kristallinischen Aggregaten, die wie fließende Faserbündel dem Muskel gleichen.

Wenn wir nun den Menschen erkennend betrachten, so finden wir, daß er Pflanze und Tier in sich trägt, aber beherrscht durch ein noch höheres Prinzip. So, wie die Pflanze Luft abscheidet und in Licht erstrahlt, so, wie das Tier Wasser abscheidet und in ihm als Gegenprozeß die geordnete Bewegung auftritt, so scheidet der Mensch das Erdige aus; er scheidet den kohlensauren Kalk nach innen ab und bildet das feste Knochen-Skelett, das Symbol des Todes. Dafür kann etwas aufleuchten, was das Gegenteil des Todes ist: die lebendige Vernunft. Es ist nicht nur ein Leben, das sich im Sprießen und Sprossen irdischer Lebewesen erschöpft — das ist wieder nur eine irdische Spiegelung der Lebenssphäre des Umkreises, genau so, wie die irdische Chemie nur eine Spiegelung des außerirdischen Bereiches der Weltenordnung ist —, dieses aufstrahlende Leben ist eine Kraft, die den Menschen verbindet mit den Weltgestaltungskräften, mit der Welt der schöpferischen Ideen, mit dem Welten-Sinn. Es erinnert uns dieses wieder an das Bild von Blüte und Same. Die Blüte verströmt in's Unmaterielle, in den Umkreis hinaus, während gleichzeitig der fast mineralische Same abgeschieden wird; es leuchtet die Idee der Pflanze im Umkreis auf. Der Same verhält sich zum Urbild der Pflanze so, wie das Knochen-Skelett zur Welten-Vernunft.

Gewiß muß gesagt werden, auch das höhere Tier hat ein Knochen-Skelett; aber dieses Skelett ist verzerrt, hinausgeschleudert aus den Raumesrichtungen, wie vorzeitige, mißlungene Versuche mutet das Tier-Skelett an. Allein der Mensch stellt sich mit seinem Skelett so frei in den Raum, daß er die Schwere überwindet. Die Überwindung des Todes leuchtet als Weltenleben, d. h. als lebendige Geisteskraft in unserer Vernunft auf. Und kann diese Geisteskraft auch auf Lichteswegen den Leib ganz ergreifen, so leuchtet sie auf im „Inkarnat", jener geheimnisvollen Farbe, die Rudolf STEINER schon als auf der Grenze zum Übersinnlichen stehend bezeichnete; es ist das „Pfirsichblüt" — was auch wieder nur eine annähernde Ausdrucksweise ist —, der aufgelöste „Purpur" GOETHES. Seine Entstehung wird von Rudolf STEINER dynamisch angegeben als Ineinanderschwingen von Schwarz und Weiß mit einstrahlendem Rot — ein Bild für die Tatsache, daß ein Höheres entsteht aus den ineinandergeschlungenen Lebens- und Todeskräften.— So weist uns wieder des Menschen Todes- und Auferstehungskraft hin auf den größeren Rhythmus von fester Erde und der außerirdischen Weltgedanken-Sphäre als Quintessenz des gegenwärtigen Erden-Zyklus'. Ein sichtbarer Ausdruck dessen ist die schwarze Kohle.

☆

Nun trägt der Mensch alles, was bisher geschildert wurde an Lichtbildung, an originärem Chemismus und Lebensbildung in sich. In seine Organ-Systeme hat er dasjenige hereingeholt, was aufschießt in den Sphären des Umkreises als Gegenprozeß der Entluftung, der Wasserabscheidung und der Erdbildung. Wenn wir dasjenige Organ-System im Menschen aufsuchen, das mit dem Abbau des Kohlenstoffes in der

Weise zu tun hat, daß er sich im Luftbereich abspielt, so finden wir die Niere. Die Niere schafft fortwährend den Sauerstoff weg; mit den Sauerstoff-reichen Kohlenstoffverbindungen des Urins entluftet sie den Organismus und erzeugt so das Bedürfnis zu neuer Sauerstoff-Einatmung. In der Lunge vollzieht sich nur die Konsequenz dessen, was durch die Niere und die Blase veranlaßt wird. Der funktionelle Zusammenhang zwischen Atemnot und Stauniere sowie die Beeinflussung mancher Blasenleiden durch den Sauerstoffgehalt der Luft, deuten daraufhin. Wir können uns Niere und Blase als Saugorgane vorstellen, in denen fortwährend entluftet wird. Da kann das originäre Licht aufstrahlen nach dem oberen Menschen hin als Träger seiner Seelenfähigkeiten. Die organische Grundlage für dieses Lichtleben ist das Sinnes-Nerven-System; wenn wir in das Auge eines Menschen blicken, leuchtet uns dieses Licht, das seine Seele trägt, entgegen.

Wenn wir nach dem Organ im Menschen suchen, das etwas von derjenigen Sphäre in sich hat, wo der Ursprung der chemischen Aktionen liegt, so finden wir die Leber. Rudolf STEINER sagt in einem Vortrag für Ärzte: „Studieren Sie die merkwürdige Tätigkeit, welche die Leber im menschlichen Organismus entfaltet, allen Anteil, den sie hat auf der einen Seite, indem sie wie saugend wirkt für die Beschaffenheit des Blutes, auf der anderen Seite, indem sie regulierend wirkt durch die Gallenabsonderung für die ganze Zubereitung der Blutflüssigkeit. Sehen Sie diese ganze ausgebreitete Tätigkeit der Leber an und Sie werden in ihr erblicken müssen dasjenige, was, wenn es zu Ende studiert wird, die wirkliche Chemie gibt, denn unsere äußerliche Chemie ist ja auf der Erde gar nicht in ihrer Wirklichkeit zu finden, die müssen wir als ein Spiegelbild der außermenschlichen chemischen Sphäre studieren, indem wir alle die wunderbaren Wirkungen der menschlichen Leber studieren."

Saugend und absondernd im Bereiche des Flüssigen sehen wir die Leber tätig; da kann aufstrahlen der originäre Chemismus als Träger der geordneten Bewegung. Der organische Funktionsbereich dafür ist das Rhythmische System, die Zirkulation und Muskeltätigkeit, und so, wie der Sog der Niere den Anreiz zur Atmung gibt, so erzeugt die Tätigkeit der Leber den Durst.

Wenn wir die Lunge studieren, so finden wir, daß ihre Funktion als Atmungsorgan eine rein äußerliche ist; ihr inneres Wesen hängt vielmehr zusammen mit der Abscheidung des Festen, zuletzt auch mit der

Bildung des Skelettes. Von der Lunge aus wird der Kohlensäurestrom zur Knochenbildung hin dirigiert, so daß wir in ihr ein Organisationszentrum der Erdbildung erblicken können; dabei bleibt sie selbst in ihrem Aufbau zart und fein, so lange sie gesund ist. Die Verkalkung der Lunge in pathologischen Zuständen und das gleichzeitige Auftreten krankhafter Herde vitalen Eigenlebens geben uns einen Einblick in die verborgene Tätigkeit der Lunge, die eben die Ausscheidung bis in das Erdig-mineralische, als auch des Knochen-Skelettes bewirkt. Dadurch aber kann aufstrahlen das originäre Leben als Träger des gestaltenden und schaffenden Geistes. Der organische Ausdruck dafür ist das Stoffwechsel-System, und so, wie die Niere das Atmungsbedürfnis und die Leber den Durst hervorruft, so bewirkt die Lunge den Hunger.

Wenn wir uns noch einmal vergegenwärtigen wollen, was in diesen Ausführungen dargestellt wurde, so soll die nebenstehende Skizze ein Gerüst dafür sein. (Abbildung 25).

Der Mensch umfaßt also die Naturreiche. Er enthält in seinem Organismus nicht nur die Elemente Luft, Wasser, Erde, sondern auch deren polarische Gegenkräfte: Licht, Chemismus, Welten-Sinn oder Weltenleben, indem er die Elemente fortwährend ausscheidet. Aber wodurch ist der Mensch ein so umfassendes Wesen, daß es ihn selbst zum Schöpfer eines Mikrokosmos' werden läßt? Es ist das Feuer, das er in sich trägt, jenes Feuer, das in urfernen Vergangenheiten aus der Substanz des waltenden Willens höherer Wesenheiten heraus die Uranfänge unseres Erdplaneten inaugurierte. Rudolf STEINER nennt diese Urzeit der Erdenentwicklung das Saturn-Dasein der Erde. Die Erde war da ein differenzierter Wärmekörper, aus dem heraus in den folgenden Zuständen — Sonne, Mond, Erde — alles entstanden ist nach oben und nach unten. So trägt der Mensch auch eine Mitte in sich: einen Wärmeorganismus, der ihn anschließt an den Schöpfungsanfang. Wohl kann man sagen, auch das warmblütige Tier hat Wärme in sich, aber diese Wärme ist, wie wir wissen, abhängig von der Temperatur der Umgebung. Die Körpertemperatur der Tiere schwankt mit den Bedingungen der Umwelt; es erscheint uns die Wärme des Tieres erborgt von der Außenwelt. Es ist da, ebenso wie bei der Skelettbildung, unvollkommener Nachahmer des Menschen. Allein der Mensch kann dieses Feuer als seinen ureigenen Besitz ansehen, als den Kern und Samen seines Wesens. Dieses findet seinen Ausdruck in der konstanten Körper-

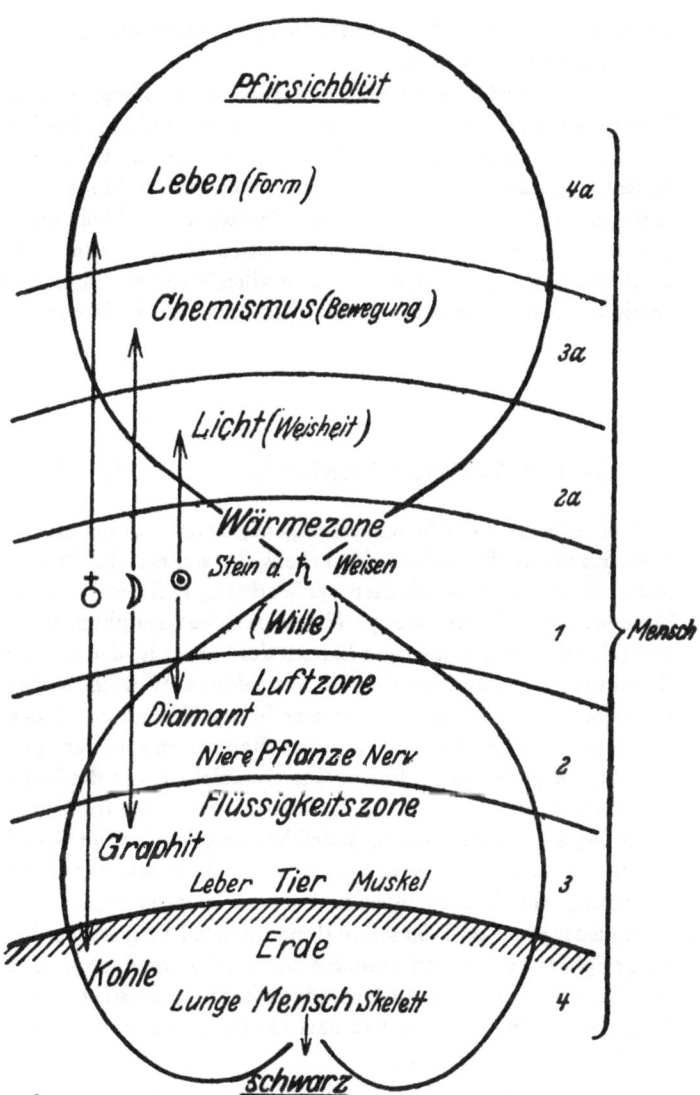

☿ ☽ ☉ ♄ bedeuten hier die Entwicklungszustände der Erde (vergl. Geheimwissenschaft) nicht die heutigen Planeten.

ABBILDUNG 25:
Die Signatur des Kohlenstoffs

temperatur von 37° C, die unabhängig ist von allen Schwankungen der Umweltstemperaturen. Dieses Feuer schließt ihn aber nicht nur an das Schöpfungsfeuer des Uranfanges an, sondern in diesem Feuer schießen auf die schöpferischen Impulse, die die Zukunft gestalten. Die Menschheit steht in diesem Erdenzyklus an einem Wendepunkt ihrer Entwicklung. Künftige Erdenzustände werden — ebenso wie der künftige vollkommene Menschenleib — diesen Impulsen entsprechend gestaltet sein. Der Ausdruck dieser Zukunftsgestaltung ist in allen Weisheits-Schulen als der „Stein der Weisen" bezeichnet worden, als der „weiche Diamant".

XIV
DER ÄTHERISCHE RAUM UND DIE PFLANZE

Vom Mineral zur Pflanze aufsteigend, treten wir aus dem physischen Raum in die Sphäre des Lebens, in welcher die Pflanze ihre charakteristischen Eigenschaften des Wachsens, Blühens, Fruchtens und Werdens erhält. Unsere heutige Wissenschaft hat den physischen Raum weitgehend erforscht, aber der Bereich des Lebens ist der menschlichen Erkenntnis bis heute noch ziemlich verschlossen. Weil der Mensch den physischen Raum kennt, ist er immer in der Versuchung, Lebensprozesse durch die Gesetze des physischen Raumes zu erklären. Er projiziert die chemisch-physikalischen Gesetzmäßigkeiten in die Sphäre des Ätherischen; das gibt Anlaß zu den schwerwiegendsten Irrtümern.

Seit Beginn des naturwissenschaftlichen Zeitalters hat im Grunde nur GOETHE versucht, durch Schaffung neuer Denkformen in Polarität und Steigerung jene Gesetze zu erforschen, die in seiner Metamorphosenlehre niedergelegt sind. So soll auch nachstehend versucht werden, diejenige Sphäre exakt zu erfassen, die wir mit George ADAMS, der diesen Begriff zuerst wissenschaftlich geprägt hat, den ätherischen Raum oder Gegenraum nennen wollen.[66] Es darf nicht erschrecken, wenn wir dazu die Mathematik zu Hilfe rufen.

Die Geometrie des physischen Raumes ist uns durch die euklidische Geometrie geläufig geworden, und wir wollen an einigen einfachen

---

[66] George Adams — Olive Wicher: „The plant between Sun and Earth"; Goethean Science Foundation, Clent 1952.

Beispielen untersuchen, wie sich der physische Raum vom ätherischen unterscheidet.

Wir haben gelernt, daß der Kreis oder die Kugel der geometrische Ort aller Punkte ist, die von einem Punkt gleich weit entfernt sind. In der Tat, wenn wir einen Kreis exakt zeichnen wollen, nehmen wir einen Zirkel zu Hilfe und zeichnen um einen Mittelpunkt eine Linie, die aus Punkten besteht, die von diesem Mittelpunkt alle gleich weit entfernt sind. Wir können die Spannweite des Zirkels vergrößern und erhalten einen zweiten Kreis, der den ersten umschließt; wir können den Radius beliebig vergrößern und erhalten so eine quellende Schar von Kreisen, die alle Repräsentanten des physischen Raumes sind. Solche Gebilde, die nichts anderes kennen als ihren eigenen Mittelpunkt, muten uns an wie eine egoistische Wesenheit; wir können sie ansprechen als das Sinnbild des niederen Ich.

Bereits in der zweiten Hälfte des vorigen Jahrhunderts haben Mathematiker einen Zweig der Geometrie entwickelt, den man heute die sogenannte „synthetische Geometrie" nennt, und welche George ADAMS bis zur Bildung der Begriffe „ätherischer Raum" oder „Gegenraum" weiter entwickelt hat. Mit ihrer Hilfe lassen sich geometrische Gesetzmäßigkeiten finden, die uns ganz neue Ausblicke in das Wesen des „Ätherischen" gestatten.

Wir wollen uns nun einen Kreis vorstellen, der von seinem Mittelpunkt noch nichts weiß. Innerhalb dieses Kreises wählen wir einen beliebigen Punkt. Durch diesen Punkt ziehen wir eine Sehne. Die Sehne schneidet den Kreis in zwei Punkten. Legen wir in diesen zwei Punkten Tangenten an den Kreis, dann schneiden sich die beiden Tangenten in einem Punkt außerhalb des Kreises. (Siehe Abbildung 26).

Wir können nun durch den von uns gewählten Punkt innerhalb des Kreises mehrere Sehnen ziehen und jede dieser Sehnen wird den Kreis jedesmal in zwei Punkten schneiden. Die Tangentenpaare in den Schnittpunkten schneiden sich alle in je einem Punkt außerhalb des Kreises. Wir machen nun die überraschende Entdeckung, daß alle die Schnittpunkte der Tangentenpaare auf einer Geraden außerhalb des Kreises liegen. Wir haben folgendes Ergebnis: Jedem Punkt innerhalb des Kreises entspricht eine Gerade außerhalb des Kreises oder — wenn ich das dreidimensionale Gebilde der Kugel nehme — jedem Punkt innerhalb der Kugel entspricht eine Ebene außerhalb der Kugel. Es ist

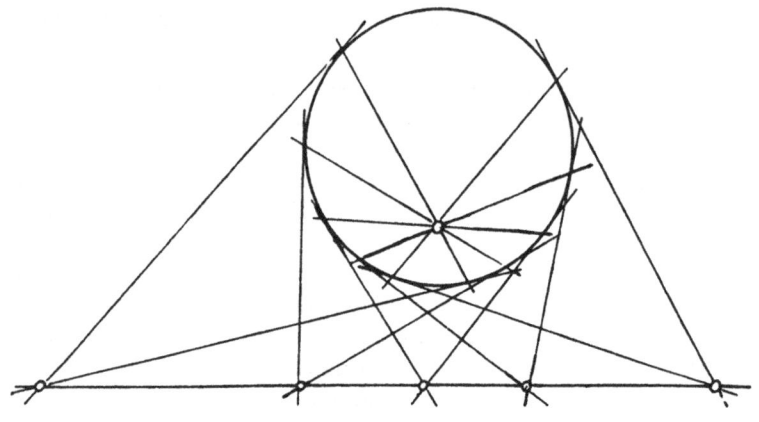

ABBILDUNG 26:
Punkt und Gerade — Innen und Außen — Erde und Kosmos
(Kreis-Sehnen-Tangentenbeziehung)

bedeutsam, wenn wir uns die Vorstellung bilden können: Mit jedem Punkt innerhalb der Kugel strukturieren wir den Raum außerhalb der Kugel; ja, ich könnte demnach sagen: Mit jedem Punkt innerhalb der Erde strukturiere ich das Weltall.

Wir wollen die Möglichkeiten, die sich dabei ergeben, diskutieren.

Rücken wir mit den Punkten an die Peripherie heran, dann nähern sich die Ebenen der Oberfläche der Kugel. Wählen wir schließlich Punkte auf der Peripherie, dann werden die Ebenen zu Tangentialebenen. Wir kommen auf diese Weise zu einem Gebilde, das rundherum eingehüllt ist von Tangentialebenen. Dieser Kreis bzw. diese Kugel ist nicht mehr der geometrische Ort aller *Punkte*, die von einem Punkt gleich weit entfernt sind, sondern wir kommen zu der Vorstellung eines eingehüllten Hohlraumes, der aus dem allgemeinen Weltenraum ausgespart ist. Während wir beim euklidischen Kreis bzw. der euklidischen Kugel unmittelbar an Raumerfüllung denken, müssen wir bei der synthetischen Kugel an Raumaussparung denken. Wir können die euklidische Kugel auch Substanz-erfüllt bezeichnen; die synthetische oder ätherische Kugel hingegen ist Substanz-Aussparung — vom materiellen Gesichtspunkt aus gleichsam leer.

Rücken wir mit den Punkten in das Innere der Kugel, dann entfernen sich die Ebenen von der Oberfläche der Kugel weg in die Ferne, und kommen wir an den Mittelpunkt heran, dann rücken die Tangentialebenen in die Unendlichkeit. Die Sehnen, die wir durch den Mittelpunkt ziehen, werden zu Durchmessern und die Tangenten an den Schnittpunkten schneiden sich im Unendlichen. Es ergibt sich die folgende bedeutsame Situation:

Auf die Frage, schneiden sich die Tangenten im Unendlichen oben oder unten, müssen wir antworten: Sie schneiden sich im Unendlichen oben und unten gleichzeitig, d. h. die Unendlichkeit oben ist dieselbe wie die Unendlichkeit unten.

Wir können durch diesen Mittelpunkt nunmehr auch andere Sehnen (Durchmesser) ziehen — wir haben unendlich viele solcher Möglichkeiten —, und die entsprechenden Tangentenpaare schneiden sich alle im Unendlichen, gleichgültig ob rechts oder links, oben oder unten, und alle diese unendlich vielen Unendlichkeiten sind eine und dieselbe einzige Unendlichkeit. (Siehe Abbildung 27.)

Wir können auch noch die folgende Frage stellen: Wie verhalten sich die Punkte innerhalb der Kugel, wenn die einhüllenden Ebenen entsprechend dem Gesetz der arithmetischen Reihe (im Gleichschritt) ins Weltall hinausrücken? Wir werden finden, daß dann die Punkte sich dem Mittelpunkt nähern, aber nach einer anderen Gesetzmäßigkeit als nach der die Ebenen hinausrücken. Die Intervalle werden immer kleiner und kleiner und nähern sich in immer kleineren Schrittchen dem Mittelpunkt und erreichen diesen Mittelpunkt nie. Der Mathematiker spricht von asymptotischer Annäherung an den Mittelpunkt, das heißt aber nichts anderes, als daß der Mittelpunkt erst erreicht wird, wenn die umhüllenden Ebenen in der Unendlichkeit der Weltenperipherie angekommen sind. Und wir können von einer neuen Unendlichkeit sprechen, nämlich vom unendlich weit nach innen entfernten Mittelpunkt des Kreises bzw. der Kugel; wir müssen feststellen: Die Unendlichkeit im Mittelpunkt ist wieder identisch mit der Unendlichkeit der Weltenperipherie. So erhalten wir von dem so gearteten Kreis bzw. der Kugel einen ganz anderen Begriff als von dem euklidischen Kreis bzw. der Kugel. Während diese letzteren sich in allem und jedem auf ihren physischen Mittelpunkt beziehen, sind die ersteren von der unendlich fernen Weltenperipherie gebildet und auf sie bezogen.

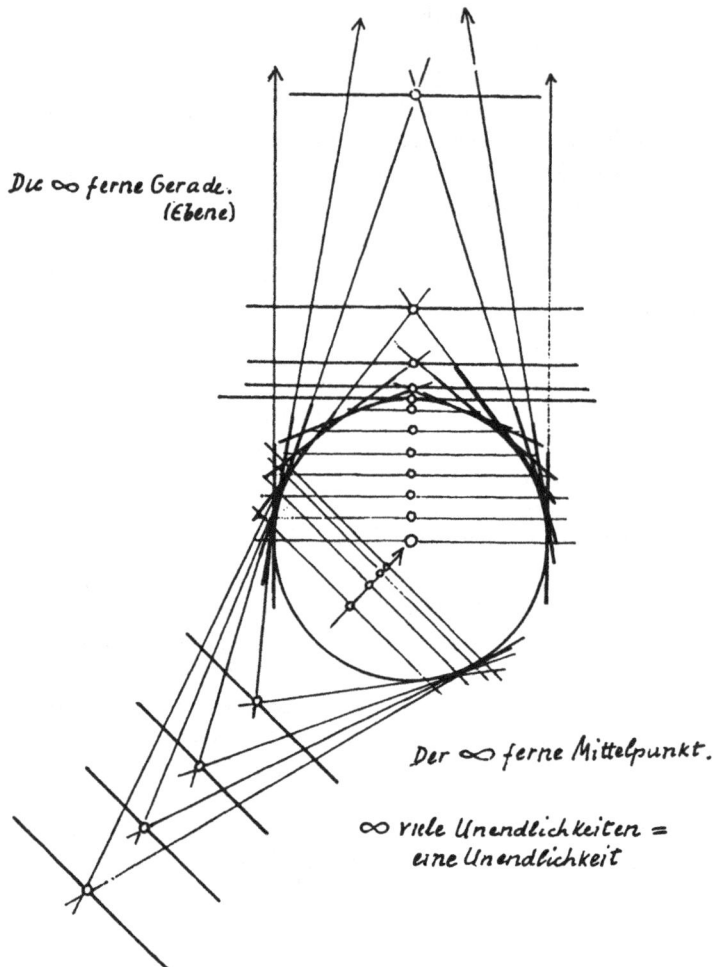

ABBILDUNG 27

Haben wir die euklidischen Gebilde mit ihrem egozentrischen Wesen als Abbilder unseres niederen Ich bezeichnet, so könnten wir das zuletzt beschriebene Gebilde als Symbolum unseres höheren Ich betrachten. Diese Bilder sind bedeutsam.

Warum sind wir Menschen dazu verurteilt, 70 Jahre und mehr in einem physischen Leibe auf einer euklidischen Erdkugel zu verbringen? Die Erde ist eine Erziehungsstätte zur Freiheit; die Erde soll einmal der Kosmos der Liebe werden. Sie kann es aber nur werden auf dem Wege über die Freiheit, und die Freiheit wiederum kann nur im Selbstbewußtsein gedeihen. Wir können z. B. unsere Hand oder unseren Fuß nicht lieben, so lange sie zu uns gehören; wir können nur etwas lieben, wenn wir durch Selbstbewußtsein Abstand davon genommen haben. Es sind dieses etwas schwierige Gedankengänge, aber durch das Studium der „Philosophie der Freiheit"[67] kommt man ihnen doch näher.

Der Egosimus ist daher ein Entwicklungs-Zustand, durch den wir hindurch müssen auf dem Wege zur Freiheit und zur Weltenliebe. Das niedere Ich hat sein Gegenbild im höheren Ich, dem wir uns in der Zukunft immer mehr und mehr nähern werden, je mehr wir lernen aus Freiheit, das heißt aber aus höchster Erkenntnis handelnd, aufzutreten.

Dieser Zustand ist uns heute nur in gnadenvollen Momenten möglich. Wenn wir es vermögen, uns mit der unendlich fernen Weltenperipherie zu identifizieren, dann würde das, was hier nur in diesem mathematischen Bilde ausgedrückt werden kann, eine Intuition im Sinne Rudolf Steiners bedeuten. Dann wäre unser kleines Ich eins mit dem Makrokosmos; wir wären dann auch eins mit dem Repräsentanten des Makrokosmischen Ich, mit dem Christus im ätherischen Raum der Erde, in den hinein Er auferstanden ist. Solange wir aber in unserem gewöhnlichen Bewußtsein leben müssen, werden beide Kreise eine Art Resultierende in uns bilden, und wir werden sehen, daß wir weder nur aus Egosimus noch aus Vollkommenheit handeln, sondern irdisch-menschlich.

So ist es aber auch für alle irdischen Erscheinungsformen. Überall dort, wo physischer Raum und ätherischer Raum ineinanderwirken —

---

[67] R. Steiner: „Die Philosophie der Freiheit"; Verlag Freies Geistesleben, Stuttgart.

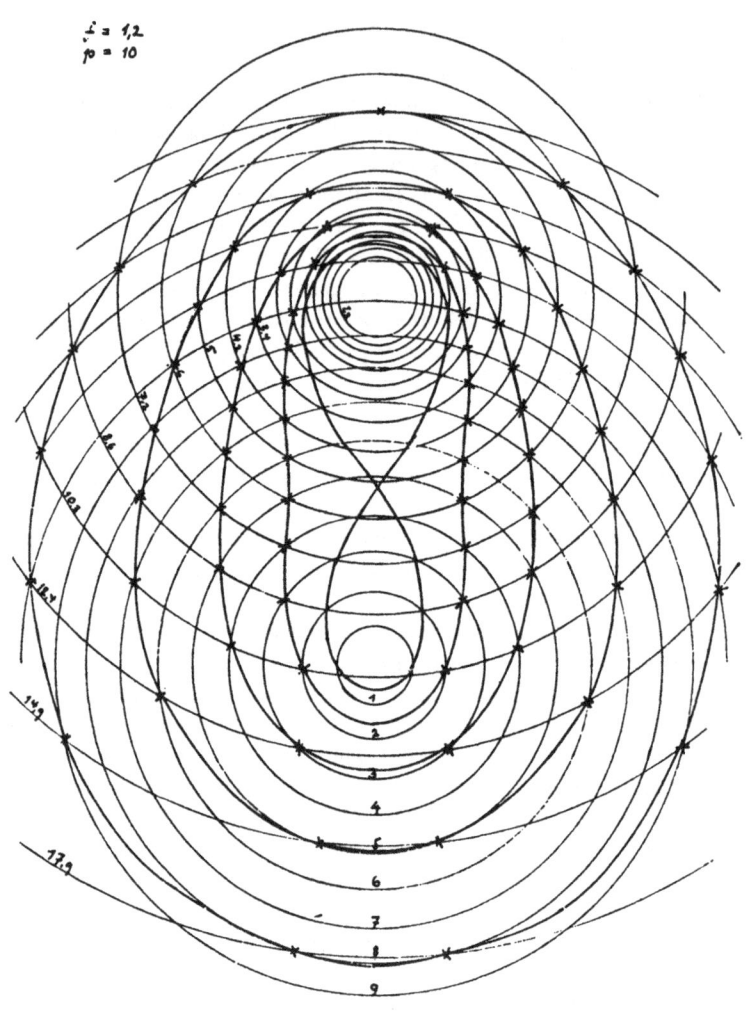

ABBILDUNG 28:
Die Lemniskate — das Resultat der Durchdringung von Sonnenraum und Erdenraum

am reinsten kann das an der Pflanze studiert werden —, wird es sich darum handeln zu untersuchen, wie der euklidische Kreis mit dem aus der Unendlichkeit wirkenden ätherischen Kreis im aktiven Zusammenwirken sich gestalten; da entsteht etwas Neues, Grundlegendes. Nehmen wir an, der euklidische Kreis quillt aus seinem physischen Mittelpunkt heraus nach dem Gesetz der arithmetischen Reihe, das heißt — wie schon erläutert — im irdischen Gleichschritt. Der ätherische Raum hingegen nähert sich dem Irdischen nach dem Gesetz der geometrischen Reihe, das heißt, die Intervalle wachsen nicht schrittweise, sondern sie werden immer größer. Die so erhaltenen Kreisscharen werden sich schneiden und wenn wir die Schnittpunkte miteinander verbinden, erhalten wir die cassinischen Kurven, deren Grenzfall die Lemniskate ist. (Siehe Abbildung 28.)

Diese Lemniskate ist grundlegend für alles physisch-ätherische Zusammenwirken, für das Ineinanderweben von Sonnenraum und Erdenraum. Wenn dem aber so ist, dann müßte jede Pflanze in die lemniskatischen Gesetzmäßigkeiten einzuordnen sein, und siehe da, es ist tatsächlich so. Im oberen Teil der Lemniskate macht sich der ätherische Raum geltend mit seinen einhüllenden, aussparenden Gesetzmäßigkeiten. Jede Knospe ist eine Hülle, die ein Mysterium schützend umhüllt; jede Knospe ist ein Hohlraum, wenn auch in ihr die künftigen Blätter schon zusammengefaltet vorbereitet sind. Der untere Ast der Lemniskate aber repräsentiert den physischen Raum und die Wurzeln quellen aus dem Brennpunkt der unteren Lemniskate nach allen Richtungen radial auseinander. Auf einer landwirtschaftlichen Tagung wurde kürzlich berichtet, daß der Umfang des Wurzelballens ungefähr die Grenzen eines Lemniskatoides ausfüllt. (Siehe Abbildung 29.)

Nach dem ptolemäischen System kreist die Sonne um die Erde; nach dem kopernikanischen System kreist die Erde mit dem ganzen Planetenhimmel um die Sonne. Ist es denkbar, daß beide Systeme nur Erklärungsversuche sind für die noch nicht entdeckte wirkliche Bewegung des Sonnensystems? Nach neuesten Forschungen[68] läuft die Sonne mit großer Geschwindigkeit in der Richtung des Sternbildes Herkules, wo-

---

[68] Mathematisch-Astronomische Sektion der Hochschule für Geisteswissenschaft, Dornach (Schweiz).

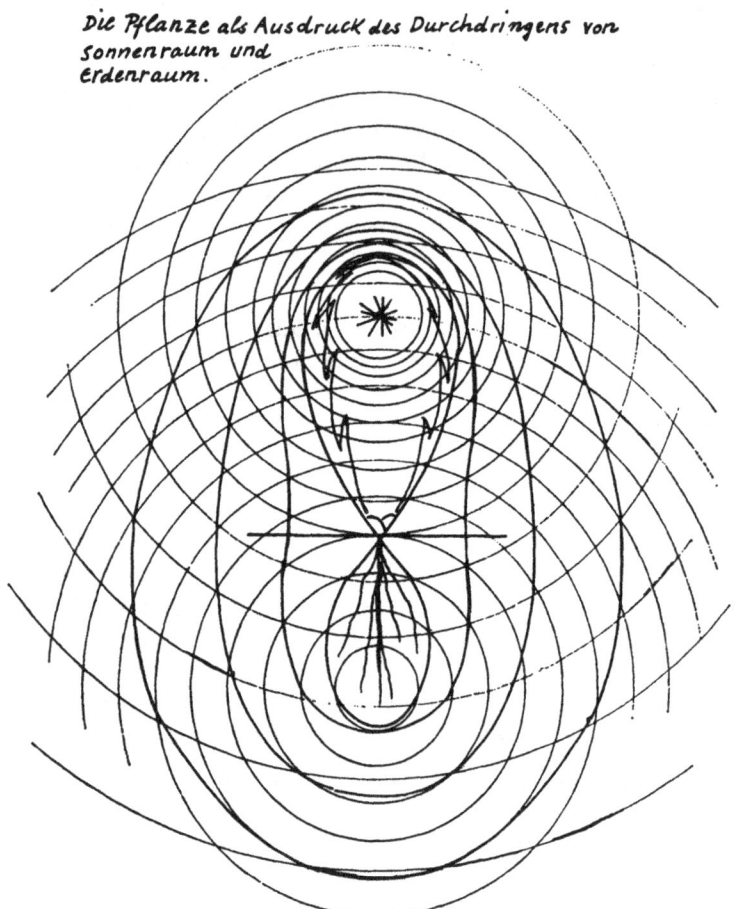

ABBILDUNG 29

bei sie von der Erde und dem Planetensystem in lemniskatischen Bewegungen begleitet wird. Wie dem auch sei, die Erde läuft der Sonne nach, und dieses tut sie nicht geradlinig, sondern in rhythmischen Intervallen. Dieses Ineinanderweben von Sonne und Erde spiegelt sich wider im Wachstum der Pflanze.

Blicken wir hin auf Abbildung 29, dann geschieht im Wesen Pflanze — in welchem das Spiel zwischen Sonne und Erde sich widerspiegelt — genau dasselbe: Der Erdenbrennpunkt der Lemniskate läuft dem Sonnenbrennpunkt nach. Genau so, wie draußen im Kosmos die Erde sich der Sonne zu nähern versucht, so nähert sich in der Pflanze der Erdenbrennpunkt von Knoten zu Knoten dem Sonnenbrennpunkt der Lemniskate. Ist ein Knotenpunkt erreicht, so schlingt sich um die beiden Brennpunkte eine neue Lemniskate und ein neues Wachstum beginnt; dabei legen sich die ersten Hüllen der Knospe zur Erde — sie fallen sozusagen aus dem Sonnenraum heraus in den Erdenraum. Jeder, der ein Gärtchen hat, weiß, daß der Salat, wenn er auswächst, ungenießbar wird; die Blätter, die den Salatkopf umschließen, sind zart und eßbar, solange sie im Sonnenraum eingehüllt sind. Die aus dem Sonnenraum herausgefallenen Blätter werden auch substantiell dicht und zäh. (Siehe Abbildung 30.)

Dieses Spiel wiederholt sich beim nächsten Knoten. So nähert sich der Erdenbrennpunkt Knoten um Knoten — wobei die Abstände immer kleiner werden — dem Sonnenbrennpunkt. Es ist auch hier wieder so, daß die Erdenbrennpunkte sich asymptotisch dem Sonnenbrennpunkt nähern. Die Erde würde die Sonne nie erreichen, wenn sich die Sonne der Erde nicht neigen würde. Es gehört zu den tiefsten Geheimnissen des Pflanzenwesens, daß in sie eingeschrieben ist das große Entwicklungsgesetz der Erde. SCHILLER ahnte es wohl, wenn er sagte: „Was sie willenlos ist, sei Du es wollend! Das ist's!" In jedem Frühling und Sommer erleben wir dieses wunderbare Geheimnis wie Sonne und Erde eins werden; in diesem Augenblick nämlich erblüht die Pflanze. Es ist dies ein in das Erdenleben eingeschriebenes Faktum, welches hinweist auf das Mittelpunkts-Ereignis im gegenwärtigen Erden-Zyklus — auf das Mysterium von Golgatha. Wenn ein Beobachter draußen im Weltall zur Zeit des CHRISTUS-Ereignisses auf die Erde herabgeblickt hätte, so würde er in dem Augenblick, als das Blut vom Kreuze in die Erde floß, die Erde haben aufleuchten sehen wie

Der Erdenraum nähert sich dem Sonnenraum (Stengelwachstum)

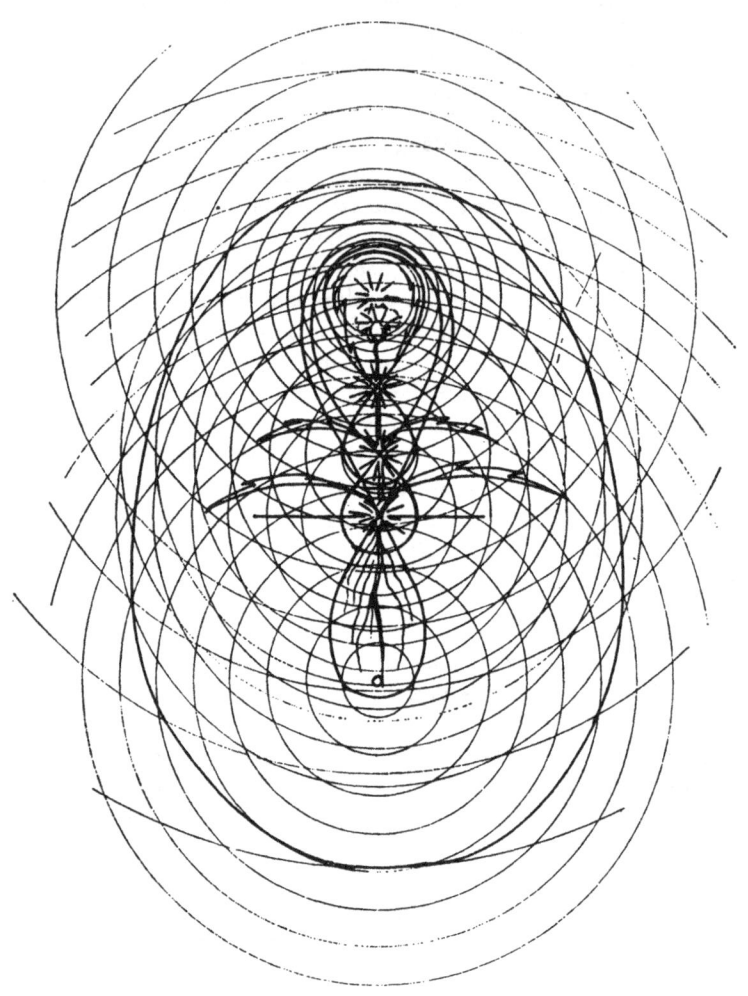

ABBILDUNG 30

einen Blütenstern: Der Sonnengeist hat sich der Erde zugeneigt und sich mit ihr verbunden.[69]

Dieses wurde von den großen Künstlern ahnungsvoll erfaßt, wenn zum Beispiel in Wagners „Parsifal" der „Karfreitagszauber" mit den Worten ertönt: „Du weinst — und sieh', es lacht die Au!", dann kann man nicht anders, als tief ergriffen sein von der Realität dieser Szene.

Die Pflanze entwickelt sich nunmehr zum Samen hin. Sonne und Erde sind eins geworden; Sonnenraum und Erdenraum durchdringen sich nicht mehr in Schnittpunkten, das Wachstum hat aufgehört und der Same geht einem Ruhezustand entgegen. (Siehe Abbildung 31.)

Erdenkreise und Sonnenkreise liegen konzentrisch ineinander. Es ist ein allgemeines Weltengesetz, daß Entwicklung nur dort vor sich gehen kann, wo Kräftewirkungen einander begegnen. Der Same ruht sozusagen in einem Weltenschlaf — kein Wunder, daß man in Pharaonen-Gräbern noch Weizenkörner fand, die nach Jahrtausenden noch keimfähig geblieben sind.

Was geschieht nun eigentlich, wenn wir den Samen zum Keimen bringen, ihn in eine wässrig-feuchte Erde legen?

Wir machen die Mondenwirkungen der Wasser-Erde aktiv. Der Mond schiebt sich zwischen Sonne und Erde. Der Sonnenraum wird vom Erdenraum getrennt, die beiden begegnen einander wieder in der Bildung von Wachstums-Lemniskaten und dieses ist der Wachstumsvorgang, den wir in jedem Frühling neu erleben als Ergebnis der Begegnung von Sonne, Mond und Erde.

Die Lemniskate spielt auch im menschlichen Organismus eine große Rolle. Sie bildet die großen physisch-ätherischen Gesetzmäßigkeiten im menschlichen Funktionszusammenhang ab. Was im Menschen Prozeß im Erdenraum ist, konzentriert sich im Sinnes-Nerven-System des Hauptes. Dagegen ist das Stoffwechselsystem mit seinen geheimnisvollen Vorgängen, die denjenigen im Sinnes-Nerven-System diametral entgegengesetzt sind, verwandt dem Sonnenraum. Es ist schon in früheren Schriften darauf hingewiesen worden[70], daß das Wesen der Pflanze umgekehrt in den menschlichen Organismus eingeordnet werden muß, soll das Bild die Verwandtschaft der Prozesse zeigen. So ist

---

[69] R. Steiner: „Johannes-Evangelium".
[70] R. Hauschka: „Ernährungslehre"; S. 104.

Der Samenzustand. (Sonnenraum und Erdenraum sind eins geworden)

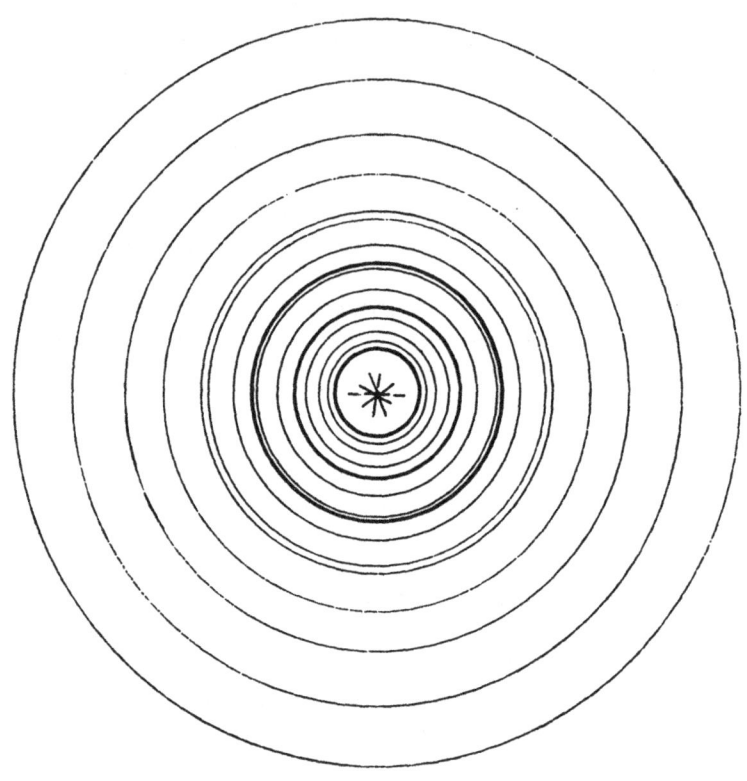

ABBILDUNG 31

die Pflanzenwurzel verwandt dem Haupte, die Pflanzenblüte dem Stoffwechsel, der Same aber dem menschlichen Herzen.

XV
DIE PFLANZE UND IHRE BEZIEHUNG ZUR SEELENENTWICKLUNG DES MENSCHEN

SCHILLER und GOETHE besuchten einst einen Vortrag über Botanik nach dem LINNEschen System. Auf ihrem Heimweg spannen sie die in dem Vortrag angeregten Gedanken weiter fort und waren sich einig darüber, daß die abstrakten Ordnungsbegriffe des LINNEschen Systems zu einer lebendigen Erfassung des Pflanzenwesens nicht ausreichen könnten. GOETHE äußerte SCHILLER gegenüber in diesem Gespräch zum ersten Male seine Anschauung der Urpflanze und wie diese ihr Wesen zwischen Sonne und Erde entfaltet. SCHILLER erwiderte darauf, dieses sei doch nur eine Idee, worauf GOETHE unwillig entgegnete: „Dann mag es mir lieb sein, daß ich meine Ideen mit Augen sehe."

GOETHE ging noch nicht so weit, von einer Weltenseele zu sprechen, welche die wachsende Pflanze pflegend umspielt. Die Pflanze hat in ihrer physischen Erscheinung selbst kein seelisches Organ in sich, aber sie wird von seelisch-astralischen Mächten von außen geformt und gestaltet. Wenn wir im Frühling oder Sommer über eine blühende Wiese schreiten, dann sind nicht nur die Schmetterlinge, Bienen und Käfer Ausdruck dieser Weltenseele, sondern unsichtbar weht sie heran mit ihren Kräften, die wir dann nur wahrnehmen können in der Gestalt der Blütensterne. Wir schenken Blumen, weil damit die Weltenseele den geliebten Menschen berührt.

Wir Menschen haben die Weltenseele verinnerlicht, und so besteht ein Band zwischen Menschenseele und Pflanzengestaltung.

Es ist eine Anregung Rudolf STEINERs, eine Pflanzen-Systematik aufzubauen, die Beziehung hat zur Entwicklung der menschlichen Seele; das wollen wir im Folgenden versuchen.

Die Seele des Neugeborenen ist noch undifferenziert und schlafend; die Seele des Säuglings äußert sich nur in dem Verlangen nach der Mutterbrust. In der Pflanzenwelt sind es die Einzeller, die diesem Zustand entsprechen. Die zu dieser Familie gehörenden pflanzlichen

Wesen unterscheiden sich wenig in ihrer Gestalt; sie sind entweder rund (Kokken), oval (Bakterien) oder langgestreckt (Bazillen) oder auch fadenförmig (Fadenpilze), und ihre Lebensäußerungen sind einfach — vegetativ. Sie sind darauf angewiesen, fertige Nahrung zu assimilieren, so, wie der Säugling darauf angewiesen ist, die Muttermilch aufzunehmen.

Seit PASTEUR und KOCH sind diese unschuldigen Säuglinge der grausamsten Verfolgung ausgesetzt, weil man denkt, daß sie die Erreger von Krankheiten seien. Im Kapitel VII wurde bereits darauf eingegangen, daß es nicht angeht, diese Mikroorganismen als Krankheitserreger zu bezeichnen. Es wurde da ausgeführt, daß Krankheit immer eine Verschiebung der Wesensglieder bedeutet und darin die Ursachen abnormer Körperzustände zu suchen sind. Die Einzeller sind Parasiten und finden eben dort ihren Nährboden, wo Zerfallserscheinungen bereits im Gange sind, wo höher organisiertes Leben zerfällt.

Dasselbe gilt für das große Gebiet der Konservierung organischer Substanzen. Man macht fälschlicherweise die Einzeller dafür verantwortlich, daß Organsubstanzen verderben. Die logische Konsequenz ist dann: man muß sie abtöten. Auf diesem Axiom beruht die ganze Konservierungstechnik. In Wirklichkeit aber tötet man mit den Mikroorganismen zugleich dasjenige, was man schützen will, weshalb konservierte Nahrungsmittel schon zum Teil abgetötete Stoffe sind. Es wird im Folgenden noch die Rede davon sein, wie eine zeitgemäße Konservierungstechnik beschaffen sein müßte. —

☆

Ist nun der Säugling einige Wochen alt geworden, fängt die Mutter an, ihn mit Beikost zu füttern; es kommen Breichen, Gemüsesäfte, geschabte Äpfel, und das Kleine fängt an, diese Beikost verdauen zu können; das heißt aber nichts anderes, als daß der Säugling allmählich lernt, seine eigene Körpersubstanz aufzubauen. Damit beginnt er, seelische Regungen in seinem Antlitz zu spiegeln; er lächelt, wenn er Wohlbefinden äußert und kann auch deutlich Antipathie zeigen.

Die entsprechende Pflanzenfamilie, in welcher sich dieser Zustand spiegelt, sind die Algen. Sie unterscheiden sich von den Pilzen hauptsächlich dadurch, daß sie grün sind, das heißt: Sie haben Chlorophyll und assimilieren — sie bilden aus Licht, Kohlensäure und Wasser ihre eigene Substanz auf. Sowohl bei den Pilzen wie bei den Algen finden wir die merkwürdige Eigenschaft, sich gegen ungünstige Milieuverhältnisse schützen zu können; sie ziehen ihr Protoplasma zusammen, verdicken ihre Zellhaut und können so höhere Temperaturen — bis zu 100° C — und tiefere Temperaturen — minus 30° C — überdauern. Auch Giftwirkungen werden durch die dicke Haut weitgehend abgewehrt. Man nennt diese Gebilde Sporen. Bei den Algen tritt diese Sporenbildung bereits in einer differenzierten Form auf. Es legen sich zwei Algenfäden nebeneinander und der Zellsaft des einen geht in den anderen über; so bildet sich dann die Spore. Es sieht so aus wie eine Äußerung von Sympathie (die Botanik spricht auch von geschlechtlicher Vermehrung). —

☆

Allmählich fängt das Kleinkind an, sich aufzurichten. Zuerst sitzt es, dann zieht es sich an den Stäben seines Ställchens hoch, und eines Tages läuft es — ein wunderbarer, rätselhafter Vorgang —. Woher fließen dem Kinde die Kräfte zu, diesen enormen Wandel seiner Lebenslage zu bewirken? Es sind die Kräfte der Nachahmung, die das Kind bis zum Zahnwechsel begleiten. Es ist ja bekannt, daß man ein Kind im ersten Jahrsiebent nur durch das Vorbild erziehen kann. Das Kind hat noch keine Vernunft, und eine Moralpredigt würde nutzlos und unsinnig sein. Das gute Beispiel ist wie ein Kraftfeld, in welches das Kind hineinwächst. Aus diesem Grunde ist es wichtig, daß das Kind in einer moralischen Umgebung aufwächst, denn es ahmt auch diejenigen seelischen Gesten nach, die wir mit unseren Augen nicht sehen; auch, was wir in der Umgebung des Kindes denken, ist für seinen Körperaufbau maßgebend.

So also finden wir in der Natur als nächste Pflanzenfamilie die Moose, die sich wie halberwachsene Pflanzen gebärden. Dabei haben die Moose keine Gefäße; ja, es gibt Moose, die aus einer einzigen Zelle bestehen, und wenn wir sie intimer studieren, müssen wir zu unserer Überraschung feststellen, daß ihre Gestalt sehr stark von ihrer näheren Umgebung abhängt. Der Waldboden in einem Nadelwald ist von anderen Moosen bedeckt als derjenige in einem Laubwald. Die Moose ahmen die Gestalt der sie umgebenden erwachsenen Pflanzen nach; es sind die Bildkräfte der Umgebung, die sie sozusagen in ihre Kräftefelder hineinheben. Die Erdoberfläche ist voll von solchen Kraftfeldern, welche in Verbindung mit den durch sie gestalteten Bäumen, Sträuchern und sonstigen Pflanzen auch die Moose gestalten, ähnlich wie die Eisblumen am Fenster, welche plötzlich die für uns sonst unsichtbaren Kraftfelder zur Erscheinung bringen (siehe Abbildung 32). Die Moose haben keine Wurzeln, und sie erheben sich aus dem Waldboden ähnlich wie die Pilze aus einem Fadengeflecht; auch sie vermehren sich durch Sporen, wofür sie ein besonderes Organ (Thallus) ausbilden. Die Moose täuschen erwachsene Pflanzen soweit vor, daß man meint, die kleinen Gebilde an der Spitze eines Moosstämmchens seien kleine Blüten; es sind aber nur Sporenträger, die in der feuchten Atmosphäre des Waldbodens ihren Inhalt ausschwärmen lassen, um nach der Befruchtung den Thallus auszubilden.

☆

Der nächste Schritt in der Entwicklung der Kindesseele ist das Nachahmen von Wortbildungen. Von Mama und Papa an sammelt das Kind allmählich einen Wortschatz, der es ihm ermöglicht, seine Wünsche auszudrücken. Eines Tages aber sagt das Kind „Ich" zu sich selbst. Dieses ist ein enormer Schritt in der Entwicklung der Kindesseele; da leuchtet zum ersten Male etwas auf wie ein Bewußtsein von sich selbst. Dieses Bewußtsein ist noch schattenhaft und dumpf, aber dadurch, daß die Seele das einzigartige Wörtchen „ICH" ausspricht, ist das erste Aufleuchten der Individualität gegeben, die das Führerwesen das ganze Leben hindurch darstellt.

Die Pflanzenfamilie, die uns draußen in der Natur begegnet als ein ätherisches Abbild dieses Ereignisses, sind die Farne. Bei ihnen finden wir zum ersten Male echte Blätter mit Gefäßen. Zwar haben die Farne noch keine echten Wurzeln, aber etwas ähnliches, was man in der Botanik Rhizome nennt — unter der Erde dahinkriechende Bildungen. Die Farne entwickeln in ihrem Blattwachstum eine außerordentlich starke Gliederung. Wer GOETHES Metamorphosenlehre genügend studiert hat, wird finden, daß bei GOETHE das Blatt für die Pflanzenwesenheit dieselbe Rolle spielt wie beim Menschen das „Ich". GOETHES Urpflanze ist ein Blattgebilde, und aus der Metamorphose des Blattes ergeben sich alle auf Erden möglichen Variationen.

Die einfachste Form der Hirschzunge (Scolopendrium) bis zu den reichverzweigten Adler-Farnen (Aquilinum) erinnern in ihrer Signatur an die Darmzotten im menschlichen Darm, und zwar werden diese Gebilde immer feiner gegliedert, je mehr wir gegen den Dünndarm fortschreiten; die Hirschzunge entspricht dem Dickdarm. Es ist nun tatsächlich so, daß diese Gebilde, die den Nahrungsbrei assimilieren, der ganzen Farnfamilie verwandt sind, weshalb man verstehen kann, daß Rudolf STEINER die Farne als Heilmittel bei Darmstörungen angibt.[71] Diese Beziehung der Farne zum Stoffwechsel ist ja auch nur ein Bild für die unleugbare Tatsache, daß die Verdauung — die Überwindung des Fremden sowohl auf der physischen als auch auf der seelischen Ebene — nur die Kraft der Individualität vollbringen kann; sie kündigt sich an durch das Wörtchen „Ich", und sie hat als physisches Werkzeug das Blut als oberste Instanz des Stoffwechselgeschehens.

Auch die Farne tragen auf der Unterseite ihrer Blätter Sporen-Kapseln. Diese sind nie auf der Oberseite der Blätter der Sonne zugekehrt, sondern befinden sich auf der dem feuchten, wässrigen Waldboden zugekehrten unteren Seite. Das macht uns zum ersten Male aufmerksam auf den Unterschied zwischen Sporen, die dem Erd-Mondenhaften, dem feuchten Walduntergrund zugekehrt sind und dem Blütenstaub, welcher sich sonnenwärts erhebt, sozusagen Sonnensubstanz ist. Noch in vielen Kilometern Höhe trifft der Stratosphärenforscher PICCARD Wolken von Blütenstaub an, die sich sonnenwärts nach oben bewegen. Das ist ein ungeheurer Fortschritt in der pflanzlichen Entwicklung, wenn die Pflanze sich vom Mondenhaft-Vegetativen zum Sonnenhaften hinwendet — vom rein Seelischen zum Geisteinschlag des Ich. — Die Farne, welche die sogenannte geschlechtliche Fortpflanzung bereits aus sich herausscheiden und sie auf ein besonderes Stadium (Prothallium) absetzen, lassen schon den nächsten Schritt erwarten, wo die Pflanze diese Wandlung zur Sonne hin vollzieht.

☆

In der Kindesseele, etwa im 5. bis 6. Lebensjahr, also im vorschulischen Alter, leuchten nun die ersten Vernunftsregungen auf. Das Kind ist im Stande, bereits kleinere Arbeiten zu vollführen — für die Mutter

---

[71] WALA-Heilmittel-Laboratorium Dr. R. Hauschka oHG, Eckwälden über Göppingen: Aquilinum comp.

einzukaufen — und kleine Hilfen im Haushalt zu leisten; es kündigt sich ein Zustand an, in welchem die Kindesseele sich vorbereitet, denken zu lernen. Alles ist in der Anlage vorhanden, aber noch nicht herausdifferenziert; die Kindesseele lebt in der Gemeinschaft der Natur, voller Hingabe noch verströmt sie ihre Vertrauenskräfte, wenn die Entwicklung nicht brutal gestört war.

In der Pflanzenwelt finden wir auch hier ein Gegenbild dieses Zustandes, und zwar in den Nadelbäumen, den Koniferen. Bei den Nadelhölzern ist der Durchbruch zum Blütenstaub geschehen. Die Nadelbäume haben nicht nur echte Blätter und echte Wurzeln, sondern auch mächtig stäubende Organe. Aber wo sind die Blüten? Es gibt noch keine Blütenblätter, die einzigen Blätter, die wir am Nadelbaum finden, sind die geschrumpften, parallelnervigen Nadeln, aber Blüten oder etwas blütenähnliches gibt es außer dem Blütenstaub noch nicht. Der Blütenstaub sammelt sich unter den Schuppen der Zapfen, und wenn die Jahreszeit so weit fortgeschritten ist, daß die aufeinanderliegenden Schuppen sich lockern, kann der Blütenstaub in die Weiten der Welt verwehen. Doch eines bemerken wir an den Nadelbäumen, was sonst nur Eigenschaft der Blüten ist: den Duft. Überall — in allen Teilen des Nadelbaumes — in Wurzel, Stamm und Rinde — ist dieser harzige Duft, den wir bisher noch in keiner Pflanzenfamilie wahrgenommen haben; man hat den Eindruck, der ganze Baum ist Blüte. Die Eigenschaft des Duftens, die meist nur auf die Blüte sich konzentriert, ist beim Nadelbaum ausgebreitet über den ganzen Baum. Dasjenige, was sonst die Blüte ausmacht, ist bei den Nadelhölzern noch nicht aus dem Gesamtwesen herausdifferenziert.

Ein Empfinden für diese Tatsache ist in Mythen und Legenden zum Ausdruck gebracht; besonders in dem Dolomiten-Märchen von der Fee Meresina ist dieser Tatbestand in wunderbaren Bildern dargestellt:

Der junge König des Landes reitet durch Felder und Wälder und kommt an einen See, der noch heute nach der Fee, die dort wohnte, der See Meresina heißt. Der König erblickt die Fee und ist von ihrer Schönheit so tief ergriffen, daß sein Herz in Liebe zu ihr entbrennt und er sie bittet, seine Frau zu werden. Die Fee stellt jedoch eine Bedingung und zwar, daß es dem König gelingen möge, alle Menschen seines Landes glücklich zu machen, dann erst wolle sie ihm als seine Frau folgen. Der König ritt nach Hause, berief seine Räte und die Weisen des Landes und überlegte mit ihnen, wie man alle Menschen glücklich machen könne. Sie saßen und saßen und konnten zu keinem Ergebnis kommen; schließlich mußten sie einsehen, daß der Wunsch der Fee nicht erfüllbar sei. Mit Trauer im Herzen ritt der junge König an den See zu der Fee Meresina und bat sie lange und inständig, ihre Bedingung zu erleichtern. Nach langem Zögern versprach sie ihm, seine Frau zu werden, wenn es ihm möglich sei, die Menschen ein Jahr lang glücklich zu machen. Wieder ritt der König froh nach Hause, berief seine Räte und die Weisen des Landes, und sie durchdachten alle Möglichkeiten, diese Bedingung zu erfüllen. Und sie saßen und saßen und kamen auch diesmal zu dem Schluß, daß der Wunsch der Fee nicht zu erfüllen sei. Schweren Herzens ritt nun der junge König zum See — zu der Fee Meresina — und bat sie noch eindringlicher, doch ihre Bedingung zu erleichtern. Als nun die Fee abermals nach langem Zögern seinem Wunsche nachkam und ihm versprach, sie werde ihm als seine Frau folgen, falls es ihm gelänge, alle Menschen seines Landes einen ganzen Tag lang glücklich zu machen, ritt der König froh nach Hause, berief seine Räte und die Weisen seines Landes und alle erwogen die Möglichkeit, den Wunsch der Fee zu erfüllen. Nach langem Beraten kamen sie zu der Überzeugung, daß es vielleicht möglich wäre, diesmal die Bedingung zu erfüllen. — Nun wurde zur Hochzeit gerüstet, und alle Menschen des Landes wurden dazu eingeladen — allen voran die Kinder; und als der Tag der Hochzeit herangekommen war, strömten die Kinder herbei und ein jedes hatte ein duftendes Blumensträußlein in der Hand, das es der Königin verehrte. Diese nahm die duftenden Blumen entgegen und baute sie auf zu einem hohen Berg inmitten der Hochzeitswiese. Da leuchtete und duftete der Blumenberg den ganzen Tag hindurch, und als es Abend wurde und die Menschen, die den ganzen Tag hindurch glücklich waren, sich um den Blumenberg versammelten — der inzwischen leise zu welken begann —, da warf die Königin ihren grünen Schleier über den immer noch wundervoll duftenden Blumenberg — und im selben Augenblick verwandelte er sich zur Lärche. —

So ist im Bewußtsein der Dolomiten-Bewohner einstmals die Vorstellung vorhanden gewesen, daß in der Lärche und in den Nadelbäumen überhaupt, die höhere Pflanzenwelt latent mit all' ihren Eigenschaften enthalten sei. Erst künftige Entwicklungsstufen der Pflanzen sollten diese Eigenschaften allmählich herausdifferenzieren.

Die Lärche spielte ja bei den Dolomiten-Bewohnern in früheren Zeiten eine hervorragende Rolle, da sie der Baum war, der überall die heute öden Flächen des Karstes — Schatten und Fruchtbarkeit vermittelnd — bedeckte.

Nun gibt es Nadelbäume, die anscheinend Beeren tragen, wie Wacholder und Eibe; das aber sind sogenannte Scheinfrüchte. Sie entstehen dadurch, daß die Zapfen sich mit einer Haut überziehen; wenn man eine Wacholderbeere kaut, merkt man ganz deutlich das hölzerne Zapfengerüst.

Die geschilderten Zustände legen dem Heiler Substanzen in die Hand, die einen unerhörten therapeutischen Wert haben. Man empfindet geradezu bei der Betrachtung der Nadelbäume die gewaltigen Anstrengungen der Pflanze, ihr Sonnenwesen zum physischen Ausdruck zu bringen und es doch noch nicht so ganz zu können. Diese gestaute Sonnensehnsucht spricht als Heilmittel besonders den Ätherleib an. Die therapeutische Wirkung der Harze — insbesondere des Lärchen-Harzes — bei einer geschwächten Physis wird dadurch verständlich. Dort, wo Organe trüb werden wollen (Glaskörper- und Linsentrübungen) sprechen diese gut an auf die Behandlung mit Lärchenharz-Präparaten.[72]

☆

Das Kind ist nun wirklich schulreif geworden. Die Kräfte, die es bisher zum Wachsen benötigte und zur Ausbildung der inneren Organe, sind frei geworden und dienen nunmehr zur Entwicklung der Denkkräfte. So sehen wir, wie die Entwicklung des Kindes über das Gehen, Sprechen und Denken sich draußen — in der Natur — im Pflanzenreich spiegelt, denn der jetzige Zustand der Kindesseele hat sein Gegenbild in der Pflanzenfamilie der Lilien. Da leuchten uns anscheinend vollkommene Blüten entgegen, und doch, wenn wir näher hinsehen, bemerken wir, daß da noch sehr viel zur Vollkommenheit fehlt. Vor allem müssen wir feststellen, daß die Lilien-Gewächse keinen Kelch haben oder — wie es in der landläufigen Botanik heißt — daß die Kronenblätter fehlen und die Kelchblätter sich zu farbigen Blütenblättern entwickelt haben. Wenn man auch nicht gleich den

---

[72] WALA-Heilmittel-Laboratorium Dr. R. Hauschka oHG, Eckwälden über Göppingen: Resina-laricis-Bademilch — Chelidonium comp.

Ausdruck Scheinblüte gebrauchen dürfte — denn es ist ja immerhin etwas Blütenhaftes vorhanden — so ist man doch genötigt, die Lilienblüten als etwas noch sehr Kindliches zu bezeichnen.

Eine Eigenart der Lilien ist die Zwiebelbildung. Was ist die Zwiebel? Im Grunde genommen müßte man sagen: Sie ist eine unterirdische Blüte; es ist eine Stauung, die durch übereinanderliegende Blätter gebildet wird, die einen duftenden, fruchtenden Kern umschließen, und wenn man Tulpen oder Hyazinthen ziehen will, so geschieht das nicht aus dem Samen, sondern aus den Zwiebeln. Die Zwiebel hat also alle Attribute des Blütenhaften bzw. Fruchthaften, und aus ihr entspringt nach oben die sternförmig sich ausbreitende oberirdische Pflanze. Das, was wir bei den Koniferen mit Bezug auf den Duft gesagt haben, entspricht bei den Lilien der Form nach; man könnte sagen, die ganze Lilie ist der Form nach eine Blüte. Die Lilien — dazu gehören auch die Schneeglöckchen- und die Narzissen-Gewächse, ebenso unsere Küchenzwiebel und der Knoblauch — tragen also, wie das bei den Koniferen schon gesagt wurde, latente Eigenschaften in sich, die in den später folgenden Pflanzenfamilien erst manifest werden.

Diese Eigenschaften der Lilien — diese gestaute Latenz — finden ihren Ausdruck in der Therapie in der Überwindung von Stauungen, einem Flüssigmachen und Kühlen von Entzündlichem, ja bis in die Ausscheidungskraft, ganz besonders der Schwertlilie. Auch Zwiebel und Knoblauch werden in der Therapie in obigem Sinne erfolgreich angewandt.[73]

☆

Die Kindesseele hat nun lesen und schreiben gelernt und befindet sich etwa im 3. oder 4. Schuljahr, wo ein neues Seelen-Element zum Vorschein kommt. So, wie in der Mitte des ersten Jahrsiebents aus den Kräften der Nachahmung insbesondere das Sprechen erfolgt, so tritt in der Mitte des zweiten Jahrsiebents ein Bedürfnis der Nachahmung auf höherer Ebene auf. Es sind die Lebensjahre, wo das Kind die Verehrungskräfte entwickelt. Es will verehren dürfen den Lehrer, die Erzieher, ja auch große Vorbilder aus der Geschichte — die Helden der Antike, Parzifal, Dietrich von Bern — und wehe, wenn diese Ver-

---

[73] WALA-Heilmittel-Laboratorium Dr. R. Hauschka oHG, Eckwälden über Göppingen: Allium Cepa, Allium sativum, Iris germanica.

ehrung enttäuscht wird. Für das heranwachsende Kind ist die Befriedigung des Verehrungsbedürfnisses Seelennahrung, und Rudolf STEINER spricht das einmal so aus: Wer in diesen Jahren nicht verehren kann, wird im späteren Alter nicht segnen können.

Dieser Zustand spiegelt sich in der Pflanzenwelt in den Gräsern. Wir sehen die Erde bedeckt mit Millionen und Aber-Millionen von Gräsern, und wir werden, wenn wir diese Tatsache auf uns wirken lassen, erinnert an die Empfindungen, die wir haben können, wenn wir in einer sternklaren Nacht den Blick zum Himmel erheben und die Millionen und Aber-Millionen Sterne sehen, die die Milchstraße bilden. Ein unbefangenes Gemüt wird in Ehrfurcht sich erheben im Anblick dieser Sternenwelten; wir können aber auch in Ehrfurcht hinschauen auf alle die Gräser, die unsere Erde bedecken.

Die Gräser sind den Lilien verwandt. Sie haben zwar keine Zwiebel, aber sie zeigen uns ihre noch kindlichen Blüten in wunderbaren Blütenständen angeordnet: in Ähren, Kätzchen und Rispen. Es ist dies wieder eine Art Nachahmung auf höherer Ebene als derjenigen, die wir bei den Moosen kennen gelernt haben und wie wir sie später bei den erwachsenen Pflanzen in metamorphosierter Form wiederfinden werden.

In uralten Zeiten schuf ZARATHUSTRA aus den wilden Gräsern die Kulturpflanzen des Getreides — den Weizen, den Roggen, die Gerste und den Hafer —. Er hat sie als unser tägliches Brot zur Ernährung von Leib, Seele und Geist in die Kulturentwicklung der Menschheit hereingestellt.[74]

Aus einem so erworbenen Verständnis der Gräser und insbesondere der Getreidearten ergibt sich die therapeutische Verwendung derselben. Es gehört zum Beispiel auch der Bambus zu den Gräsern. Er ist ein Mammut-Gras und dadurch charakterisiert, daß er von Knoten zu Knoten in unentwegter Aufrichtekraft die Signatur für die Wirbelsäule darstellt. Es wird später noch ausführlich die Rede davon sein, doch soll hier schon darauf hingewiesen werden, wie dieses Aufstreben in Ehrfurcht Bild sein kann für das Aufstreben der Wirbelsäule zum Menschsein.[75]

---

[74] R. Hauschka: „Ernährungslehre", S. 33—41: (Die Ernährungsgeschichte der Menschheit).
[75] WALA-Heilmittel-Laboratorium Eckwälden: „Disci"-Präparate.

Auch keimendes Getreide wird in vielen Fällen — mit Bezug auf die Kraft des Aufrichtens in Ehrfurcht zum Denkprozeß — bei denkschwachen Kindern die Therapie bestimmen können.[76]

☆

Die Kindesseele nähert sich nun der Schwelle zwischen dem zweiten und dritten Jahrsiebent. Viele der Leser dürften sich selbst noch an diese Schwelle erinnern können; es gehört zum Erstaunlichsten, was man so in einer intimen Rückschau feststellen kann. Während man vorher vielleicht ein verträumtes, schüchternes und verspieltes Wesen zur Schau trug, erwacht plötzlich das Interesse an den mannigfaltigsten Vorgängen der Außenwelt. Hatte man sich vorher nur mühsam von Klasse zu Klasse emporgequält und lieber Jules Verne oder Karl May unter der Schulbank gelesen, anstatt dem Unterricht zu folgen — der Verfasser hatte nicht das Glück, in einer Waldorfschule erzogen zu werden —, beginnen jetzt Grammatik, Mathematik und vor allem Naturwissenschaft höchst interessant zu werden. Man bemerkt, daß es ein anderes Geschlecht gibt, und je nach Temperament beschließt man, dem neu entdeckten Rätsel auf die Spur zu kommen. Kurzum, die Persönlichkeitskräfte beginnen, in die Seelenentwicklung einzugreifen.

In der Natur spiegelt sich diese Schwelle im Übergang der einkeimblättrigen Pflanzen zu den zweikeimblättrigen. Die einkeimblättrigen Pflanzen, zu denen die Lilien und Gräser zählen, und die dadurch charakterisiert sind, daß sie noch parallelnervige Blätter haben, zeigen beim Sprießen ihr Werden aus e i n e m Keimblatt. Man unternehme den Versuch und lasse zum Beispiel auf einer feuchten Unterlage von Zellstoff Weizen auskeimen, und man wird bemerken, wie das Samenkorn sich in die keimende Pflanze ergießt; die Hülle wird entweder abgestoßen oder mit dem Sprößling emporgehoben. Machen wir den Versuch mit Bohnen — also einer zweikeimblättrigen Pflanze — so finden wir häufig die zwei Keimblätter am Sproß hängen. (Siehe Abbildung 33).

Es dürfte nicht ungereimt sein, zu denken, daß bei den einkeimblättrigen Pflanzen das Keimblatt die Signatur für das abgeschlossene

---

[76] WALA-Heilmittel-Laboratorium Eckwälden: Triticum I comp., Triticum II.

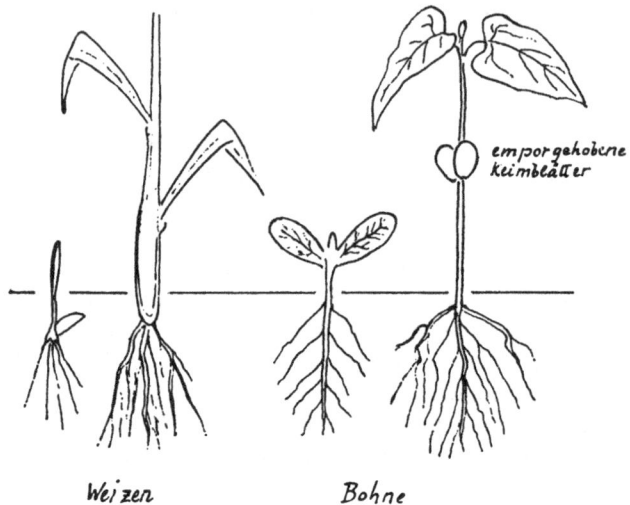

ABBILDUNG 33

erste Jahrsiebent ist, während die zwei Keimblätter, die jetzt vor uns auftauchen, die Signatur der abgeschlossenen zwei Jahrsiebente darstellen. Wie präsentiert sich nun die zweikeimblättrige Pflanze? Wir haben zum ersten Male eine vollkommene Pflanze vor uns, eine Pflanze mit echten Blättern, echten Wurzeln, Kelch und Blumenkrone. Alle Elemente sind da, um als Entwicklungsziel eine Pflanze hervorzubringen, die diese Elemente in vollkommener Harmonie darstellen. Die Blätter sind nicht mehr parallelnervig, sondern die Gefäße verzweigen sich nach allen Seiten innerhalb der Blattfläche; die Botanik nennt sie netznervig. Alles das deutet darauf hin, daß die Entwicklungsmöglichkeiten die mannigfaltigsten sein können.

Ebenso wie wir den heranwachsenden jungen Menschen nach der Pubertät die mannigfaltigsten Interessen verfolgen sehen — noch unbeherrscht und noch nicht irgendwie zielgerichtet —, so sehen wir auch unter den zweikeimblättrigen Pflanzen in der Natur draußen eine Familie, in der die Mannigfaltigkeit der Formen und die Willkür der Bildungsimpulse auffallen müssen: Es ist die Familie der Hahnenfußgewächse. Es wird schwer fallen, unter den Hahnenfüßen gemeinsame

Gesetzmäßigkeiten aufzufinden; sie umfassen Arten mit wirklich hahnenfußartigen Blattspreiten wie zum Beispiel die Christrose und die Akelei oder der gelbe Hahnenfuß, aber wir finden auch Arten mit dreilappigen Blättern wie zum Beispiel das Leberblümchen. Die Blumenkronen sind keineswegs gesetzmäßig aufgebaut, und die Zahl der Blumenkronenblätter ist keineswegs festgelegt; wir finden schon bei ein- und derselben Art, wie zum Beispiel dem Leberblümchen, die Blumenkronen aus 7, 8, 9 und 10 Blumenblättern bestehend. Die Pfingstrose ergeht sich in einer Vielfalt von Blumenkronenblättern; die aparte eigenwillige Form der Akelei-Blüte stellt uns vor Rätsel, die sich nur allmählich lösen lassen; der Eisenhut und der Rittersporn überraschen durch die eigenartige Form ihrer Blüten, kurzum: die ganze Familie umfaßt alle Möglichkeiten einer künftigen Entwicklung.

Diese umfassenden Möglichkeiten werden auch in der Therapie zu finden sein. So sehen wir in der Familie der Hahnenfußgewächse Heilpflanzen für das Nervensystem — wie Aconit, der herrliche tiefblaue Eisenhut des Hochgebirges — aber auch für das Herz und das Kreislaufgeschehen das Adonisröschen (Adonis vernalis), dann die Pfingstrose (Paeonia) gegen Stauungen im unteren Venengebiet und andere mehr, um nur einige wesentliche Beispiele zu erwähnen.

☆

Die Seele des heranwachsenden jungen Menschen geht nun einen verschlungenen Pfad der Entwicklung. Durch viele Stationen und Möglichkeiten hindurch sucht sich die Individualität ihren Weg.

Da ist zunächst das erwachte Selbstbewußtsein. Je nach Temperament äußert sich das in wirklichen Taten oder auch in vorgenommenen oder erträumten Taten. Jedenfalls ist man von sich selbst sehr eingenommen und denkt, daß die Welt auf einen wartet. Man wird eitel; die Mädchen stehen öfter vor dem Spiegel als nötig; die Jungen fangen an, sich zu rasieren, wo es noch gar nichts zu rasieren gibt; kurzum, diese Note des Selbsterlebens spiegelt sich auch in der Natur in einer Pflanzenfamilie. Man betrachte einmal in einem Ährenfeld den rotleuchtenden Klatschmohn. Selbstbewußt steht er da — allerdings auf schwankendem Stengel — und die zur Schau getragene Selbstsicherheit kann sich nur zwischen den aufrechtstehenden Halmen des Getreides halten.

Geschwister des Klatschmohns (Papaver Rhoeas) ist der Schlafmohn (Papaver somniferum) mit seinen in allen Farben prächtig leuchtenden Blüten. Auch das gelbblühende Schöllkraut (Chelidonium) gehört zu dieser Familie. Alle drei genannten Mohnarten sind therapeutisch wertvoll. Während Klatschmohn und Schlafmohn bekannte Nervenberuhigungsmittel sind, ist das Schöllkraut ein geschätztes Lebermittel.

Im weiteren Gange durch das dritte Jahrsiebent gehen die meisten jungen Menschen durch eine Phase, in welcher sie sich angeregt fühlen durch den Intellekt; ihr Denken, Fühlen und Wollen wird durch eine Art des Gescheitseinwollens überdeckt; der Kopf steht da im Vordergrund der Entwicklung.

In der Pflanzenwelt spiegelt sich dieser Zustand in der Familie der Kreuzblütler. Es ist eigenartig, wie diese Familie überall Köpfe zum Vorschein bringt. Wir haben bei der Kohlrübe den Wurzelkopf, beim Kohlrabi den Stengelkopf, beim Weißkohl den Blätterkopf, beim Rosenkohl den Knospenkopf und beim Blumenkohl den Blütenkopf. Die Kreuzblütler haben ihren Namen von der kreuzförmigen Blüte, welche durch vier Blütenblätter gebildet wird. Es ist interessant, daß in Süddeutschland — besonders in Bayern — aber auch in Österreich, solche gescheiten jungen Menschen mit „Kreuzköpferl" bezeichnet werden.

Die Samen der Kreuzblütler enthalten viel Öl. Die besten Öllieferanten gehören zu den Kreuzblütlern wie zum Beispiel der Raps. Alle Samen enthalten Öl; aber der Rapssamen etwa 40%. Vergleichsweise enthält der Weizen nur 1% Öl. Der starke Ölgehalt der Kreuzblütler mag ein Trost dafür sein, daß der Intellekt noch nicht endgültig festgelegt ist. Nur bei manchen Kreuzblütlern finden wir das Öl metamorphosiert zu den scharfen ätherischen Ölen von Senf, Meerrettich oder Radieschen. Da gewinnt — vergleichsweise gesprochen — der Intellekt eine Nuance von Sarkasmus und Ironie.

Auf dieser Ebene liegt auch die therapeutische Verwendung; besonders Senf und Meerrettich ziehen die Kräfte der Individualität tiefer in den Stoffwechsel, befeuern ihn und lösen dadurch — auch äußerlich angewendet — Stauungen; sie ziehen das Blut dorthin, wo sie appliziert werden, Hyperämien erzeugend.

☆

Eine andere Phase durchläuft der junge Mensch, wenn er angezogen wird von okkulten und atavistischen Neigungen. Der Verfasser erinnert sich einiger Klassenkameraden, die stark in Spiritismus und sonstige atavistische Fähigkeiten verflochten waren. Sie hatten auch wohl Erlebnisse okkulter Art, ohne sie jedoch mit ihrem Ich beherrschen zu können. Sie hatten Schwierigkeiten, sich mit der gegenwärtigen Zivilisation auseinanderzusetzen. Jeder von uns hat wahrscheinlich solche Neigungen zeitweise durchgemacht.

Auf der pflanzlichen Ebene finden wir diesen Seelenzustand gespiegelt in den Schmetterlingsblütlern (Leguminosen); dazu gehören Bohnen, Erbsen, Linsen und viele wildwachsende Wicken- und Kleearten.

Wenn wir eine Bohnenpflanze sich um die Bohnenstange herumwinden sehen, haben wir deutlich den Eindruck eines tierischen Elementes in dieser Pflanze, und wenn sich die Blütenknospen öffnen und ihre Schmetterlingsblüten in ihren insektenartigen Formen zeigen und wir betrachten später die Schoten, dann verstärkt sich der Eindruck, daß es sich um eine Tierpflanze handelt, wie sie es in urferner Vergangenheit — zwar nicht in dieser Form, aber dem Wesen nach — gegeben hat. Rudolf STEINER schildert, wie in diesen Vergangenheiten die Grenze zwischen den Naturreichen noch nicht so scharf gezogen war wie heute. Die Erdkruste war noch nicht so mineralisiert, sondern bestand aus einer halblebendigen hornartigen Masse, die man etwa als Mineralpflanze bezeichnen könnte. Auf der anderen Seite gab es Wesen, die man Pflanzentiere nennen könnte, und die Atmosphäre war — wie schon erwähnt — eine lebendige Eiweißatmosphäre, die von den Lebewesen der Erde direkt assimiliert wurde. Erst in der atlantischen Erdenzeit starb diese Eiweißatmosphäre ab und zerfiel in ihre Elemente; Kohlensäure, Wasserstoff, Sauerstoff und Stickstoff sind die Reste dieses einstmals kosmischen Eiweißes. Der Stickstoff aber, der uns als charakteristische Trägersubstanz des Eiweißes bekannt ist, wird von den Schmetterlingsblütlern auch heute noch direkt assimiliert; diese haben also eine Fähigkeit atavistisch festgehalten, die dem heutigen Zustand des Pflanzenreiches nicht mehr entspricht. Die heutige Pflanzenphysiologie ist zwar der Meinung, daß die Leguminosen den Stickstoff durch die Knöllchenbakterien der Erde aufnehmen; neueste Forschungen aber haben ergeben, daß der umgekehrte Vorgang beachtet werden muß: daß die Pflanze Stickstoff der Luft assimiliert und durch die Knöllchenbakterien an die Erde abgibt. Dadurch werden sie in der Landwirtschaft zu den begehrten und geschätzten Stickstoffsammlern, die den Ackerboden mit einer gewissen Empfindsamkeit durchziehen.

Diese Vorgänge bewirken es auch, daß die Samen der Schmetterlingsblütler, wie Bohnen, Erbsen und Linsen, auch für die Menschen eine hochwertige Eiweißnahrung darstellen, indem sie etwa 25% Eiweiß enthalten; der Roggen enthält vergleichsweise nur 10% Eiweiß. Diese Tatsache der Eiweißstauung in den Hülsenfrüchten bewirkt es, daß sie einer höheren und zeitgemäßen spirituellen Entwicklung nicht förderlich sind. Aus diesem Grunde haben schon antike Weisheitsschulen, wie zum Beispiel die des PYTHAGORAS', ihren Schülern den Genuß von Bohnen verboten. In der Bibel wird in der Geschichte von Esau, der sein Erstgeburtsrecht für ein Linsengericht an Jakob verkaufte, auf die Abdämpfung des klaren Bewußtseins, das nicht in der Entwicklungsrichtung der damaligen Menschheit lag, hingewiesen.

Auf therapeutischem Felde werden wir die Bohnen in homöopathischer Form überall dort verwenden können, wo gestörte Bewußtseinszustände einer Aufhellung bedürfen.

☆

Der heranwachsende junge Mensch kann jedoch auch in anderer Weise mit höheren Sphären in Berührung kommen; er wird angerührt von den Lichtgedanken menschlicher und kosmischer Natur. — Es ist hier nicht das Kopfwissen gemeint, das wir bei den Kreuzblütlern mit ihren Kopfbildungen (Intellekt) geschildert haben, sondern die lichtvolle Sphäre der Weltgedanken. — Weltgedanken beginnen in der Seele ein leuchtendes Wesen zu entfalten, der junge Mensch öffnet sich der Welt der Ideen.

In gleicher Weise finden wir in der Natur Pflanzen, die in ihrer ganzen Struktur wie aus Licht gewoben erscheinen. Der meist hohe Stengel verteilt sich an einem Punkte sonnenhaft in viele kleinere strahlende Stengel — die Botanik nennt das eine Dolde —, die an ihrem Ende wiederum in kleinere Dolden ausstrahlen, an deren Enden die kleinen, meist weißen bis rosafarbenen Blütchen sitzen; es ist, wie wenn das Licht die Materie aufgelöst hätte und nur ein Lichtgerüst zurückgeblieben wäre. Wir haben die Familie der Doldengewächse

(Umbelliferen) vor uns. Es ist wie ein Wunder, daß diese Lichtgebilde dennoch kräftig in der Erde wurzeln und manchmal sogar einen knolligen Wurzelstock entwickeln wie Sellerie, Pastinake, Karotte, und gerade bei letzterer merken wir, wie die kosmische Lichtkraft bis in die Wurzel hinein wirkt; Aroma und Farbe durchziehen die Wurzel.

Auch die Samen offenbaren ihre Lichtnatur durch die ätherischen Öle in Anis, Fenchel und Kümmel. Sie beseitigen Blähungen, indem sie die Luft als Folge unverdauter Nahrung wieder in die Harmonie der Elemente hineinführen. Verdauung ist ja eine Fähigkeit des Ich[77], und die Harmonie der Elemente Licht und Luft ist als sonnenhaft anzusprechen. Der Mensch ist in der Ernährungsgeschichte heute dort angelangt, wo er die Fähigkeit zur Verdauung von Pflanzennahrung haben sollte. Die schwer verdauliche Pflanzenkost aber erzeugt Blähungen, wenn das Ich noch nicht stark genug ist, die Vergeistigung der Pflanzennahrung — denn das ist Verdauung — zu vollziehen. Durch die sonnenhaften Samen der Umbelliferen wird die Nahrung dem Ichbereich nahegebracht. In diese Richtung wirken die Küchengewürze wie Dill, Kerbel und Petersilie.

☆

Der junge Mensch kommt nun in eine Phase seiner Entwicklung, wo Seelenwärme sein Wesen durchdringt. Sein Denken kann sich erfüllen mit individueller Herzenswärme; seine Gedanken tauchen unter in das Feuer des Willens; seine Ideen werden zu Idealen. Wir stehen vor einem Wunder des Menschenbildes, dem nur noch zielsichere Richtung und Harmonie seiner Fähigkeiten fehlt.

Hierzu finden wir eine Spiegelung in der Natur im Pflanzenwesen der Lippenblütler (Labiaten); im Vordergrund ihres Wesens steht der Duft, das aromatische Feuer. Wenn wir die Glieder dieser Familie an unserem geistigen Auge vorüberziehen lassen: die Minzen, die Melisse, den Majoran, Thymian, Salbei, Bohnenkraut, Lavendel, Rosmarin, dann umfassen sie die ganze Reihe der Gewürze.

Warum würzen wir unsere Speisen?

Es wurde bereits gesagt, daß die ätherischen Öle eine Verdauungshilfe bedeuten; sie aromatisieren die Nahrungssubstanz und bringen

---

[77] R. Hauschka: „Ernährungslehre", S. 39.

sie in den Bereich des Ich. Sie machen Schweres leicht, Kühles warm und vermitteln zwischen Wesen und Erscheinung. So sind die Vertreter dieser Familie in dieser Richtung fast alle ausgesprochene Heilmittel. Rosmarin zum Beispiel fördert die Zuckerverdauung dort, wo das Ich nicht in der Lage ist, Zucker zu verdauen. Das ist der Fall bei der Zuckerharnruhr (Diabetes mellitus). Die Zuckerkrankheit kommt dadurch zustande, daß der Zucker beim Durchgang durch die Darmwand nicht vergeistigt wird, das heißt: ohne die notwendige Verwandlung in das Blut übergeht. Da es sich um unverdauten Zucker handelt, ist er im menschlichen Organismus Fremdstoff und muß in den Harn ausgeschieden werden. In diesem Falle kann die Umwandlung des Zuckers in eine geistartige Substanz — also die Verdauung des Zuckers — durch das aromatische Feuer des Rosmarin gefördert werden; da geht das Gewürz über in das Heilmittel.

☆

Es sind nun die wesentlichen Stationen, die die Seele des heranwachsenden Menschen durchläuft — in der einen mehr, in der anderen weniger verweilend — beschrieben worden. Es konnten nicht alle Stufen erwähnt und dargestellt werden, ohne den Gesamtüberblick zu erschweren.

Die Menschenseele hat in diesem dritten Jahrsiebent Erfahrungen über Erfahrungen gesammelt. Die Summe dieser Erfahrungen hat das Ich in seinen menschlichen Formen und Seelenäußerungen befestigt. Der junge Mensch hat eine Harmonie seines Wesens erreicht, die ihn befähigt, in die Welt hinauszutreten; er ist mündig geworden. Die Persönlichkeit ist nun voll verkörpert und in der Lage, ihr Leben zu gestalten. Es ist die Kulmination der individuellen Entwicklung.

Diese Harmonie der Fähigkeiten spiegelt sich in der Natur in den Rosengewächsen. Die Lilien haben die Schulzeit eingeleitet; die Rosen schließen sie ab. Die Rose vereinigt die Elemente der vollkommenen Pflanze in einer wunderbaren Harmonie: Wurzel, Blatt, Blüte, Frucht, sie haben zueinander das Verhältnis der Harmonie zwischen Himmel und Erde. Die Wurzel ist fest in der Erde verankert; Blatt, Blüte und Frucht sind nach der Fünfzahl geordnet. Es erinnert die Rose an den Pentagon-Dodekaeder des Pyrit, der in seiner wunderbaren Harmonie der 12 regelmäßigen Fünfecke zu den platonischen Körpern zählt.

Auch PYTHAGORAS hat dieser Harmonie zwischen 5 und 12 sein besonderes Augenmerk zugewandt.

Wenn man den Menschen schematisch skizzieren möchte, dann tut man das in einem Pentagramm.

Die Lebensströmung im menschlichen Organismus.

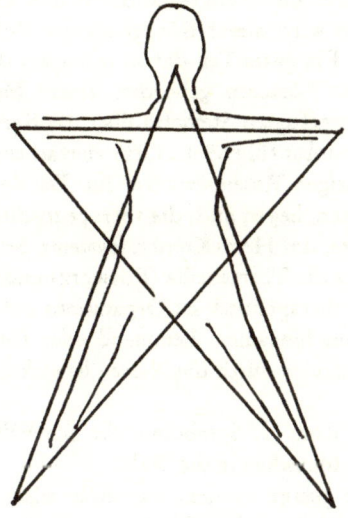

Das Pentagramm
(Mensch und Rose)

ABBILDUNG 34

Viele therapeutische Anwendungen wie Einreibungen, Massagen läßt man gerne rhythmisch im Pentagramm ausführen, zum Beispiel:

Montag	linkes Bein,
Dienstag	rechter Arm,
Mittwoch	linker Arm,
Donnerstag	rechtes Bein,
Freitag	Brust und Nacken,
Samstag	als Zusammenfassung Rücken und
Sonntag	Pause.

Dieser Rhythmus ist der Blutbewegung angemessen.

Daß sich im Pentagon-Dodekaeder diese Gesetzmäßigkeit zwölfmal spiegelt, weist auf die Weltgesetzlichkeit hin, die dieser Körper ausdrückt. Mit Recht wird dieser Körper als der Vollkommenste angesehen, den es gibt. Ein gutes Teil davon offenbart die Rose in ihrem Wachstum. Sämtliche Rosaceen gehorchen einem Metamorphosengesetz, das uns vom festgefügten Steinobst über das Kernobst, die Hagebutten bis zum Beerenobst führt.[78] In diese vierfachen Metamorphosen gliedern sich die übrigen Rosengewächse ein. Da sie im allgemeinen harmonisierend wirken, liegen auch die therapeutischen Anwendungen im Rahmen der Mitte, des Herz-Kreislaufsystems. So wirken die Fingerkräuter, besonders die Tormentilla (Rotwurz) und das Geum urbanum (Nelkenwurz), therapeutisch im Organismus auf die Regulierung der Blutbewegung im Menschen, hemmend oder fördernd, oder die Entlastung des Kreislaufes durch die Nieren bewirkend, wie zum Beispiel die Hagebutte.

So sehen wir die Rose als Symbolum des Schwellenübertrittes des mündig gewordenen Menschen in die Welt.

Vieles mußte hier gesagt werden, was einer wissenschaftlichen Beweisführung noch entbehrt, aber Dichter empfinden den Tatbestand auf ihre Art[79]:

> Blühten die Blumen all
> Nach ihrem höchsten Gesetz —
> Rose möchten sie werden.
>
> Strebten die Menschen all
> Im Wesenswirken der Liebe —
> Sonne wäre auf Erden.

---

[78] R. Hauschka: „Ernährungslehre", S. 120.
[79] Herbert Hahn: „Sprüche und Gedichte", Stuttgart.

Sonne, lehre mich sein
Mild, wie Du schenkst
Ohne Schranken.

Rose, lehre mich blühn
Menschlich,
Im Gottesgedanken.

☆

Der junge Mensch tritt hinaus in die Welt. Er muß sich seinen Standpunkt suchen, er wählt sich einen Beruf; er stellt sich der Welt und ihren Anforderungen. Dabei sind die Probleme, die in seinem bisherigen Leben eine Rolle spielten — nämlich die der Entwicklung seiner eigenen Wesenheit —, andere geworden. Es handelt sich nicht mehr so sehr um ihn selbst, sondern um das Zusammenwirken und das Zusammensein mit anderen Menschen. Er merkt — oft in schweren inneren Kämpfen —, die Bedürfnisse seiner Zeitgenossen und die Gestaltung einer sozialen Gemeinschaft wird das vordringlichste Problem. Darum wird heute in der Welt gerungen, nach den richtigen sozialen Ordnungen. Der junge Mensch überschreitet mit der Mündigkeit die Schwelle vom Menschen zur Menschheit.

Wieder kann uns ein Blick ins Pflanzenreich Anregungen geben. Versuchen wir einmal, einen Löwenzahn oder eine Margerite mit Einfühlung zu studieren. Da finden wir eine Unzahl von Blüten in einem Kelch vereinigt und jede Kategorie der in der Korbblüte zusammengefaßten Gemeinschaft dient besonderen Funktionen. Die weißen Zungenblüten entwickeln den Blütenstaub, die gelben Röhrenblüten — die das orangefarbene Kissen in der Mitte bilden — entwickeln die Samenanlage. Jede solche Korbblüte kann uns das Symbol einer menschlichen Gemeinschaft sein — bei der Sippengemeinschaft angefangen bis zu den menschlichen sozialen Ordnungen.

Und wieder ist es ein Dichter, der diese Gedanken und Empfindungen so zum Ausdruck bringt, daß wir sie wie Licht in unsere Herzen aufnehmen können[80]:

---

[80] Schiller: „Gedichte".

„Suchst du das Schönste, das Höchste,
Die Pflanze kann es dich lehren;
Was sie willenlos ist,
Sei du es wollend:
Das ist's!"

Die Therapie, die sich aus diesen Tatbeständen ablesen läßt, offenbart sich am besten bei der Arnica und soll an diesem einzelnen Beispiel gezeigt werden. Ihre Wirkung besteht vor allem darin, die Seele mit dem Ätherleib zu verbinden, wie überhaupt die Wesensglieder in Zusammenhang zu bringen. Jede Verstauchung und jeder Bluterguß bedeutet ein Hinausschockieren des Seelenleibes. Eine Arnica-Essenz — als Umschlag angewandt — führt die Wesensglieder wieder zusammen. Ebenso ist Arnica bei Herzarhythmien und bei Schlaganfällen — in der geschilderten Richtung wirkend — ein geschätztes Heilmittel.

In diesem Kapitel war beabsichtigt, übergeordnete Gesichtspunkte zum Verständnis der Natur zu liefern, um — mit PARACELSUS zu sprechen — der Natur Examen zu bestehen. Es war aber nicht beabsichtigt, Einzelheiten über Heilwirkungen anzubieten, die bereits in ausgezeichneten Büchern vorliegen.[81]

XVI
DAS EIWEISS UND DIE MONDENCHEMIE

Das Eiweiß spielt in der Entwicklung der Erdenzustände und ihrer Wesen eine große Rolle als Träger des Seelisch-Lebendigen. Wenn wir heute auf die Natur hinschauen, so können wir cum grano salis sagen, daß das Tierreich und der Mensch als Seelenträger einen physischen Leib aus Eiweiß besitzen, während die Pflanzen — die selbst keine Seele tragen — das Kohlehydrat (Zucker, Stärke, Cellulose) als physische Aufbausubstanz haben. Insbesondere ist es der Stickstoff im Eiweiß, welcher die Tätigkeiten des Seelischen hineinführt in Bewußt-

---

[81] Chr. Simonis: „Die unbekannte Heilpflanze"; Verlag Klostermann, Frankfurt/M.

sein und Bewegung. — Trotzdem finden wir auch im Pflanzenreich eiweißartige Substanzen, und zwar überall dort, wo die Pflanze von der Weltenseele von außen gestaltet wird; die Weltenastralität berührt die Pflanze dort, wo sie blüht. Die gestaltenden Sternenkräfte prägen von außen die Gestalt der Pflanze. Wir finden daher Eiweiß in geringem Ausmaß in allen Samen vor. Wir haben aber im Verlaufe unserer Betrachtungen Pflanzen kennen gelernt, welche Stickstoff bzw. Eiweiß in größerem Ausmaße ansammeln, und daß z. B. die Samen der Schmetterlingsblütler in einem Maße eiweißhaltig sind, daß sie fast der Substanz der Tiere nahekommen. Wir haben erkannt, daß dieser merkwürdige Tatbestand darauf zurückzuführen ist, daß die Schmetterlingsblütler einen früheren Urzustand der Welt festgehalten haben, nämlich denjenigen, den die Erde hatte, als sie noch in mondenhaften Zuständen war.

Auf der anderen Seite gibt es aber Pflanzen, die das Eiweiß in abgewandelter, verzerrter Form in sich tragen, Pflanzen, die an sich nichts mit einer Mondenvergangenheit zu tun haben, die vielmehr den Anschein erwecken, als ob sie Zukunftsgestaltungen unberechtigt vorwegnehmen möchten; es handelt sich da um die Giftpflanzen. Ihre ganze Erscheinungsform — die tiefe, hohle, wie eingestülpte Blüte —, z. B. Tabak, Tollkirsche, Fingerhut und vieler anderer europäischer und exotischer Pflanzen, weist darauf hin, daß da etwas eingedrungen ist in die Pflanze, für das sie noch nicht organisiert ist. In der „Substanzlehre"[82] wird dieser Vorgang eingehend geschildert und dargestellt, wie Pflanzengifte, die wir unter dem Sammelnamen Alkaloide kennen, durch sukzessiven Zerfall des Eiweißes, d. h. durch Entzug der Elemente des Wassers bis zum Cyan (Blausäure) der bitteren Mandel abgebaut werden.

Wir kommen auch hier zu Substanzen, die stark an die Mondenchemie erinnern. Es ist ja oft so, daß die Vorwegnahme von künftigen Entwicklungszuständen, unverwandelte und vergangene Zustände in krankhafter Form in die Erscheinung bringen. Die Giftpflanzen können es nicht erwarten, bis sie Weltenseelenhaftes in normaler Entwicklung verinnerlichen dürfen; sie saugen — bildhaft gesprochen — Seelenhaftes in sich hinein, wozu sie noch nicht reif sind und wofür sie erst in einem künftigen Weltenstadium geeignet sein werden.

---

[82] R. Hauschka: „Substanzlehre", S. 103.

Bei der tierischen Entwicklung kann man verfolgen, wie die Bildung der Gastrula aus der Blastula die Hohlformbildung, die Bildung eines Außen-Innen in die Wege leitet. Der nächste Schritt nach der Gastrulabildung aber ist die Entstehung der inneren und äußeren Organe, welche das Tiersein ermöglichen. Die Gastrulabildung aber ist bei den Giftpflanzen nur angedeutet, und die Bildung der inneren Organe fehlt ganz.

Wenn wir die Eiweißverdauung bei Mensch und Tier betrachten, so können wir auch da einen allmählichen Abbau des Eiweißes über Peptone, Peptide und Aminosäuren verfolgen. Aus dem Organleben wird dann ausgeschieden der Harnstoff bzw. die Harnsäure, Stoffe, die den Giftstoffen der Pflanzen nahestehen. Die Giftpflanzen haben diese Ausscheidungsmöglichkeiten nicht.

Kürzlich erschien ein Buch über Mondenchemie.[83] Der Verfasser nennt es zwar anders, doch stellt der Inhalt eine Chemie dar, in welcher das Ammoniak die Stelle des Wassers einnimmt. Wenn man in der chemischen Formel des Wassers den Sauerstoff durch das Radikal NH ersetzt, erhält man das Ammoniak. Der Verfasser — C. FRANKLIN — führt nun in außerordentlich interessanten und experimentell erhärteten Ausführungen eine Chemie vor, wie man sie in alten Mondenzuständen als existent vermuten muß.

Flüssiges Ammoniak ist ein Lösungsmittel für Alkali-Metalle, welche beim Verdunsten auskristallisieren. Erdalkali-Metalle sind als Ammoniakate löslich und kristallisieren beim Verdunsten aus, z. B.: Ca$(NH_3)_6$.

Halogen-Salze sind gradweise verschieden löslich, und zwar die Jodide leichter als die Bromide und diese leichter als die Chloride.

Die Reaktion $Ba Br_2 + 2 Ag NO_3 \rightarrow 2 Ag Br + Ba (NO_3)_2$ verläuft in wässeriger Lösung im Sinne des Pfeiles, und Silberbromid fällt als Niederschlag aus. Im flüssigen Ammoniak verläuft die Reaktion im entgegengesetzten Sinne und Bariumbromid fällt als Niederschlag aus. So ergeben sich in der Monden-Chemie vielfach umgekehrt verlaufende Prozesse, als wir sie in der Wasserchemie kennen. Alle sauerstoffhaltigen Verbindungen sind Wasser-Derivate; alle stickstoffhaltigen Verbindungen sind Ammoniak-Derivate.

---

[83] „The Nitrogen-System of Compounds" by Edward Curtis Franklin (Stanford University); Reinhold Publishing Co., New York 1935.

Interessant werden die Verhältnisse, wenn wir an die Kohlensäure herankommen. Wenn wir in der Kohlensäure den Sauerstoff durch das Radikal NH ersetzen, kommen wir nämlich über den Harnstoff, der ein Zwischenstadium darstellt, zum Cyanamid.

$$CO\begin{smallmatrix}\nearrow OH\\ \searrow OH\end{smallmatrix} \rightarrow CO\begin{smallmatrix}\nearrow NH_2\\ \searrow NH_2\end{smallmatrix} \rightarrow CNH\begin{smallmatrix}\nearrow NH_2\\ \searrow NH_2\end{smallmatrix}$$

  Kohlensäure   Harnstoff   Cyanamid

Wir kommen hier in den Bereich von Stoffen, wie wir sie sowohl in den tierischen Ausscheidungen als auch in den Giftpflanzen vorfinden. Es ist durchaus möglich, daß am Rande der Photosynthese solche Substanzen auch eine Rolle spielen, daß — wie schon in den früheren Erörterungen dargestellt — die Pflanze frühere Entwicklungsstadien im Sinne des biogenetischen Grundgesetzes wiederholen muß und daß bei der Assimilation durch das Chlorophyll auch Substanzen eine Schlüsselposition einnehmen, die den Übergang von der Monden-Chemie zur Sonnen-Chemie darstellen.

H. SPINDLER[84] meint, daß es die Nitrolsäure ist, die in der Pflanzenphysiologie die Assimilation bewirkt. Er ist der Ansicht, daß diese Substanz von den Alchemisten gesucht wurde als „der Stein der Weisen", mit dessen Hilfe sie die ihnen zugeschriebenen Sustanzverwandlungen durchführen konnten.

So sehen wir in der Natur zwei Pflanzenformen sich diametral gegenüberstehen — die Schmetterlingsblütler auf der einen Seite und die Giftpflanzen auf der anderen Seite —, die ersteren frühere Weltenzustände festhaltend (luziferisch), die letzteren künftige Weltenzustände vorwegnehmend (ahrimanisch). Ihr Schicksal ist es, die Zukunft nicht richtig vorbereiten zu können und dadurch in „die Mondenchemie" zurückzufallen.

Zwischen diesen beiden Formen, von denen die erste eine vergangene Epoche unberechtigt festhält und die andere Zukünftiges unberechtigt vorwegnimmt, fasse man das Wesen der Rose ins Auge, welche zwischen Vergangenheit und Zukunft im Pflanzenreich die goldene

---

[84] H. Spindler: „Die Alchemie in moderner Sprache"; La Voix Solaire, Revue Trimestrielles Nr. 7, Herbst 1962.

Mitte einhält und so zur Entwicklungslinie des Menschen eine so bedeutungsvolle Beziehung bekommt.

XVII
DIE TIERISCHE SUBSTANZ

Die tierische Substanz ist im Gegensatz zur Mineral- und Pflanzensubstanz eine solche, an der bereits ein Seelenleib mitgestaltet hat. Wir wissen, daß eine geisteswissenschaftlich orientierte Menschenkunde die Ansicht vertritt, daß Gesundheit und Krankheit immer vom Leib-Seele-Geist-Zusammenhang her bedingt ist; das Ineinanderwogen dieser Wesensglieder im Menschen bildet immer einen Schattenwurf im physischen Leib, wo die Krankheit sich dann manifestiert. Eine Therapie, die von solchen Voraussetzungen ausgeht, verwendet dann nicht irgendwelche chemischen Substanzen, sondern das Augenmerk in der Therapie ist dann gerichtet auf die drei Naturreiche, die den Menschen umgeben. Dabei ergibt sich als übergeordnete Regel, daß die Mineralsubstanzen an die Persönlichkeitskräfte im Menschen appellieren, die Pflanzensubstanzen an die Seelenqualitäten, während die Tiersubstanzen auf die Lebenszusammenhänge im Organismus wirken.

Wir haben in den vorangegangenen Kapiteln gezeigt, daß der Mensch der Erstling der Schöpfung ist, das heißt aber nichts anderes, als daß die Naturreiche erst im Laufe der verschiedenen Erdenentwicklungsperioden aus dem Menschen entlassen worden sind. Man kann das bildhaft so verstehen: Ein Luftballon, der zur Erde zu sinken droht, wird so lange in der Schwebe gehalten, bis sein Ziel erreicht ist. Das gelingt dadurch, daß Ballast ausgeworfen wird. Ähnliches vollzieht sich in der Menschheitsentwicklung. Der Mensch sollte so lange nicht in die Verhärtung sinken, als notwendig war, ihm die Reife der Entwicklungsmöglichkeiten zu einem umfassenden Wesen zu gestatten. So wurden die Naturreiche als in die Verhärtung strebende Teilwesen des universalen Menschen abgeworfen.

Aus einer solchen Anschauung wird das Simele-Prinzip HAHNEMANNS durchsichtig; denn jeder Stein, jede Pflanze und jedes Tier bzw. Tierorgan waren einstmals in der umfassenden Menschenanlage verwoben, so daß sich darauf eine Beziehung zum heutigen menschlichen

Organismus ergibt. Daran kann man ablesen, daß durch die Therapie mit tierischen Organpräparaten im Menschen wiederum besondere Organgebiete lebendig angeregt werden. Das Tierpräparat ist also in erster Linie eine Stütze für den ätherischen Aufbau des entsprechenden menschlichen Organgebietes. Dadurch aber wird dieses Organ für andere medikamentöse Zubereitungen aufnahmefähig, so daß das tierische Organpräparat ein Wegbereiter ist für andere Medikamente.[85] Eine geisteswissenschaftlich orientierte Medizin verwendet Organpräparate auch, um bestimmte Wirkungen, die von den menschlichen Organen ausgehen, zu harmonisieren und zu einer gemeinsamen Aufgabe anzuregen. Nach dieser Einsicht sind z. B. die vier Organe Lunge, Leber, Herz und Niere am Zustandekommen einer richtigen Eiweißbildung aus der Ernährung beteiligt. Ist eines dieser Organe schwach, so kommt es zu einer verzerrten Eiweißbildung, die sich vor allem in Ekzemen äußert. Man wird daher mit einem Präparat aus tierischen Organen — Lunge, Leber, Herz und Niere — gegen Hautunreinigkeiten sowie auch bei Unterernährung, Anämie und Dystrophie aller Art manches Gute erreichen.[86]

Besonders diejenigen Organsysteme im Menschen, die an sich zu den „ersterbenden", nicht leicht regenerationsfähigen gehören und daher der Degeneration am stärksten ausgesetzt sind, nämlich das Gehirn und das Rückenmarks-Nervensystem, eignen sich am besten für eine Therapie der „Belebung" durch Organpräparate.

Das größte Verwendungsgebiet innerhalb der geisteswissenschaftlich orientierten Medizin aber nehmen die innersekretorischen Drüsen ein. Diese sind sozusagen die Konzentrationspunkte des Lebensleibes, von wo aus die Lebensprozesse hormonal gesteuert werden. KÖNIG hat das Zusammenwirken der innersekretorischen Drüsen in ein durchschaubares System gebracht.[87]

Nach KÖNIG steht die Zirbeldrüse in engem Wärmezusammenhang mit den Keimdrüsen; während aber die Zirbeldrüse (Epiphyse) dem

---

[85] WALA-Heilmittel-Laboratorium Eckwälden: „Zur Therapie mit Organpräparaten", Therapeutischer Erfahrungsaustausch für Ärzte, Heft 5.

[86] WALA-Heilmittel-Laboratorium Eckwälden: Organum quadruplex.

[87] Karl König: „Die innersekretorischen Drüsen und die ätherischen Bildekräfte"; NATURA — Zeitschrift zur Erweiterung der Heilkunst; Rheinverlag 1928, S. 209.

Feuer des Geistes dient, sind die Keimdrüsen (Gonaden) die Elemente der physischen Reproduktion. Was im Bereiche der Epiphyse geistige Reproduktion ist, ist im Bereiche der Gonaden physische Reproduktion.

In ähnlicher Weise stehen die Hypophyse und die Nebennieren in einem Lichtzusammenhang. Die Hypophyse (Wachstumsdrüse) reguliert das Wachstum, indem sie das ungehemmte Wachstum durch ihre Lichtkräfte in Grenzen hält. Die Nebennieren regulieren den Lichtstoffwechsel. „Bei allen Vögeln haben die Nebennieren einen eigenen Pfortaderkreislauf", also auch hier bei den Lufttieren eine besondere Betonung der Nebennierentätigkeit. Andererseits muß noch auf ein Krankheitsbild wie den Morbus addison hingewiesen werden, bei welchem es zu Pigmentationen kommt, wodurch die enge Beziehung der Nebennieren zum Licht deutlich wird.

Die Schilddrüse (Thyreoidea) und die Thymusdrüse stehen zueinander in engem Verhältnis durch den Chemismus, der durch sie wirkt; und wieder ist es die obere Drüse, die Schilddrüse, deren Wirkungsbereich mehr im Seelischen liegt, während die Thymusdrüse ihren Wirkungsbereich im Chemismus des Stoffwechsels hat. Wie die chemischen Ordnungskräfte ihren physischen Niederschlag im Wasser haben (vgl. Kapitel über die Schöpfung), so sind diese beiden Drüsen auch Beherrscher des Flüssigkeitsstoffwechsels. Man denke in diesem Zusammenhang an die Ödembildung und an den entgegengesetzten Zustand des Myxödems.

Schließlich sind die Epithelkörperchen (Parathyreoidea) die beherrschende Festung für den Knochenorganismus. Die Epithelkörperchen regulieren den Kalkstoffwechsel und damit die richtige Festigung des Skelettes.

Bekanntlich erlischt die Organfunktion der Thymusdrüse mit Eintritt der Pubertät. Sie geht — nach KÖNIG — auf die Thyreoidea über. Diese wiederum gibt Teile ihrer Atmungsfunktion an die mit ihr korrespondierende linke Nebenniere ab, während Bewegungsfunktionen der Nebenniere von den nunmehr in Tätigkeit tretenden Keimdrüsen mit übernommen werden. Die linke Nebenniere weist durch ihre halbmondförmige Organgestalt auf ihre Beziehung zum Chemismus hin, während die rechte Nebenniere in ihrer Gestalt reiner Ausdruck der Lichtkräfte ist. (Siehe Abbildung 35.)

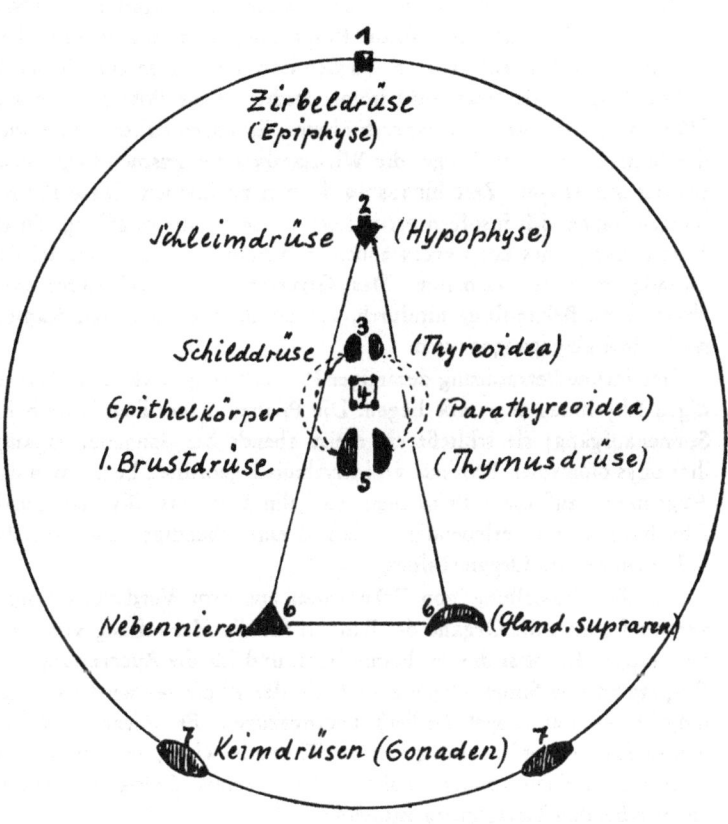

ABBILDUNG 35:
Die innersekretorischen Drüsen.
Schema nach K. König

Der erste Pionier auf dem Gebiete der Organtherapie war Rudolf STEINER. Vor mehr als 40 Jahren wurden erstmalig Organpräparate in einem größeren Umfange angewandt. Das war eine Zeit, wo es weder einen NIEHANS noch einen ZAICEK gab. Rudolf STEINER legte großen Wert darauf, daß die Präparate ganz frisch aus dem eben geschlachteten Tier entnommen wurden und noch warm zur Verarbeitung gelangten; das war nicht immer leicht, da die Potenzierung auf D6 schon 20 Minuten in Anspruch nimmt. Es waren daher immer wieder Bestrebungen im Gange, die Wirksamkeit des frischen Organpräparates auf längere Zeit hinaus ausdehnen zu können. Diese Bestrebungen haben sich insofern erfolgreich erwiesen, als es gelang, durch Verwendung eines körperverwandten Glycerins ein Lösungsmittel für Organgewebe auszuarbeiten. Das Glycerin geht dabei durch eine rhythmische Behandlung hindurch, auf die in einem späteren Kapitel noch näher eingegangen wird.

Eine intime Betrachtung derartiger Prozesse zeigt, daß allem Lebendigen Rhythmen zugrunde liegen. Die Pflanze öffnet ihre Blüte beim Sonnenaufgang; sie schließt sie meist abends bei Sonnenuntergang; ihre physiologischen Prozesse sind rhythmisch geordnet. Lenkt man das Augenmerk auf diese Prinzipien, so gelingt es, das Glycerin durch Rhythmen so zu verlebendigen, daß es eine lebendige Hülle für die aufzunehmenden Organe bildet.

Für die Herstellung von Präparaten aus dem Verdauungssystem verwendet man die Organe des Rindes; für die Herstellung von Nervenpräparaten meist die des Kaninchens, und für die Zubereitung von Präparaten der Sinnes-Organe — z. B. des Auges — wird — wenn möglich — der Vogel (Adler) herangezogen. Es spiegelt sich die menschliche Wesenheit im gesamten Tierreich wider, und man wird immer mehr dazu kommen müssen, die einzelnen Präparate aus den entsprechenden Tierarten zu entnehmen.

XVIII

HOMÖOPATHIE, ALLOPATHIE UND CHEMOTHERAPIE

In der Medizin der Gegenwart stehen diese drei Behandlungsweisen nebeneinander. Gewöhnlich werden Homöopathie und Allopathie als

Gegensätze hingestellt, wobei man meist die Allopathie mit der Chemotherapie identifiziert. Das ist aber nicht richtig. Die Ärzte früherer Zeiten waren alle Allopathen; auch die Naturärzte, die mit Tee-Abkochungen zu heilen versuchten. Die Homöopathie unterscheidet sich von der Allopathie in vielen wesentlichen Dingen, vor allem aber in der Dosierung ihrer Heilmittel. Die Homöopathie arbeitet mit allerkleinsten Dosen, die Allopathie aber mit gröberen Dosen; und weil die Chemotherapie auch nur mit groben Dosen arbeiten *kann*, sind sie im Sprachgebrauch etwas vermischt worden. Wir werden später sehen, wie die Chemotherapie eine ganz besondere Abart der Allopathie ist, indem ihre Heilmittel durch den Intellekt aus den chemischen Synthesen der Teerzwischenprodukte entstanden sind.

In der „Substanzlehre"[88] wird über hohe Verdünnungen und deren Wirksamkeit ausführlich gesprochen und gezeigt, wie durch das rhythmische Verdünnen eine Dynamisierung der Substanz — wir würden sagen eine Ätherisierung der Substanz — erfolgt.

Wenn man über die Wirksamkeit kleinster Entitäten etwas auszusagen versucht, so kann man nicht anders, als mit HAHNEMANN anzufangen. Er hat die beiden Säulen der Homöopathie — das Simile-Prinzip und die Wirksamkeit der dynamisierten Heilmittel — in das medizinische Wirken der damaligen Zeit eingeführt, als Zeitgenosse eines anderen Großen, dessen wissenschaftliche Forschungen auch heute noch nicht verstanden werden — nämlich GOETHE —. Auch die Ideen und Taten HAHNEMANNs sind von vielen Ärzten noch nicht richtig ernst genommen und verstanden worden.

Seine Auffassung des ärztlichen Wirkens und vom Wesen der Krankheit ist so geisterfüllt, daß man über die Art der Formulierungen nur erstaunt sein kann. HAHNEMANN sagt in seinem „Organon der Heilkunde"[89]: „Des Arztes höchster und einziger Beruf ist es, kranke Menschen gesund zu machen, was man heilen nennt" und: „Krankheiten sind dynamische Verstimmungen unseres geistartigen Lebens in Gefühlen und Tätigkeiten; das sind unmaterielle Verstimmungen unseres Befindens." Dem steht polar gegenüber, was sich ungefähr gleichzeitig in Wien als nihilistische Schule breitmachte. DIETL, ein Vertreter dieser Schule, formuliert das ärztliche Wirken etwa so: „Der

---

[88] R. Hauschka: „Substanzlehre", S. 140.
[89] Sam. Hahnemann: „Organon der Heilkunde"; Verlag Wilmar Schwabe, Leipzig 1921, 6. Auflage.

Wert des Arztes ist die Summe seines Wissens." DIETL anerkennt keine Heilkunst, sondern höchstens eine Heilwissenschaft. Zwischen diesen beiden Polaritäten breitet sich das ganze Spektrum der Lehrmeinungen aus, die selbst bis in die Schülerschaft HAHNEMANNs spalten͏d und differenzierend wirkten. Da gab und gibt es auch heute noch eine Richtung, die nurmehr das Simile-Prinzip anerkennt, aber die Dosierung der Heilmittel nicht mehr als wesentlich erachtet. Man muß zugeben, daß es für einen naturwissenschaftlich geschulten Arzt auch sehr schwierig ist, die Wirkung höherer Potenzen zu begreifen.[90]

Da ist z. B. die LOSCHMIDTsche Zahl, die entsprechend den Atomgrößen berechnet wird und aussagt, daß von einer stofflichen Existenz bei Verdünnungen etwa von der 20. Potenz an nicht mehr die Rede sein kann. Es ist verständlich, daß die Versuche einer Erklärung der Wirkung von Hochpotenzen mit dem Rüstzeug der heutigen modernen physikalischen Chemie scheitern müssen, denn die heutige Wissenschaft hat die Begriffe, die hierzu nötig wären, noch nicht entwickelt. Das heutige Wissen reicht nicht aus, die ursprüngliche Intuition HAHNEMANNS wissenschaftlich zu unterbauen, ohne dabei in abstrakte Kompromisse zu geraten. Der Leser dieser Zeilen wird sich jedoch von dem Wesen der Potenzen eine Vorstellung bilden können, wenn er die in den vorangegangenen Kapiteln erwähnten Schöpfungstatsachen zu Rate zieht.

Die Tatsache der Wirkung kleinster Entitäten ist jedoch in vielen Forschungen untermauert und die Tatsache und die Gesetzmäßigkeiten — vorwiegend an biologischen Testobjekten — geprüft worden. Hugo SCHULZ, Greifswald [91], hat 1888 die Gärungsfähigkeit von Hefe unter dem Einfluß steigender Verdünnungen von Giften geprüft. Diese Versuche haben zu dem biologischen Grundgesetz von ARNDT-SCHULZ geführt, wonach starke Dosen die Lebenstätigkeit hemmen, schwache dieselben fördern.

Freilich sind diese Gesetzmäßigkeiten von orthodoxer Seite vielfach angefeindet worden; so behauptet Professor HOLZ, Rostock, daß die angeblich fördernde Wirkung hoher Verdünnungen auf die Stoffwechseltätigkeit der Hefe nur eine scheinbare sei, weil die Gärungs-

---

[90] Die rhythmischen Stufen der Verdünnungen werden Potenzen genannt.
[91] Hugo Schulz, Greifswald: Vorlesungen über Wirkung und Anwendung der unorganischen Arzneistoffe und Vorlesungen über Wirkung und Anwendung der deutschen Arzneipflanzen. Verlag Georg Thieme, Leipzig 1921.

tätigkeit, die bei solch' hohen Verdünnungen auftritt, nur dadurch zustande käme, daß eine autolytische Zersetzung des Hefeleibes eintrete, wodurch das Glykogen zu Zucker aktiviert werde. „Die Dosierung hat mit dem Wesen der Homöopathie nichts zu tun; kleinste Entitäten bieten im Zeitalter der Katalyse, Fermente und Hormone dem Verständnis keine Schwierigkeiten, so lange sie nicht die von der modernen Physik und Chemie gezogenen Grenzen überschreiten und mit unseren wohlbegründeten Vorstellungen von dem atomaren Aufbau der Materie in Konflikt geraten", so sagt Professor Holz. Das aber ist der springende Punkt und man darf Herrn Prof. Holz den Vorwurf nicht ersparen, daß er mit seinen Forschungen an solchen wesentlichen Dingen wie den nachstehenden Arbeiten vorbeigegangen ist.

Hahnehann hat sich oft gegen den Ausdruck „hohe Verdünnungen" gewehrt; er sagt im „Organon": „Durch die Bearbeitung wird die Substanz zu geistartiger Arzneikraft subtilisiert und umgewandelt."

Ferner sind seit den Forschungen von Hugo Schulz eine große Reihe von Arbeiten erschienen, die die Gesetzmäßigkeiten der Wirksamkeit hoher Verdünnungen und Potenzen einwandfrei festlegen, wodurch die Voraussetzungen der Holzschen Arbeiten als ungenügend erscheinen. Professor Holz arbeitet nämlich mit gewöhnlichen Verdünnungen und nicht mit den von Hahnemann geforderten und von den Forschern der letzten Jahrzehnte in ihren Gesetzmäßigkeiten studierten dynamisierten Potenzen.

In den Jahren 1923 bis 1932 erschienen ungefähr gleichzeitig die verschiedenen Arbeiten von Junker (Hamburg) und Kolisko (Stuttgart)[92]. Während Junker Mikroben als Testobjekte benutzt, prüft Kolisko die Wirksamkeit von Verdünnungen und Potenzreihen an Pflanzen. Beide stellen einwandfrei fest, daß Potenzen — also rhythmisch dynamisierte Substanzen — einen von gewöhnlichen Verdünnungen völlig verschiedenen biologischen Wert haben, trotzdem sie an Milligrammprozenten Substanz gleichwertig sind. Beide Forscher stellen fest, daß — wenn sie ihre Resultate in Wirkungskurven bringen — ein gesetzmäßiges Abfallen und Wiederansteigen der Kurven zu beobachten ist. Während aber Junker diese Gesetzmäßigkeit als eine all-

---

[92] L. Kolisko: „Physiologischer Nachweis der Wirksamkeit kleinster Entitäten.

gemeine ansieht, stellt KOLISKO erstmalig fest, daß diese Potenzkurven für jede Substanz spezifisch sind. Jede Substanz hat so, wie sie ihr spezifisches Gewicht, ihr Atomvolumen und Molekulargewicht hat, ihre spezifische Potenzkurve.

KOLISKO studierte ferner die optimalen Bedingungen der rhythmischen Verdünnungen und der Schüttelungsdauer der Potenzen. Sowohl mit Hilfe der Potenzkurven als auch mit Hilfe der kapillardynamischen Methode — worauf später noch zurückgekommen werden soll — ergab sich ein Optimum um $2^1/_2$ Minuten. Bei Überschreiten dieser Schüttelungsdauer fällt die Wirkung der Potenzen ab und steigt erst wieder bei einer Schüttelungsdauer von 5 Minuten an.

Während der 12jährigen Tätigkeit des Verfassers am Klinisch-Therapeutischen Institut Arlesheim/Basel (Schweiz) wurden diese Forschungen erweitert. Es wurde von den mühevollen Pflanzenversuchen wieder auf die weniger zeitraubenden Hefeversuche zurückgegriffen (Schulz), indem in einer Reihe von Gärungskölbchen laufend Potenzreihen geprüft wurden.[93] Die angewandte Methode wird in der „Substanzlehre" beschrieben. Die Methode der spezifischen Potenzkurven könnte so weit ausgearbeitet werden, daß sie die Prüfung käuflicher Potenzen gestatten würde.

So wurde z. B. ein gekauftes Aurum D 15 weiterpotenziert und die so hergestellte Potenzreihe geprüft. Die sich ergebende Kurve muß dem Kurvenast der Goldkurve ab D 15 entsprechen. Ist dies nicht der Fall, dann ist das gekaufte Aurum D 15 nicht sachgemäß hergestellt worden.

Es wurden ferner Versuche mit Hochpotenzreihen bis D 300 durchgeführt, wobei festgestellt werden konnte, daß die Intervalle zwischen den Maxima immer größer werden, wobei der Eindruck vorherrscht, daß der Kurven-Charakter sich wiederholt. Da diese Versuche aber nicht weiter verfolgt werden konnten, kann hier nur die Forschungsrichtung angedeutet werden.

Wenn man alle diese Phänomene auf sich wirken läßt, dann muß man sich sagen, daß Physik und Chemie nicht ausreichen, diese Phänomene zu erklären und daß man sich in einen Bereich versetzt fühlt, in dem andere Gesetzmäßigkeiten herrschen, als man gewohnt ist, auf chemisch-physikalische Abläufe anzuwenden. Man kann den Eindruck

---

[93] R. Hauschka: „Substanzlehre", S. 147.

haben, daß die geschilderten Phänomene in einem Bereich spielen, der dem Leben verwandt ist.

1879 und in den folgenden Jahren erschienen drei Schriften über die vegetabilische Entstehung der Substanz von HERZEELE. Es wurde im Vorangegangenen bereits gezeigt, wie die Forschungen von HERZEELE, die in den Laboratorien des Klinisch-Therapeutischen Institutes Arlesheim ebenfalls nachgeprüft wurden, beweisen, daß mineralische Substanzen sich originär in der Pflanze — also im Lebendigen — bilden und auch wieder vergehen. Solche Erfahrungen zwingen zu einem erweiterten Substanzbegriff. Das Gesetz von der Erhaltung des Stoffes gilt nur so lange, wie sich die Substanzen in mineralischer Form befinden; werden sie aber durch das Leben ergriffen, dann öffnen sie sich anderen Gesetzmäßigkeiten, die man als die Gesetzmäßigkeiten des Lebens selbst wird bezeichnen müssen.

Was die andere Säule der Homöopathie — das Simile-Prinzip — betrifft, so setzt HAHNEMANN dort fort, wo PARACELSUS aufgehört hat. PARACELSUS prägt den Begriff der Signatur, und es war ihm dieser Begriff nichts anderes als das in Form und Stoff geronnene Schöpfungsprinzip der Naturdinge. Aus den vorangegangenen Schilderungen der Schöpfung wird ersichtlich geworden sein, wie der Mensch der Erstling der Schöpfung war und die Naturreiche allmählich aus ihm ausgeschieden wurden. Es wird daher einleuchten, daß jedes Naturding — ob Mineral, Pflanze oder Tier — zum menschlichen Wesen eine bestimmte Beziehung hat. Diese Beziehung aus den Naturdingen abzulesen, forderte PARACELSUS vom Arzt.

HAHNEMANN fand diese Beziehungen empirisch, indem er den Menschen die Naturstoffe einnehmen ließ und dann die Reaktion beobachtete. Das bedeutet aber nichts anderes als den Versuch, dieselbe Urmelodie der Wesen im Stoff zu hören, wenn sie am Menschen aufklingt. Das aber sind die Symptombilder der Homöopathie, die für den Homöopathen so wesenhaft sind, daß sich auf diese Weise die pathologischen Zustände offenbaren.

Heute aber muß der Arzt zum Symptomenbild noch die Signatur des Heilmittels im Sinne des PARACELSUS hinzufügen; er muß durch der

---
[84] R. Steiner — I. Wegman: „Grundlegendes für eine Erweiterung der Heilkunst".
F. Husemann: „Das Bild des Menschen als Grundlage der Heilkunst"; Verlag Freies Geistesleben, Stuttgart 1956.

Natur Examen gehen. Beides, das Symptomenbild und die Signatur, decken sich und ergeben zusammen erst die wahre Melodie für den Arzt, eine Melodie, die er aber nur hören kann, wenn das Instrument — der Mensch — so begriffen wird, wie eine geisteswissenschaftlich orientierte Medizin das Menschenwesen zu begreifen imstande ist.[94] So gesehen, steht die Homöopathie nicht im Gegensatz zur Allopathie, sofern letztere von den Naturdingen ihren Ausgang nimmt. Lediglich dadurch kann eine Gegensätzlichkeit konstatiert werden, daß die Homöopathie Gleiches mit Gleichem zu heilen versucht (Simile) — und zwar mit kleinsten Dosen —, während die Allopathie Krankheitserscheinungen mit den entgegengesetzten Mitteln behandelt (contraria contrariis) — und zwar in groben substanziellen Dosen.

Kritisch wird die Situation erst, wenn die Allopathie übergreift auf die Chemotherapie. Es ist im Kapitel VIII bereits geschildert worden, wie die Chemotherapie ihren Ausgang nimmt vom Steinkohlenteer. Die Teer-Chemie war für die großen Chemiker des vorigen Jahrhunderts der Lehrmeister für die Herstellung der unendlichen Mannigfaltigkeit der chemischen Substanzen, die heute als Heilmittel die Menschheit überschwemmen. Der in der arabischen Strömung der vergangenen Jahrhunderte geschulte Intellekt hat gelernt, alle jene Dinge künstlich herzustellen, die in den Naturreichen aus den Schöpfungsprinzipien entstanden sind.

Man muß diese Entwicklung verstehen, und ebenfalls muß man den Stolz der heutigen Wissenschaft verstehen, es so herrlich weit gebracht zu haben. Der Zugang zu einem solchen Verständnis wird vielleicht dadurch ermöglicht, wenn man sich vergegenwärtigt, daß die gewordene Welt einen Übergang darstellt zu einer solchen, die der Mensch einmal selbst — als Mitschöpfer im Verein mit höheren Wesen — aus sich herausgestalten wird. Es ist dieser Impuls ein wahrhaft christlicher, doch scheint es uns, daß der durch die heutige Wissenschaft beschrittene Weg ein Irrweg wird, wenn die Gesetze der toten mineralischen Welt in das Lebensgebiet getragen werden und alles nur nach den materiellen Wirkungen beurteilt wird. Die Folgen dieses Irrweges zeigen sich — abgesehen von der Contergan-Katastrophe — auf allen Gebieten der Zivilisation, nicht nur in der Medizin, sondern auch in der Landwirtschaft sowie auf allen Gebieten des täglichen Lebens.

Das Wissen von der Wirklichkeit einer höheren Welt ist den meisten Menschen heute abhanden gekommen. Man sollte, so paradox es erscheint, auch dieses als Fortschritt werten, denn das Alte soll vergehen, bevor aus der Verwandlung dieses Vergangenen ein Neues entstehen kann. Die Ausführungen im 1. Kapitel dieses Buches deuten bereits darauf hin, daß wir in einer wissenschaftlichen Gesinnung, wie wir sie bei KEPLER und später bei GOETHE und Rudolf STEINER finden, die Keime zu sehen haben, aus denen eine neue Welt im Sinne einer christlichen Erneuerung und Wandlung entstehen kann. Man könnte an dieser Stelle — um der Wichtigkeit dieses Schrittes willen — auch zu den hohen Begriffen der Theologie greifen, indem man vergleichsweise sagt — wobei die Feststellung aber mehr ist als ein Vergleich —: Die gewordene Welt ist die Sphäre des Vatergottes, die neue Welt ist die Sphäre des Sohnesgottes und diese beginnt mit dem Mysterium von Golgatha.

Durch die geisteswissenschaftlichen Erkenntnisse Rudolf STEINERS wissen wir, daß die verdichtete und gewordene Erde einer Urbilderwelt entspricht; aus ihr verdichten sich auf Erden die Formen der Geschöpfe der Naturreiche. Wenn eine Pflanze im Herbst vergeht, so zerfällt ihre physische Substanz, aber ihr Lebens- und Formleib zieht sich zurück in die Urbilderwelt. Von der physischen Pflanze bleibt nichts zurück als ein Samenkorn, das fast mineralischer Natur, dennoch der Ankergrund ist für das Urbild — im Sinne GOETHES die Idee der Pflanze —, um sich im nächsten Frühjahr wieder in der physischen Welt verkörpern zu können.

Diese Dinge wurden in früheren Zeiten gewußt und Legenden und Mythen berichten davon. Eine dieser Legenden wurde von Selma LAGERLÖF in künstlerische Form gebracht; sie schildert die Entstehung der Christrose:

Der Abt Johannes, ein Blumenfreund hoch oben im Norden, pflegt seinen Garten mit aller Kunst und Liebe, und er glaubte, daß er in seinem Garten alle Pflanzen der Erde vereinigt habe. Er hat auch einen Gärtner, der ihm in seinem Streben treu dient. Eines Tages hört er Gezänk in seinem Garten und sieht, wie ein altes Weib sich mit seinem Gärtner streitet. Es stellt sich nun heraus, daß die Alte durch ein geheimes Pförtchen in den Garten geschlüpft ist, und sie erklärt, daß auch sie dem Streben des Abtes sehr geneigt sei, denn sie habe selber einen Garten, aber der sei viel viel schöner als der des Abtes. Der Abt, neugierig geworden, fragt, ob er diesen Garten einmal sehen dürfe, worauf die Alte nach einigem Zögern einwilligt und ihm verspricht, daß sie ihn in der Christnacht holen lassen werde, um ihm den Garten zu zeigen.

Voll Spannung sah nun der Abt der Weihnachtszeit entgegen, und am Weihnachtsabend erschien tatsächlich ein kleiner Junge, der den Auftrag hatte, ihn weit in den Böinger Wald hineinzuführen, wo eine Räuberfamilie wohnte. Sie wanderten lange durch dichte Wälder, und es wurde immer dunkler, und die Mitternacht kam bereits heran. In den entfernten Dörfern hörte man die Mitternachtsmette läuten, und da wurden sie auch von der Alten und ihrer Familie empfangen. Nichts geschah zunächst. Auf Anweisung der Alten herrschte tiefe Stille; niemand sprach ein Wort. Da, plötzlich, erhellte sich der Wald, und der Abt konnte sehen, wie die Bäume grünten und wie überall die schönsten Blumen hervorsproßten. Die Vögel fingen in den Zweigen an zu singen, und ein Hauch der wunderbarsten Blumendüfte wehte über die erstaunten Zuschauer hin. Bald ertönte Musik, wie von Engelstimmen gesungen, und der Abt sank auf die Knie, denn er konnte die Engelgestalten bereits erblicken. Dem Gärtner aber, den er mitgenommen hatte, setzte sich eine weiße Taube auf die Schulter. In seiner Verwirrung streifte er die Taube hinweg und schrie aus seinem geängsteten Herzen heraus, daß das alles Teufelsspuk sei. In demselben Augenblick verschwand der ganze ätherische Frühling und der Abt sank tot zu Boden. Im Sterben hatte er eine der Blumen ergriffen und hielt sie fest in seiner Faust. Niemand konnte die Hand öffnen, bis es nach langem Mühen dem Gärtner gelang. Er fand darin eine Blume, die er in den Garten des Klosters pflanzte und voller Reue pflegte: das war die Christrose.

In dieser Legende wird anschaulich geschildert, was Rudolf STEINER aus seiner Geistesforschung mitteilt, daß nämlich in der Weihnachtsnacht und den darauffolgenden 12 heiligen Nächten die Erde die Wirkungen der Urbilderwelt in sich aufnimmt, so daß die in der Erde ruhenden Samen im Frühling nach ihren Urbildern keimen können.

Die heutige Wissenschaft ist der Meinung, daß das, was da nach Urbildern wächst und Substanz bildet, identisch sei mit den synthetischen Produkten, die sie in ihren chemischen Laboratorien aus dem Steinkohlenteer herstellt. So meint man, schöpferisch zu sein und die Natur zu beherrschen; das aber ist der schon vorhin erwähnte große

Irrtum! Eine natürlich entstandene Substanz ist etwas ganz anderes, als eine im Laboratorium synthetisierte, und mögen beide noch so exakt chemisch identisch sein.

Man kann solche Dinge bezweifeln, man kann sie aber auch mit den subtilen Methoden, die eine biologisch orientierte Naturwissenschaft ausgebildet hat, erhärten. Es wurde in diesem Kapitel bereits von Potenzkurven gesprochen. Im Laufe der Arbeiten, die in dem Forschungslaboratorium im Klinisch-Therapeutischen Institut in Arlesheim (Schweiz) zum Zwecke der Ermittlung von Potenzkurven durchgeführt wurden, kam es eines Tages zur Herstellung der Potenzkurve von Benzoesäure, die aus natürlichem Benzoe-Harz durch Extrahieren gewonnen und durch Umkristallisieren gereinigt wurde; die Reinheitsprobe durch den Schmelzpunkt von 121° war erfüllt. Die Potenzkurve hatte einen lebhaften Verlauf mit charakteristischen Maxima und Minima. Gleichzeitig wurde Benzoesäure, die aus dem Steinkohlenteer synthetisch hergestellt worden war, untersucht. Die synthetische Benzoesäure zeigte gleichfalls den Schmelzpunkt von 121°. Die ermittelte Protenzkurve offenbarte jedoch die völlige Wirkungslosigkeit der Potenzen, indem sie sich fast als Gerade darstellte. (Siehe Abbildung 36.)

Beide Substanzen sind chemisch identisch, doch ist die eine — die natürliche Benzoesäure — aufgenommen in den Bereich, wo die goldenen Eimer auf- und niedersteigen, während die andere Substanz — die aus dem Steinkohlenteer synthetisch hergestellt wurde — aus dem Zusammenhang zwischen Himmel und Erde herausgefallen ist.

Für eine praktische Homöopathie bedeutet eine solche Erkenntnis jedoch nichts anderes, als daß die synthetischen Substanzen aus der organischen Chemie nicht potenzierbar sind. Ein homöopathisiertes Aspirin oder Phenacetin wäre demnach ein Unding.

Wie kommt es überhaupt, daß Substanzen, wie sie in der Chemotherapie verwendet werden, entstehen können? Gewiß, sie sind aus dem Intellekt des Menschen geboren; der Intellekt ist aber eine andere Entität als die Intelligenz, welche die kosmischen Zusammenhänge der Schöpfung zu begreifen sucht (siehe KEPLER, GOETHE, Rudolf STEINER). Die in den Materialismus hineinführende arabische Strömung leugnet heute diese kosmischen Zusammenhänge. So, wie die Natur befruchtet wird aus der Sphäre der Urbilder und so das Abbild einer geistigen

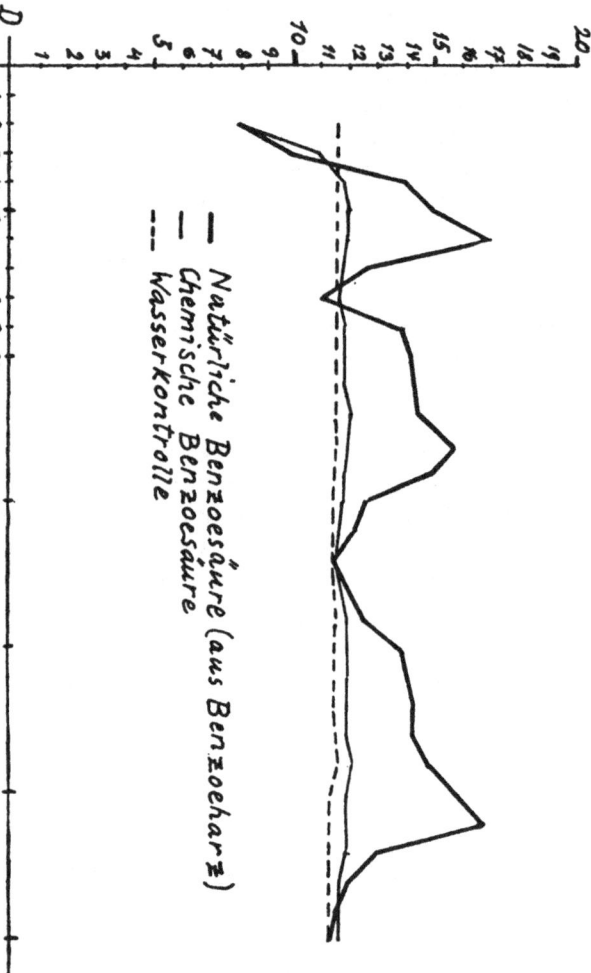

ABBILDUNG 36

Welt darstellt, sind die Substanzen der Chemotherapie hervorgebracht durch die Gegenbilder aus der Sphäre des Untersinnlichen.

Es ist aus dem Vorangegangenen ersichtlich, daß die beiden Benzoesäuren — die natürliche aus dem Benzoe-Harz und die synthetische aus dem Steinkohlenteer — aus zwei verschiedenen Bereichen stammen. Diese beiden Bereiche unterliegen verschiedenen Gesetzen. Der Bereich der lebendigen Pflanze, die da wie in einem Weltenatem ihre Substanz auflockert und über den Zucker zu den Farben, Heil- und Duftstoffen, die Öle und den Nektar bildet, folgt mit seinem Substanzspektrum den Lebensgesetzen, auf welche GOETHE hinwies durch die Schaffung der umfassenden Begriffe von Polarität, Steigerung und Metamorphose. Die Entwicklung aber, die nach unten fortschreitet, geht in die Festigkeit und Mineralisierung über die Zellulose durch einen biologischen Nullpunkt zur Kohle und zum Kohlenteer — in diesem Falle sind es die Gesetze der physikalischen Atom- und Molekularchemie, denen sie folgt; es ist Mechanismus hier, Organismus dort. (Siehe Abbildung 8.)

Wenn man die beiden Bereiche nebeneinander hält, so herrscht der Eindruck vor, daß oben — im ewigen Ausgleich zwischen lebendigwebenden Polaritäten — ein Schöpfungsbereich liegt, der sich zum Kosmos verhält wie *Abbild* zum *Urbild*.

Dagegen erscheint uns die unterirdische Sphäre der Teerchemie ein phantomhaftes Spiegelbild dessen, was als *Gegenbild* aus den untersinnlichen Tiefen der Erde in den Bereich der Natur eindringen will.

Fanatismus der Meinungen ist immer vom Übel; hier handelt es sich nur um eine sachliche Charakterisierung. Der Mensch hat die freie Entscheidung, wie, wann und wo er die Technik anwenden will. Aber auf alle Fälle muß von einem modernen Bewußtsein verlangt werden, daß es weiß, *was* der Mensch handhabt.

XIX

FORMEN DER ARZNEI-ANWENDUNG

Bei der Applikation einer Arznei wird es vor allem darauf ankommen, die Magen-Darm-Verdauung zu umgehen. Es ist ein grundlegender Unterschied zu machen zwischen Nährmittel und Heilmittel. Die Ernährung hat ihr Ziel in der Verdauung, d. h., die aufgenommene Nahrungssubstanz wird von Grund auf umgewandelt, und diese findet den Höhepunkt ihrer Verwandlung beim Durchgang durch die Darmwand. Hier verliert die Nahrungssubstanz ihre materielle Daseinsform und geht über in einen unräumlichen Zustand, aus dem heraus durch die Tätigkeit der inneren Organe das menschliche Eiweiß sich verdichtet.[95] Diesen Vorgang nennen wir Verdauung; die Verdauung ist eine Fähigkeit des Ich.

Der Gang eines Heilmittels ist jedoch ein ganz anderer. Das Heilmittel soll nicht verdaut werden, sondern es soll infolge seiner individuellen Daseinsbedingungen wirken; es würde durch die Verdauung wirkungslos. Es soll seine Eigenart bewahren und sich als Kraft in die Prozesse so einfügen, daß es quasi stellvertretend für die Tätigkeiten der höheren Wesensglieder eintreten kann, die dadurch frei werden und ihrerseits zur Heilung beitragen können. Man verwendet daher auch die Heilsubstanzen in kleinsten Dosen (Potenzen), die an sich unverdaulich sind. Zwar gibt es hier natürlich alle Übergänge, die durch die Tatsache der Wirkungsreihe: Nahrungsmittel — diätetisches Mittel — Heilmittel gekennzeichnet sind.

Man wird infolgedessen bei der Applikation von Heilmitteln darauf bedacht sein müssen, daß die Verdauung möglichst verhindert wird.

Die sicherste Anwendung eines Heilmittels, wo die betreffende Heilflüssigkeit direkt in den Blutkreislauf gebracht wird, ist die Injektion. Man kann auf diese Weise — je nach der Örtlichkeit der Injektion — gradweise die Wirkung verstärken oder abschwächen. Der drastischste Eingriff ist die intravenöse Injektion, wobei die Injektionsflüssigkeit direkt in die Vene eingeführt wird. Diese Art der Injektion ist aber nur dem geschulten Arzt erlaubt. Man unterscheidet noch die subkutane Injektion und die intrakutane Injektion. Bei der ersteren Art spritzt man die Injektionsflüssigkeit unter die Haut — am besten dort, wo sie locker auf dem Muskelgewebe aufsitzt — in Arm oder Bein; bei der letzteren Art spritzt man das Medikament in kleineren Depots in die Lederhaut selbst, so daß an den Einstichstellen Quaddeln entstehen, die dann langsam von dem Unterhautzellgewebe resorbiert werden. — Seltener wird die intramuskuläre Injektion angewendet, wobei die Injektionsflüssigkeit in den Muskel eingespritzt wird. —

---

[95] R. Hauschka: „Ernährungslehre", S. 60 usf.

Im Laufe der Jahre hat sich folgende Erfahrung herausgestellt: Die Patienten beginnen immer mehr, injektionsmüde zu werden; dies ist teils auf die schlechten Erfahrungen zurückzuführen, die Patienten mit der Chemotherapie gemacht haben, zum Teil aber auch durch die Entfernung vom Arzt bedingt, was die Applikation schwierig gestaltet. In solchen Fällen ist es möglich, den Ampulleninhalt in die Armbeuge in Venennähe sanft einzureiben; die Arzneilösung dringt durch die Haut hindurch und wird von den Kapillaren resorbiert.

Bei der Zubereitung der Injektionsflüssigkeit muß vom Pharmazeuten darauf geachtet werden, daß dieselben hautisoton sind, d. h., die Ampullenflüssigkeit muß dieselben osmotischen Druckverhältnisse aufweisen wie die Serumflüssigkeit der Gewebe; nur dann ist eine Injektion schmerzlos. Dazu wird gewöhnlich eine physiologische Kochsalzlösung verwendet, in welche dann — wenn es sich um ein homöopathisches Heilmittel handelt — dieses hineinpotenziert wird. An die Stelle der Kochsalzlösung kann auch eine isotonische Meersalz-, Zucker- oder Honiglösung treten. Nach den osmotischen Grundgesetzen verhält sich der osmotische Druck umgekehrt wie die Molekulargewichte; es wird also einer 1%igen Kochsalzlösung etwa eine 3%ige Honiglösung oder eine 6%ige Rohrzuckerlösung entsprechen.

Wie ist es nun mit der oralen Applikation?

Ob wir nun Pulver oder Pillen (Globuli) oder Flüssigkeiten einnehmen, in allen Fällen geht das Medikament den Weg der Verdauung. Aus diesem Grunde wird der Arzt immer empfehlen, das dargereichte Medikament nicht gleich zu verschlucken oder gar zu zerbeißen. Globuli und Pulver sollte man langsam unter der Zunge zergehen lassen und flüssige Arzneimittel so lange wie möglich in der Mundhöhle behalten; dadurch wird erreicht, daß die Arznei bereits durch die Schleimhaut der Mundhöhle resorbiert wird. Am besten haben sich dabei die Globuli bewährt, weil diese infolge ihrer Konsistenz sich nur ganz langsam auflösen und die perlinguale Resorbtion dadurch gefördert wird.

Um handliche und gut dosierbare Darreichungsformen herzustellen, werden pulvrige Arzneien — mit Milchzucker gemischt — zu Tabletten gepreßt. Diese Darreichungsform wird jedoch von manchen Ärzten wegen des großen Druckes, den das Heilmittel in einer Tablettenpresse erfährt, als problematisch angesehen. Eine mildere Herstellungsart ist daher die Globuliform, bei welcher sogenannte unmedizinische Globuli (Zuckerkügelchen) in rhythmischer Weise mit der Arzneilösung besprüht werden. Das poröse Zuckerkügelchen saugt die Arzneilösung auf, und man kann beim Durchschneiden eines solchen Kügelchens beobachten, wie die Arzneilösung von der Peripherie gegen das Zentrum vordringt und dabei meist in schönen kapillardynamischen Formen von der Lebendigkeit des Heilmittels zeugt. Darüber wird in den folgenden Kapiteln noch die Rede sein.

Eine ganz besondere Bedeutung nimmt in diesem Zusammenhang die Therapie über die Haut ein. Wie schon oben erwähnt, ist es möglich, Injektionsflüssigkeiten durch Einreiben in die Haut wirksam zu machen. Zu dieser Form der Applikation gehören ebenso alle Bäder, Kompressen, Öl-Einreibungen und Salbenbehandlungen.

Man muß versuchen, die Haut im Zusammenhang mit der ganzen Leibesorganisation zu verstehen. Sie gehört zum Sinnes-Nervensystem und wird wie dieses aus dem äußeren Keimblatt entwickelt; der Stoffwechselanteil der Haut legt sich ihr von innen an. Die beiden Schichten kommen — wie beim Gesamtmenschen — durch eine rhythmische Atmungs- und Kreislauftätigkeit zum Ausgleich, so daß die Haut als Ganzes den dreigliedrigen Menschen spiegelt.

Die Anatomie der Haut zeigt aber in der Gliederung ihrer Schichten auch eine Siebengliederung. Diese sieben Glieder können den sieben Lebensprozessen im menschlichen Organismus an die Seite gestellt werden.[96]

1. Sinnesleben	Sinnes-Nerven-System
2. Nervenleben	
3. Atmungsleben	Rhythmisches System
4. Zirkulationsleben	
5. Stoffwechselleben	
6. Bewegungsleben	Stoffwechsel-System
7. Reproduktionsleben	

Diese sieben Lebensprozesse spiegeln sich nacheinander in den Schichten der Haut, vom Sinnesleben der feinsten Nervenverzweigungen angefangen bis hinunter zu den Reproduktionsvorgängen der tieferen Hautschichten. (Siehe Abbildung 37.)

---

[96] R. Steiner: Vortrag vom 29. Oktober 1921.

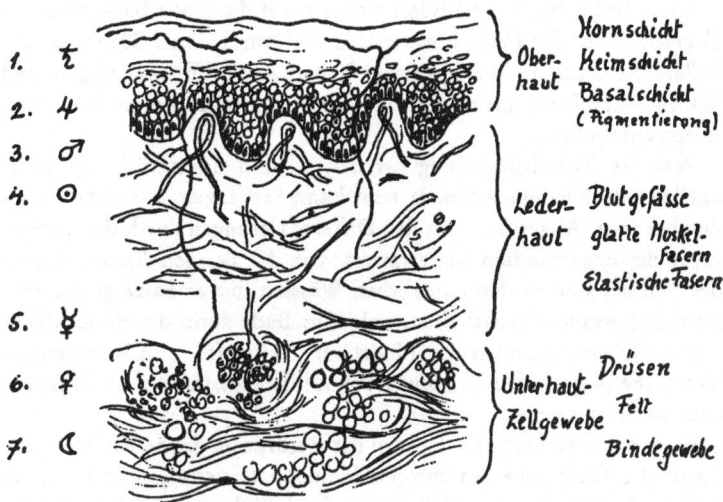

Der dreigliedrige Aufbau der Haut. (Planetenwirkung in der Hautanatomie)

1. Sinnesleben
2. Nervenleben } Sinnes-Nervensystem

3. Atmungsleben
4. Zirkulationsleben } Rhythmisches System

5. Stoffwechselleben
6. Bewegungsleben } Stoffwechselsystem
7. Reproduktion

ABBILDUNG 37

Schon frühzeitig hatte Rudolf STEINER auf die große Bedeutung der Therapie über die Haut hingewiesen und zur inneren Therapie eine äußere Behandlung durch Bäder, Kompressen, Öleinreibungen und Salben empfohlen, gleichsam, um die Krankheitsprozesse von zwei Seiten anzugehen.

Was die Bäderbehandlung betrifft, so sind die natürlichen Heilquellen seit Jahrhunderten, ja man kann fast sagen, seit Jahrtausenden bekannt. Abgesehen von den Differenzierungen durch die Temperatur des angewandten Badewassers, wie das bei den Kneipp-Kuren der Fall ist, sind in den natürlichen Wässern immer Salze gelöst oder moorige Bestandteile enthalten, welche im Bade durch die Haut diffundieren. So unterscheiden wir Moorbäder, Schwefel- und Mineralsalzbäder, die je nach den in Lösung befindlichen Bestandteilen therapeutisch wirksam werden.

Es ist dabei zu beachten, daß bei der Resorption des heilenden Agens durch die Haut eine stufenweise Homöopathisierung stattfindet, so daß die Applikation von Heilmitteln durch Bäder immer einer homöopathischen Behandlungsweise durchaus entspricht. Die Erfahrung hat gezeigt, daß es sich dabei sogar um Hochpotenzen handelt.

Möchte der Arzt jedoch ganz bestimmte, gezielte Wirkungen hervorrufen, so kann er das durch Wannenbäder erreichen unter Hinzufügung von allerlei Extrakten — meist pflanzlichen oder mineralischen Ursprungs —, sofern diese wasserlöslich sind.[97]

Eine ganz besonders therapeutische und erfrischende Wirkung haben die ätherischen Öle. Da jedoch diese ätherischen Öle im Wasser unlöslich sind, müssen sie in einen Zustand gebracht werden, in welchem sie dem Badewasser beigemischt werden können. Das geschieht dadurch, daß man sie in eine innige Emulsion mit Wasser bringt und dadurch die Kategorie jener Badezusätze schafft, die man im allgemeinen als Bademilch bezeichnet.[98]

Echte Öle unterscheiden sich von den ätherischen Ölen dadurch, daß die echten Öle, welche sich in den Samen befinden, durch Auspressen gewonnen werden — z. B.: Oliven, Raps, Sonnenblumen, Erdnuß etc. —, während die ätherischen Öle in den Düften der Blüten zu

---

[97] WALA-Heilmittel-Laboratorium, Eckwälden: „Zur Therapie über die Haut", Therapeutischer Erfahrungsaustausch für Ärzte, Heft 7.

[98] WALA-Heilmittel-Laboratorium, Eckwälden: „Heilmittelliste für Ärzte" 1960, S. 42.

suchen sind. Man kann die ätherischen Öle bildhaft ansprechen als die Kindheit der echten Öle.[99]

Auch die echten Öle können als Therapeutika herangezogen werden. Die Verteilung im Wasser kann durch eine Emulgierung wie im Falle der ätherischen Öle erfolgen oder aber durch den JUNGE'schen Dispersionsapparat. Durch die an Homöopathisierung grenzende Feinstverteilung des Öles im Wasser können besonders intensive Wirkungen erzielt werden. Diese Art der Bäder sind als Öl-Dispersionsbäder bekannt.[100]

Die Vielfalt dieser Bäder ist auch dadurch gekennzeichnet, daß die echten oder fetten Öle imstande sind, ätherische Öle zu lösen; dadurch sind die verschiedensten Kombinationen der Therapie möglich.

Das, was im Vorangegangenen zur Charakterisierung der Bäder angeführt wurde, gilt in gleicher Weise für Umschläge und Kompressen.

Die Bäderbehandlung leitet unmittelbar über zur Ölbehandlung, indem die echten Öle die Vehikel darstellen als Lösungsmittel für allerlei therapeutische Zusätze. Es ist möglich, Heilpflanzen mit Olivenöl oder Erdnußöl zu extrahieren und auf diese Weise Arzneien herzustellen, welche zum Einreiben oder Massieren bestimmter Körpergebiete dienen können. Fette Öle — wie schon erwähnt — können auch ätherische Öle auflösen und so mannigfaltige therapeutische Anwendungen ermöglichen. Fette Öle haben ein gutes Hautdurchdringungsvermögen und nehmen auf diese Weise die therapeutischen Zusätze mit.

Die Salbenbehandlung wiederum schließt sich der Ölbehandlung an. Die Salbe unterscheidet sich vom Öl eigentlich nur durch ihre Konsistenz. Die festere Konsistenz erhält die Salbe durch Fette wie z. B. das Wollfett (Adeps lanae), welches bekanntlich in der Lage ist, wässerige Flüssigkeiten und Lösungen in sich aufzunehmen, wodurch therapeutische Zusätze in einem noch höheren Maße möglich sind als bei den Ölen.

Bei der Verwendung von Fettsubstanzen als Salbengrundlage ist sehr darauf zu achten, daß man im Gebiete der pflanzlichen und tierischen Fette, Öle und Wachse bleibt und möglichst Mineralöle (Vase-

---

[99] R. Hauschka: „Substanzlehre", S. 57 u. 67.
[100] H. Kunze und L. Ehni: „Erfahrungen mit den Öldispersionsbädern", Beiträge zu einer Erweiterung der Heilkunst nach geisteswissenschaftlichen Erkenntnissen; 13. Jahrgang, Heft 5, (1960).

line) vermeidet. Die Verwendung von Mineralölen ist einer anderen Kategorie von Salben und Ölen vorbehalten.

Die fetten Öle und Salbengrundlagen haben ein erhebliches Hautdurchdringungsvermögen, während die mineralischen Öle und Fette die Haut nicht durchdringen. Medikamentöse Zusätze zu Vaseline und Ähnlichem können also nicht dazu bestimmt sein, die Haut zu durchdringen. Die mineralische Salbengrundlage bildet auf der Haut einen Film, der sie abschließt; inkorporierte Medikamente können daher nur eine strahlende Wirkung ausüben, was z. B. bei Metall-Salben erstrebt wird. Die Metalle haben eine strahlende Wirkung. Die Strahlung durchdringt die Haut, aber die Metallsubstanz selbst bleibt zurück. Man denke in diesem Zusammenhang an die Blei-Salbe, die Uranpechblendesalbe, die Gold-, Kupfer- und Silber-Salbe und andere mehr.

Eine besondere Stellung nehmen die Suppositorien (Zäpfchen) ein. Sie haben die Aufgabe, medikamentöse Zusätze durch die Schleimhaut des Darmes hindurchzuleiten. Ihre Fettsubstanz muß einen Schmelzpunkt von ungefähr 37° bis 40° haben, damit sie im Darm schmilzt und das Medikament zur Resorption freigibt.

Man sieht so, wie eine sorgfältige Therapie darauf bedacht sein muß, die Heilmittel außerhalb des engeren Verdauungsbereiches zu halten.

Der andere Gesichtspunkt, daß der Ort der Applikation darüber entscheidet, welches System — Nerven-Sinnes-System, Rhythmisches System oder Stoffwechsel-System — als Eingangspforte für die gewünschte Wirkung ausgewählt wird, ist ein rein ärztlicher und bleibt von dem bisher Gesagten unberührt.

XX
NEUE WEGE DER HEILMITTELHERSTELLUNG
(Das Wesen des Rhythmus')

Rudolf STEINER hat seinerzeit ausgesprochen, daß neue Wege der Heilmittelherstellung gesucht und gefunden werden müssen. Wenn man durch Jahre und Jahrzehnte hindurch danach ringt, diesem Appell nachzukommen, dann wird man allmählich gewahr, daß es drei wesentliche Dinge gibt, die man ins Auge fassen muß.

Das erste wäre das Folgende:

Wir wissen aus der Schöpfungsgeschichte, daß der Mensch der Erstling der Schöpfung war und daß erst im Laufe der planetarischen Entwicklung die Naturreiche aus dem Menschen heraus entstanden sind. Die Natur ist also ein Stück von uns selbst. Jeder Stein, jede Pflanze, jedes Tier hat daher seine ganz bestimmten Beziehungen zum menschlichen Organismus. Es ist die *gewordene Welt*, die Vaterwelt, die uns die Basis gibt für eine rationelle Therapie. Deshalb forderte schon PARACELSUS mit Recht, daß der Arzt durch der Natur Examen gehen müsse, um die Beziehungen aufzufinden, die er als Signaturen bezeichnete.

Das zweite wäre das Folgende:

Rudolf STEINER wurde einmal gefragt, wodurch eine Substanz zum Heilmittel werde. Er gab darauf die Antwort: „Durch die Vermenschlichung der Substanz." Damit aber ist etwas Ungeheures ausgesprochen. Das bedeutet nicht mehr und nicht weniger, als daß der Mensch selber zu schöpferischem Tun aufgefordert wird. Es ist ein Appell der Hingabe an die Verwandlungskräfte im Menschen; es ist die ureigenste Menschheitsaufgabe: die *Wandlung der Erde*, die Transsubstantiation der gewordenen Welt. Es ist die Welt des Sohnes. Es wurde schon einmal darauf hingewiesen, daß wir heute die Natur nicht mehr „nur genießen" dürfen, sondern daß die Natur etwas vom Menschen erwartet — nämlich die Erkenntnis ihrer Geisthintergründe, die zur Wandlung führen kann.

Das dritte aber wäre das Folgende:

In der Antike hat der Mysterienpriester den kranken Menschen durch kultische Handlungen geheilt, d. h. die Disharmonie seiner Wesensglieder zum Ausgleich gebracht. Insbesondere im „Tempelschlaf" führte der Priester die Seele des Patienten vor das „Bild der Gesundheit" — bei den Ägyptern vor das Bild der „Isis", der Weltenweisheit. An ihm konnte sich die Seele orientieren und die Korrektur mitnehmen in den physischen Leib. In der griechischen Zeit, als dieser Weg immer weniger gangbar wurde, hat HIPPOKRATES begonnen, mit den Elementen und Substanzen zu heilen. Was wird aber dadurch bewirkt? Rudolf STEINER gibt dafür die folgende Erklärung: Die Natur wird von den Elementarwesen verwaltet. Wenn der Mensch daran geht, die Substanzen zu verwandeln, so sind die Elementarwesen auf alle Fälle in Mitleidenschaft gezogen. Der Mensch kann sie fördern oder schädigen. Wenn wir also versuchen, Heilmittel herzustellen und dabei die Vermenschlichung der Substanz im Auge haben, so werden wir dafür sorgen müssen, den Weg der Elementarwesen pfleglich zu hüten. Wir empfangen die Natursubstanzen aus den Händen der Elementarwesen und versuchen sie im Sinne der „Wandlung" weiterzuführen. Die so erlösten Elementarwesen führen den Patienten im Schlaf in die höheren Geistessphären, wo er sich am Geiste orientieren kann wie ehedem. Wir sehen also, wie die Heilung zu allen Zeiten die gleiche ist: Die *Orientierung am Geist.* (Vgl. Kapitel VIII.)

Wenn man auf der Suche nach neuen Wegen der Heilmittelherstellung diese drei Gesichtspunkte walten läßt, dann kann man nicht anders als selbst Hand anzulegen, die Handhabungen menschlich zu gestalten. Dann kann man zum Beispiel keine Maschinen arbeiten lassen, dann muß man die Trägheit überwinden und mit dem Arm rühren oder potenzieren, mit dem menschlich durchseelten und durchgeistigten Arm. Dann kann man Vieles nicht tun, was sonst in der Welt üblich ist.

Die heutige Wissenschaft ist der Meinung, daß die Substanz des Heilmittels eindeutig durch die chemische Konstitution gegeben ist. Wir haben in den vergangenen Kapiteln erkannt, daß dem nicht so ist.

Seit Jahrtausenden werden Heilpflanzen durch Extraktion mit Weingeist (Alkohol) gewonnen und dabei nicht bedacht, daß der Alkohol dem Heilmittel schadet; der Alkohol mumifiziert. Wenn man ein anatomisches Präparat konservieren möchte, dann bewahrt man es auf in Alkohol oder in einer Lösung von Formaldehyd in Alkohol. Wenn Rudolf STEINER daher fordert, daß man neue Wege zur Herstellung der Heilmittel suchen müsse, so ist es nicht nur deshalb, weil etwa die paar Tropfen Alkohol, die der Patient einnimmt, dem Patienten schaden, sondern weil der Alkohol der Heilpflanze schädlich ist.

Als dem Verfasser im Jahre 1929 die Aufgabe zuteil wurde, solche neuen Wege zu finden, mußte zunächst einmal geklärt werden, wo das Wesen des Problems steckte. Es war vor allem klar, daß die heutige Wissenschaft irrt, wenn sie meint, daß die Mikroorganismen letztlich schuld seien an dem Verderben organischer Substanzen. Die logische Konsequenz einer solchen Lehrmeinung mußte die Abtötung der Mikroorganismen fordern, wenn man versuchen will, eine solche Substanz zu konservieren. Man tut das ja heute durch Sterilisation durch Gifte (u. a. Alkohol) oder Hitze. Seit PASTEUR hat sich diese Technik durchgesetzt. Sie hat aber auch dazu geführt, eine Riesenwelle von Bazillenangst in die Welt zu setzen.

Es wurde bereits in dem Kapitel über „Gesundheit und Krankheit" und in dem Kapitel „Die Pflanze und ihre Beziehung zur Seelenentwicklung des Menschen" gezeigt, welche Folgen diese Angst in der gesamten Medizin und in der Konservierungstechnik gezeitigt hat. Man vergißt nämlich bei dem Abtöten der Mikroorganismen, daß man damit gleichzeitig dasjenige abtötet, was man gerade konservieren will.

Einer geisteswissenschaftlichen Betrachtung ergibt sich folgender Tatbestand: Wenn ein lebendes Wesen stirbt, dann zieht sich der Lebensleib aus seinem physischen Zusammenhang heraus und auf diesem zerfallenden Leben finden die Mikroorganismen erst ihren Nährboden. Mikroorganismen sind also niemals die Ursache des Verderbens, sondern sie können höchstens ein *Symptom* dafür sein, daß Lebendig-Organisches im Zerfall begriffen ist.

Eine zukünftige Wissenschaft vom Lebendigen wird daher nicht fragen dürfen: was kann ich tun, um die Mikroorganismen abzutöten, sondern das Problem wird lauten: was kann getan werden, um einen lebendig-organischen Zusammenhang so zu konsolidieren, daß er nicht erst Nährboden für Mikroorganismen bildet?

Was kann da getan werden?[101]

Alles Lebendige wird getragen von Rhythmen. Ein Blick in die Natur, besonders ins Pflanzenreich, offenbart durch die rhythmischen Formen und Gestaltungen das Sichtbarwerden der rhythmischen Zeitelemente im Raum. Die Zeit wird zum Raum, wenn man eine Pflanze beschreibt; sie wächst in der Zeit, aber sie offenbart den Rhythmus der Zeit in ihrem rhythmischen Aufbau. — Kann man nicht auch den umgekehrten Weg gehen und aus der räumlichen Anschauung zurückfinden in das ätherische Zeitelement, in welchem jede Pflanze urständet? — Das kann man versuchen und üben, und nach einiger Zeit wird man gewahr, daß man beginnt, die Natur anders anzuschauen, und daß die Pflanze mehr auszusagen vermag, als man vorher ahnte. Solches — glauben wir — erleben auch unsere wahren Dichter, wenn sie in ihrer Lyrik den Bereich des Rhythmischen berühren. Im Rhythmus des Versmaßes offenbart sich etwas vom Zeiten-Ätherraum der

---

[101] R. Hauschka: „Dr. Ita Wegmans Forschungsauftrag"; Beiträge zu einer Erweiterung der Heilkunst nach geisteswissenschaftlichen Erkenntnissen, 9. Jahrgang, Heft 9/10 (1956).

Schöpfung. Das gleiche gilt von der Malerei, wenn der Künstler — den Ratschlägen Rudolf STEINERs folgend — in der Aquarell-Schichttechnik die Farbschleier handhabt und sie allmählich rhythmisch zum Bilde verdichtet. Überhaupt — so kann man sagen — ist die Kunst die Quelle, durch die alle Wissenschaft fruchtbar werden kann. In den Mysteriendramen von Rudolf STEINER findet sich das Märchen von der Phantasie; dort ist diese Tatsache selbst künstlerisch zum Ausdruck gebracht: Der „Wahrheits-Vater" hütet die Quellen, aus denen nur „Eingeweihte" trinken dürfen. Sein Kind aber, die „Künstlerische Phantasie" sendet er zu den wahrheitsdürstenden Seelen auf der Erde.[102]

Unter solchem Versuchen und Üben kam es zum ersten Experiment. Es war Mai 1929, und die roten Rosen boten sich in Überfülle dar. Die Rosenblätter wurden in zwei Bechergläsern gesammelt und mit Regenwasser eben bedeckt. Davon blieb eines als Kontrolle auf dem Laboratoriumstisch stehen, während das zweite Glas eine rhythmische Behandlung erfuhr. Die Rosengewächse haben eine besonders starke Beziehung zu dem Rhythmus Sonnen-Aufgang und Sonnen-Untergang. Es ist der Klang- oder Farbenäther, der das Rosenwesen durch die Farbenäthertore des Morgens und des Abends hinaus- und hereinführt. Das Versuchsglas wurde also der aufgehenden Sonne und am Abend der untergehenden Sonne exponiert. Im Sinne GOETHES wurde versucht, die Polarität Morgen — Abend zu steigern. Das kann dadurch erreicht werden, daß man in die Mitte zwischen Sonnen-Aufgang und Sonnen-Untergang eine Zäsur legt, d. h., es wurde eine Abschirmung zu Mittag und zur Mitternacht vorgenommen. Während die Kontrolle nach drei Tagen einen Schimmelrasen zeigte, die roten Rosenblätter ledrig-braungelb wurden, nach einigen weiteren Tagen anfingen zu faulen und schließlich zu verrotten, blieb der rhythmisierte Versuchsansatz ohne jede Schimmel- und Fäulnisbildung. Die roten Rosenblätter blieben rot, und es entwickelte sich ein intensiver Rosenduft. Die Farbe des Regenwassers wurde rosa, später rot bis tief purpur, und man hatte den Eindruck einer Steigerung der Qualitäten der Rose. Nach drei Wochen rhythmischer Behandlung waren die bis zuletzt rot gebliebenen Blätter bis auf die Adern fast aufgelöst, und der tiefrote Rosensaft wurde vom Rückstand getrennt, in eine Flasche ge-

---

[102] R. Steiner: „Der Hüter der Schwelle"; Mysterien-Drama, 6. Bild.

gossen, verkorkt und in's Regal gestellt. Trotzdem dieser Saft bei Ärztetagungen herumgezeigt wurde, jeder daran roch, und auch mehrfach der Korken dabei auf den Boden fiel und wieder auf die Flasche getan wurde, hat sich dieses Präparat fast 30 Jahre lang gehalten.

Dieser Versuch ist das Urbild, nach dem auch heute noch gearbeitet wird. Das soll nicht heißen, daß in diesem Zeitraum nicht an der Ausarbeitung des Verfahrens intensiv weitergearbeitet wurde, fast täglich neue Erkenntnisse errungen und viele Hindernisse aus dem Wege geräumt werden mußten. So ist z. B. der geschilderte Urversuch bei der Wiederholung trotz peinlichster Einhaltung der Versuchsbedingungen mißglückt. Auch weitere mehrfache Wiederholungen schlugen fehl. Erst, als es wieder Mai war, ist der Versuch endlich wieder gelungen. So mußte erkannt werden, daß es nicht nur gilt, die räumlich-irdischen Versuchsbedingungen zu beachten, sondern auch die ätherisch-zeitlich-kosmischen. Diese aber sind so wandelbar, daß man seinen Weg fast täglich neu erarbeiten muß.

Man kann der Überzeugung sein, daß man in den hergestellten Essenzen aufgeschlossenere, lebendigere Organismen vor sich hat, und zwar in einer Daseinsform, die über die ursprüngliche Form des Pflanzenseins hinausgeht. Das kann mit Bezug auf dasjenige, was Rudolf STEINER von der Erlösung und Weiterentwicklung der Elementarwelt sagt, wesentlich werden. Viele sichtbare Phänomene sind Stütze für diese Überzeugung. Die Wandlung der Erde ist das Ziel unseres Daseins — und nur der Mensch kann sie vollbringen. Er — der Mensch — ist das einzige hierarchische Wesen der Zukunft, das so tief in die Finsternis der Materie hinabsteigen konnte, um sie zu verwandeln.

Wenn dieses ernst genommen wird, dann ist es auch selbstverständlich — wie eingangs schon erwähnt —, daß man zwischen dem Menschen — dem Träger der Wandlung — und der zum Heilmittel werdenden Substanz nicht etwa Maschinen einschaltet. Das gilt nicht nur für die oben geschilderten Vorgänge, sondern das gilt ganz besonders für den Akt des Potenzierens. Dieses ist ein so gewaltiges Geschehen, daß es fast einem Zelebrieren nahekommen müßte.[103]

Die Variationen der Ur-Rhythmen, die im Laufe der Jahrzehnte ausgearbeitet wurden, sind mannigfaltig. Unter ihnen ist die bedeutendste die wärmerhythmische Behandlung.

---

[103] R. Hauschka: „Substanzlehre", S. 140.

Pflanzen, die verblühen und sich zur Frucht- und Samenbildung hin entwickeln, lassen erkennen, daß die Lichtrhythmen in den Hintergrund treten, wogegen Wärmerhythmen wesentlicher werden.

Die Versuche, Pflanzensäfte durch Wärmerhythmen zu behandeln, hatten vollen Erfolg. Man wählt im allgemeinen das Temperaturintervall von 37° und 4° C. Wenn man bei der Herstellung von Heilsubstanzen daran denkt, sie zu vermenschlichen, so ist die Wahl von 37° C einleuchtend. Diejenige Temperatur aber, die für die Natur das ist, was für den Menschen die Temperatur von 37° C bedeutet, ist 4° C; diese stellt in der Natur ein Optimum dar. Die größte Dichte des Wassers bei 4° C deutet darauf hin. Hier wird der Rhythmus Mensch — Natur sichtbar — oder im Sinne GOETHES: Ausdehnung — Zusammenziehung.

Wenn man einen Pflanzensaft auspreßt oder einen wässerigen Extrakt macht, dann muß er sterben, weil er ohne seine rhythmische Formstütze nicht leben kann. Der frisch ausgepreßte Saft ist noch lebendig. Im Laufe von 7 Tagen aber stirbt er ab. Wenn man aber eine ätherische Stütze in ihn hineinbaut aus den Rhythmen Morgen und Abend — so gut wie Ausdehnung und Zusammenziehung —, dann gelingt die Festigung des Lebens.

In gleicher Weise verhält sich der Rhythmus 37° C zu 4° C so wie Ausdehnung zur Zusammenziehung.

Was in Gedankenformen erfaßt wird, ist oft weniger wichtig, als was mit den Händen getan wird. So wurden anfangs bei der Durchführung der Rhythmen die Rückstände weggeworfen, bis aus den Händen bei der Arbeit ein Gefühl wie das eines schlechten Gewissens aufstieg und die Korrektur forderte. Es wurden dann die Rückstände sorgfältig gesammelt, getrocknet, verascht und im Bewußtsein der Zugehörigkeit der Pflanze zu Erde und Kosmos vergraben. Im Ernst, mit dem diese Handlungen vollzogen wurden, reifte die Erkenntnis über die Qualität der Asche, wie sie in dem Märchen von NOVALIS angedeutet wird:

In dem Märchen wird in der Schlußszene angedeutet, daß die Asche der „Mutter", in das Wasser des Lebens geschüttet, ihre Geistgegenwart ahnen läßt, also die Substanz der Asche mit der Geistrealität des Wesens selber verbindet.[104]

---

[104] Novalis: „Heinrich von Ofterdingen"; Kapitel 9: Märchen von Eros und Fabel.

In einzelnen Fällen wird ein Teil der Rückstandsasche mit dem zugehörigen rhythmisierten Pflanzensaft wieder vereint.

Die Auflösung der Rückstandsasche im zugehörigen Pflanzensaft läßt sich chemisch nicht befriedigend erklären, zumal der Hauptanteil in kolloidale Lösung geht. Das wesentliche Merkmal einer kolloidalen Lösung aber ist ihre unerhörte Entfaltung der Oberfläche und damit der „Oberflächenspannung". Die Beziehung zu den ätherischen Bildekräften ist damit gegeben; ist es da verwunderlich, daß alle lebendigen Flüssigkeiten kolloidaler Natur sind? Blut, Lymphe, Milch — alle Körperflüssigkeiten —, ein frischer Pflanzensaft etc. sind Kolloide.

Die so erhaltenen Präparate der verschiedenen Provenienz werden durch Indizes gekennzeichnet. Die im Lichtrhythmus hergestellten Präparate haben den Index „L", die im Wärmerhythmus entwickelten den Index „W". Im Falle der Zufügung der Rückstandsasche haben die Präparate den Index „WA" oder „LA".[105]

XXI
ARZNEIMITTEL-PRÜFUNG
(Die kapillardynamische Methode)

Abgesehen von den verschiedensten Prüfungsmethoden, wie sie in den Pharmakopöen aller Länder vorgeschrieben sind, ist es das Anliegen einer biologisch ausgerichteten Heilmittelherstellung, tiefer zu schürfen. Im Sinne des Vorangegangenen wird man das Bedürfnis haben, die Qualitäten einer Essenz, die zu einem Heilmittel verarbeitet werden soll, zu ermitteln.[106]

Die kapillardynamische Methode hat sich als eine brauchbare Testmethode erwiesen, die Qualitäten des Lebendigen abzulesen.

Das Verhalten der Flüssigkeiten in ungeleimtem Papier (Filtrierpapier) wurde bereits von L. KOLISKO zum Studium der Metalle und

---

[105] So wurde der Name WA LA (Heilmittel-Laboratorium Eckwälden) geboren. Erst nachher wurde die WALA gewahr, daß die „WALA" eine göttliche Gestalt im keltisch-germanischen Kulturkreis ist; sie ist die Urmutter — auch „ERDA" genannt.

[106] R. Hauschka: „Ernährungslehre", S. 172.

deren Zusammenhang mit den Wandelsternen studiert und benutzt.[107] Das Forschungslaboratorium des Verfassers im Klinisch-Therapeutischen Institut Arlesheim/Basel (Schweiz) griff diese Arbeiten auf und erweiterte sie vorwiegend auf das Studium der Heilpflanzensäfte. Hierbei wurde zunächst die grundlegende Beobachtung gemacht, daß mineralische Lösungen einen mehr oder weniger linearen Auslaufrand (Steigrand) zeigen, während Pflanzensäfte einen ornamental vielgestalteten Rand aufweisen. Wir nennen diese Gestaltung daher „Pflanzenzeichnung".

Über die praktische Durchführung solcher Versuche ist in der „Ernährungslehre" (20. Kapitel) das Notwendige ausgeführt worden.

Das lebendige Prinzip der Pflanze lebt im Saft; in ihm weben die Bildekräfte von Kosmos und Erde, die die Pflanze in den Raum stellen. Sie bewirken, daß die Pflanze durch vielfältige Metamorphosen ihres Urbildes sich differenziert.

Wenn nun ein solcher Saft in dem Fasergerüst des Filterpapieres gegen die Schwere aufsteigt, dann hat er die Möglichkeit, die charakteristischen Urformen des Pflanzenwesens in Formen und Farben zu offenbaren. Man kann gewiß diese Phänomene durch die physikalischen Begriffe der Kapillarität zu erklären versuchen, aber diese physikalische Erklärungsart befriedigt keineswegs. Die auf dem Filterpapier erscheinenden Pflanzenzeichnungen sind für jede Pflanze so charakteristisch und spezifisch, daß man noch andere Kräfte hinter diesen Phänomenen wirksam sehen muß.

Es ist für den geübten Experimentator eine Selbstverständlichkeit, daß in der Pflanzenzeichnung Farben und Formen auftreten, die den mannigfaltigen Metamorphosen der natürlich wachsenden Pflanze entsprechen. Wir haben also im Steigbild gleichsam eine neuwachsende Pflanze vor uns, die sich in wenigen Stunden vor uns entfaltet.

Als Beispiel sollen nachstehende Versuchsreihen gezeigt werden:
1. Der frisch ausgepreßte Saft von *Viscum mali* (Apfelmistel) wird in einem Becherglas auf dem Laboratoriumstisch aufbewahrt und jeden Morgen eine Probe entnommen und damit ein Steigbild gemacht. Der frisch ausgepreßte Pflanzensaft ist lebendig, wie das die Pflanzenzeichnung in Abbildung 38 zeigt.

---

[107] L. Kolisko: „Working of the stars in Earthly Substances"; Orient-Okzident-Verlag, Stuttgart — Den Haag — London, 1928. L. Kolisko: „Die Sonnenfinsternis vom 29. Juni 1927"; Orient-Okzident-Verlag.

Am nächsten Tage läßt die Abbildung 39 erkennen, wie die Pflanzenzeichnung in der Mitte beginnt, Zerfallserscheinungen zu zeigen.

Am 3. Tag ist die Pflanzenzeichnung so weit geschrumpft (Abbildung 40), daß sie einem kariösen Zahn ähnelt.

An den folgenden Tagen schwindet die Pflanzenzeichnung immer mehr und man erkennt die Tendenz zu einer glatten Steiglinie, wie sie bei mineralischen Lösungen auftritt. (Siehe Abbildungen 41 und 42.)

Die Versuchsreihe läßt also erkennen, daß ein Pflanzensaft, der ursprünglich lebendig ist, nach meistens 7 Tagen stirbt. Dabei ist zu beachten, daß der Mistelsaft nach 7 Tagen noch recht ordentlich aussah und daß man nach seinem äußeren Aussehen keineswegs auf sein Absterben zu einem fast mineralischen Wesen hätte schließen können. Daß noch kein Schimmel- und Fäulnisbefall in diesen 7 Tagen aufgetreten ist, dürfte auf die antibakteriellen Bestandteile der Mistel zurückzuführen sein.

Zur Ergänzung dieses Versuches wurde ein Teil *desselben* Mistelsaftes in *derselben* Zeit lichtrhythmisch behandelt. Die Abbildung 43 zeigt den eklatanten Unterschied zu dem nicht behandelten Saft am 7. Tage der Behandlung. Der nicht behandelte Saft fing im weiteren Verlauf der nächsten Tage an zu schimmeln und später zu faulen. Im Gegensatz dazu hielt sich der behandelte Saft durch eine lange Beobachtungszeit hindurch frisch.

Ein aufmerksamer Beobachter wird erkennen können, daß die Formen der Pflanzenzeichnung des behandelten Saftes (Abbildung 43) gegenüber dem unbehandelten Frischsaft (Abbildung 38) in ihrer Lebendigkeit und harmonischen Durchgestaltung gesteigert erscheinen.

Wäre der ganze Prozeß nur eine Konservierungsangelegenheit, dann könnte sich der rhythmisierte Saft gegenüber dem Frischsaft nicht gesteigert zeigen. Was nun in Wirklichkeit bei dieser rhythmischen Behandlung vor sich geht, zeigt der folgende Versuch.

2. Eine Arnica montana wurde einer rhythmischen Behandlung unterzogen und dabei nach jeder rhythmischen Stufe ein Steigbild gemacht; unter einer rhythmischen Stufe verstehen wir einen Pendelschlag vom Morgen zum Abend und zurück. Abbildung 44 zeigt den Frischsaft bzw. die erste Stufe des Arnica-Saftes, der etwa 1 : 1 mit

Wasser verdünnt war. Das Bild zeigt das für Arnica charakteristische Zackenband im unteren Steigfeld und eine charakteristische Pflanzenzeichnung.

Auf der 2. rhythmischen Stufe — Abbildung 45 — wird sichtbar, wie das Zackenband sich auflöst; es ist nurmehr rudimentär vorhanden.

Auf der 3. Stufe — Abbildung 46 — ist das Zackenband ganz verschwunden.

Auf der 4. Stufe — Abbildung 47 — ist auch die Pflanzenzeichnung verschwunden und man könnte meinen, der Versuch sei zu Ende und mißglückt.

Die 5. Stufe — Abbildung 48 — zeigt jedoch wieder eine Erholung der Pflanzenzeichnung.

Auf der 6. Stufe — Abbildung 49 — ist auch wieder das Zackenband angedeutet.

Auf der 7. Stufe — Abbildung 50 — ist die wiedererstandene 1. Stufe, aber gesteigert, zu sehen.

Der ganze Prozeß geht also durch eine kritische Mitte hindurch, und wir sehen vor dieser Mitte einen sukzessiven Abbau und nach Überwindung der Krise einen sukzessiven Aufbau vor sich gehen. Die Pflanze geht also durch eine echte Metamorphose hindurch.

Wenn wir uns an dieser Stelle an die Schöpfungsrhythmen erinnern, so sehen wir den Prozeß der geschilderten Rhythmisierung in die Schöpfungstatsachen eingeordnet. Auch die Schöpfung geht in Siebener-Rhythmen vor sich, und wenn der oben geschilderte Versuch auf den Siebener-Rhythmus eingestellt ist, so ist das nicht von ungefähr; es hat sich im Laufe der Jahre gezeigt, daß der Siebener-Rhythmus ein schöpferischer ist. Geht man über die 7. Stufe hinaus, dann geht die Formkraft wieder zurück und erst bei der 14. Stufe zeigt sich wieder ein stabiles Bild.

Wir erinnern uns in diesem Zusammenhang an den Urversuch mit den roten Rosen, wo sich rein aus der Beobachtung der Rhythmus von 3×7 Tagen ergab.

Diese Ur-Rhythmen finden wir überall in der Natur in ihre Erscheinungen eingeprägt. Wir denken z. B. an das Periodische System, das wir in dem Kapitel „Die Musik im Stoff" dargestellt haben. Auch hier ist die Mitte — die 4. Stufe — der Umkehrpunkt einer Entwicklung, die auf der 7. Stufe zu einem stabilen Zustand führt.

Die grandiosen 7 Rhythmen des planetarischen Werdens der Erde wiederholen sich immer wieder in kleineren Rhythmen: 7 Weltenzeiten, 7 Wurzelrassen, 7 Kulturperioden etc., bis in die 7 Tage der Woche. Auch die Woche ist ein Entwicklungsorganismus, in welchem sich die Schöpfungsrhythmen spiegeln.

Es wäre eine Sünde wider den Geist, eine Kalenderreform durchzuführen, in welcher die kosmischen Qualitäten der Wochentage verschwinden müßten. Man kann der Überzeugung sein, daß die Wochentage eine absolute Qualität haben, ebenso wie es einen absoluten Ton gibt. Wer sein Leben intim beobachtet, wird finden, daß z. B. der Mittwoch der Tag der Entscheidungen ist. Vielleicht wird man in allen Weltensituationen finden, daß die mittlere der sieben Stufen immer das Signum der Entscheidung trägt.

Nach dem Vorhergesagten scheint es berechtigt, zu denken, daß bei dieser Behandlung der Pflanzensubstanzen in siebenstufigen Rhythmen das Wesen der Pflanze gehoben wird; daß das Wesen der Pflanze gewissermaßen einen Läuterungsprozeß durchmacht und im Zyklus der Entwicklung eine höhere Stufe erreicht hat als diejenige war, von der wir ausgegangen sind. Dieses kann ein Beitrag sein zur Heilung der Erde, und wenn dabei Heilmittel für die menschlichen Zustände von Gesundheit und Krankheit entstehen, so darf dabei erinnert werden, daß es Elementarwesen sind, die dabei ihre Erlösung finden können.

3. Die Giftpflanzen stellen eine besondere Kategorie innerhalb der Pflanzenfamilien dar. Sie zeigen oft ein dunkles, unheimliches Steigbild. Wie wirkt sich nun bei ihnen die rhythmische Behandlung aus? Die folgenden Abbildungen sollen das veranschaulichen:

Die *Mandragora* (Alraunwurzel) ist eine Giftpflanze, die an den südlichen Hängen des Mittelmeeres in Sizilien und Griechenland wächst. Der Frischsaft zeigt ein Steigbild, das dem Namen der Pflanze angemessen scheint — Abbildung 51 —, Blocksbergstimmung webt über dem Bild.

Nach der rhythmischen Behandlung — Abbildung 52 — zeigt der Extrakt der Alraunwurzel einen völlig veränderten, durchlichteten Charakter. Man hat den Eindruck, als hätten sich aus den unheimlichen dunklen Gestalten lichte Formen befreit. Jeder, der ein künstlerisches Auge hat, wird diese Verwandlung mit Staunen wahrnehmen können, besonders dann, wenn er die Bilder umgekehrt anschaut. — Der therapeutische Effekt aber hat sich gesteigert. —

Es wird verständlich sein, daß die beschriebene kapillar-dynamische Methode eine brauchbare Testmethode ist für Betriebe, die auf eine biologische Zubereitungsweise Wert legen.

XXII
KRANKHEITSBILDER UND THERAPIEN

Es ist nicht Aufgabe dieses Buches, Behandlungsrezepte für die verschiedensten Krankheitszustände zu liefern. Solche Werke gibt es bereits in bester Ausführung. Mit diesen Darlegungen sollte eine Art Hintergrundsbild gegeben werden, das dem Arzt Anregungen liefert zum individuellen Gebrauch seiner Palette. Dennoch sollen einige Beispiele geisteswissenschaftlich durchforschter Krankeitsbilder mit der sich daraus ergebenden Therapie gegeben werden.[108]

1. Wirbelsäulenerkrankungen:

Es ist eine allbekannte Tatsache, daß nach dem zweiten Weltkrieg die Wirbelsäulenerkrankungen in erschreckendem Maße zugenommen haben. Es sind daher viele Wege versucht worden, um diesem Leiden beizukommen. Die mehr technische Denkart von heute, die da, wo es sich um Knochen- und Bänder-Zusammenhänge handelt, immer geneigt ist, das Ganze als mechanisches Problem zu sehen, hat hier zunächst mit Operation, Gipsbett und Reposition gearbeitet; daneben natürlich auch mit Massage und gymnastischer Muskelpflege. Es hat sich gezeigt, daß man dem Problem nur dann auf den Grund kommt, wenn man die Wirbelsäule als Funktionseinheit im Gesamtgefüge des Menschen intimer kennenlernt. Es ist daher nicht beabsichtigt, sich mit den Arbeiten, die von Seiten der Chiropraktik oder Orthopädie über dieses Thema vorhanden sind, auseinanderzusetzen, sondern es soll

---
[108] Vgl. auch Husemann: „Das Bild des Menschen als Grundlage der Heilkunst".
Wantschura / Spieß: „Therapeutische und pharmakologisch-pharmazeutische Erfahrungen"; Herausgeber: Arbeitsgemeinschaft anthroposophischer Ärzte, Stuttgart.

vielmehr die geisteswissenschaftliche Seite beleuchtet werden, um damit auch zum Verständnis der Therapie beizutragen.[109]

Dr. Karl König schildert in seinen Aufsätzen: „Beiträge zu einer reinen Anatomie des menschlichen Knochengerüstes"[110] die Wirbelsäule so, daß ihr besonderer Charakter als Mittelpunktsorgan des Skelettes deutlich hervortritt. (Siehe Abbildung 53.) Die im Wirbel-Rippensystem vorherrschende lemniskatische Schleifenform, die als Urbild der menschlichen Skelettbildung anzusprechen ist und in der Brustmitte am reinsten sich physisch ausgestaltet, wird von dieser Mitte ausgehend nach den beiden Polen hin variiert. Nach oben überwiegen die Leichte-Kräfte des schwebenden Rippenprinzips, nach unten die Schwere-Kräfte des salzwürfelhaften Wirbelkörper-Prinzips. Zwischen Himmelsleichtigkeit und Erdenschwere ist die Wirbel-

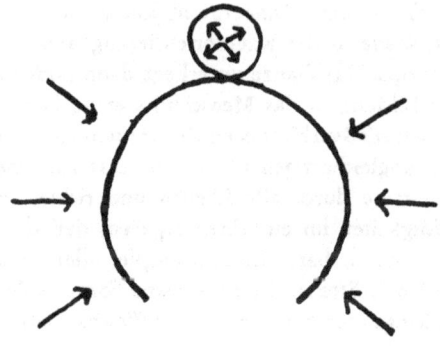

ABBILDUNG 53:
Wirbel-Rippensystem in Brustmitte.
(Das lemniskatische Prinzip des Wirbelsäulenskeletts)

---

[109] Dr. med. Margarethe Hauschka-Stavenhagen: „Zur Therapie der Wirbelsäulenschäden"; Beiträge zu einer Erweiterung der Heilkunst nach geisteswissenschaftlichen Erkenntnissen, 8. Jahrgang, Heft 7/8 (1955).
[110] Karl König: „NATURA": Band 5, Jahrgang 1931/32.

säule als rhythmisch ausgleichendes Gebilde eingeschaltet. Auch die doppelte S-Krümmung, die ja erst durch die Funktion der Aufrichtung, das heißt: des aktiven Eingreifens des Ich entsteht, ist das Bild des Ausgleichs zweier Kräftepole. Die Wirbelsäule verbindet die drei sonst getrennten Glieder des Skeletts — nämlich das Haupt, den Brustraum und die Gliedmaßen miteinander. Wie der physische Leib das zusammenhaltende Gefäß ist für das Lebensprinzip, die Seele und den Geistesmenschen, so schließt die Wirbelsäule Geist, Seele und Leben in ihren Abbildern zusammen, indem das Haupt als Abbild des Geistes, die Gliedmaßen als Abbild der tätigen Seele und der Brustraum als Abbild des atmenden Lebens durch die Wirbelsäule zu einer einheitlich wirkenden Gestalt zusammengefaßt werden. Und diese Gestalt vereinigt dabei diese drei Prinzipien auf eine ganz besondere Weise. Es lebt in der Wirbelsäule zunächst ein ätherisches Wachstumsprinzip, das sich wie bei der Pflanze in Wiederholung gleichartiger Formen auslebt. Dazu kommt ein astralisches Bildungsprinzip, das sich wie beim Tier in einer Innenraumbildung (hier in einer Röhrenbildung) zeigt, sowie in der Raumorientierung und im Ausleben des Polaritätenprinzips. Das Ganze unterliegt dann noch der Ich-Organisation, die die Bildung in das Menschliche emporhebt und nach universal-kosmischen Maßverhältnissen die harmonische Funktionseinheit schafft aus den ungleichartigen Elementen. Das Ich arbeitet somit am Bau der Wirbelsäule durch alle Ebenen und richtet sie zuletzt auf. Die Gesetzmäßigkeiten im einzelnen ergeben, daß die Funktion der Wirbelsäule ein wunderbares Zusammenspiel aller an der Menschengestalt wirkenden Kräfte ist. Ihre physische Form ist der Niederschlag der sich durchdringenden Rhythmen aller Wesensglieder des Menschen. Wenn diese gestaltenden Ideen das Organ verlassen, so zerfällt es. Diese gestaltenden Ideen liegen in den höheren Wesensgliedern, und wenn der Bildekräfteleib in diesem Gebiet nicht mehr der Vermittler sein kann für die in Rhythmen sich vollziehende Synthese aus Formkraft und Stoff im Aufbau, so kommt es zu krankhaften Veränderungen.

Das schöpferische Prinzip bedient sich immer rhythmischer Prozesse, wenn dem Stoff eine Form gegeben werden soll. Das ist nicht nur im künstlerischen Schaffen der Fall, wo der Mensch die schöpferischen Kräfte bewußt ergreift, sondern überhaupt bei jeder lebendigen Formgestaltung. Die Kunst offenbart hier nur wieder einmal ein geheimes

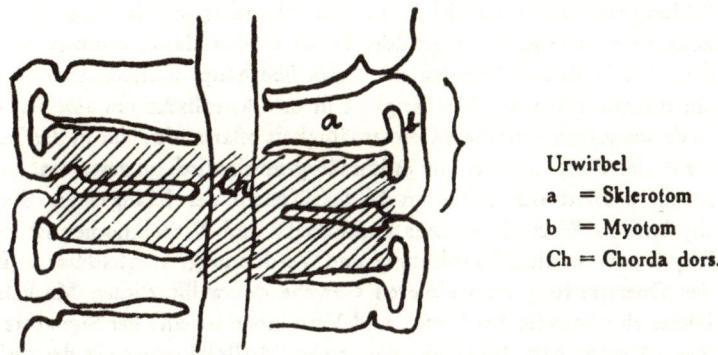

Urwirbel
a = Sklerotom
b = Myotom
Ch = Chorda dors.

schraffiert = die Lage der späteren Wirbel im Verhältnis zum Urwirbel

ABBILDUNG 54:
Die Genese der Wirbelsäule

Naturgesetz. Die Form der Wirbelsäule, um die es hier geht, ist ein wunderbares Beispiel sich durchdringender Bildungsrhythmen. In der Embryologie wird gezeigt, daß Wirbel und Bandscheibe nicht aus einem Ursegment entstehen, sondern daß eine Verschiebung stattfindet. Das aus dem mittleren Keimblatt sich bildende Sklerotom (der skelettbildende Teil des Urwirbels) hat in seiner Mitte einen feinen Querspalt; diese Querspalten sind die Grenzmarken der sich daraus später bildenden knorpeligen Wirbel. (Siehe Abbildung 54.)

Nicht alles Gewebe dieser Sklerotome geht in die Wirbelbildung ein, sondern in dem Kern des Urwirbels, d. h. in der Gegend jenes feinen

Querspaltes bleibt jugendliches Gewebe zurück. In dieser Gegend entstehen dann auch jeweils die Bandscheiben. Der Wirbel ist also ein intersegmentales Gebilde; wenn man das Verhältnis der Urwirbel zu den späteren Wirbeln musikalisch ausdrücken wollte, könnte man diese Bildung empfinden wie eine Kette von Sekunden, wie das nahe Ineinandertönen zweier Klanggebilde. Dabei möchte daran erinnert werden, daß ja Rudolf Steiner die Musik überhaupt charakterisierte als ein Hineinrücken der Ich-Tätigkeit in das Astralische um eine halbe Stufe sozusagen, und diese Gesetzmäßigkeit pflanzt sich hier in der Tat bis in das Physische fort, um es ichmäßig-musikalisch zu gestalten. Die Musik bedient sich dabei im Bildekräfteleib des Klangäthers. Der rhythmische Wechsel zwischen Bandscheibe und Wirbelknochen ist ein Rhythmus zwischen Verdichtung und Verdünnung, vergleichbar z. B. der Querstreifung im weicheren Gewebe des willkürlichen Muskels. Dieses rhythmische Verdichten und Verdünnen ist eine der Signaturen dieses Klangäthers. Im Gebiet der reinen Schallphänomene in der Luft kennt man es als Longitudinal-Schwingungen bzw. in größeren Dimensionen als „Zonen des Schweigens". In der Chemie wird es sichtbar in dem Phänomen der Liesegangschen Ringe. Indem also das Gebiet der Chorda dorsalis mit dem umliegenden Gewebe zur Wirbelsäule umgeschaffen wird, ergreift der astralische Leib, der die Ich-Tätigkeit in sich aufgenommen hat, die lebendige Substanz über den Klangäther und prägt ihr bis in das Physische sichtbar seine Spuren auf. Der astralische Leib allein neigt zur Mumifizierung und bewirkt in diesem Gebiet spastische Zustände und die so gefürchtete Austrocknung. Erst das Ich bringt ihn in das für den menschlichen Organismus nötige Wechselverhältnis zum ätherischen Leib.

Die Zwischenwirbelscheibe oder Bandscheibe ist also ein stehengebliebener Rest des Urwirbelkernes; sie besteht aus ringförmigen Schichten von Faserknorpel und Bindegewebe und einem mittleren Gallertkern, dem sich gewucherte Reste der Chorda dorsalis beigemischt haben. Sie ist bohnenförmig im Hals- und Lendenteil, herzförmig im Brustteil. Die Bandscheiben sind im Brustteil am niedrigsten und eben, im Hals- und Lendenteil ventral wesentlich höher als dorsal. Die Dicke aller Bandscheiben zusammen macht etwas mehr als ein Viertel der gesamten Länge der beweglichen Wirbelsäule aus. Im Lehrbuch für Anatomie von Rauber-Kopsch findet sich noch folgende Bemerkung: Die definitive Länge der Wirbelsäule wird bei den Deutschen mit 23

Jahren erreicht, bei den Franzosen und Engländern erst mit 28 und 30 Jahren. Diese Tatsache läßt sich natürlich nur verstehen, wenn man den völkerphysiologischen Gesichtspunkt gelten läßt, daß bei dem Volk, welches die besonderen Ausprägungen des Ich seelisch und körperlich zu repräsentieren hat, das 21. Jahr mit dem Freiwerden der Ich-Organisation eine bis ins Physische stärker betonte Wirkung hat. Die Ich-Organisation mit ihren Abbaukräften schließt das Wachstum an diesem ihr besonders unterliegenden Organ früher ab.

Der ganze Charakter der Wirbelsäule kann noch deutlicher werden, wenn man in ihr die in die Sonnenrichtung aufgerichtete Mondenbildung sieht. Dabei wird ein Gesetz deutlich, das uns Rudolf STEINER in den verschiedensten Formen nahe zu bringen versucht. Es kann — kurz gefaßt — so ausgedrückt werden: Wenn Sonnenhaftes und Mondenhaftes sich verbinden wollen, so sind es die Merkurkräfte, die diese beiden Welten zusammenführen. Die tierische Wirbelsäule ist in der Mondenrichtung befangen und fixiert. Die menschliche Wirbelsäule ist gerade dadurch eine menschliche, daß ihr das sonnenhafte Ich-Prinzip durch die Merkurkräfte einverwoben ist. Die Gestalt, die die Wirbelsäule in der Aufrechten zeigt mit der doppelten S-Krümmung, ist dem Merkurstab vergleichbar und der letzte Ausdruck von Strömungen, die im Bildekräfteleib noch viel stärker vorhanden sind. Die Merkurkräfte setzen im Gebiet der Waage (Hüftgegend) an und streben hinauf bis in das Gebiet des Stieres (Hals). Oberhalb schließt sich das Haupt an gleichsam wie eine Blüte der Skelettpflanze, welche im Merkurgebiet ihre Blätter-Organe treibt, nämlich die rein pflanzlich flach gebauten Rippen. Nach unten geht es in die Beckenbildung über, einen Raum, in welchem der Embryo in der wässerigen Mondensphäre seine Entwicklung erfährt; Merkur verbindet auch hier Mondenraum und Sonnenraum, Wurzel und Blüte des Menschendaseins.

Diese mehr künstlerisch-bildhafte Darstellung der Wirbelsäule wurde gewählt, um an das Qualitative dieses Gebietes heranzuführen und für die vielerlei individuellen Wirbelsäulenschäden ein Hintergrundsbild zu haben, von dem sich der Arzt therapeutisch anregen lassen kann.

Die Bedeutung der Wirbelsäule als Ursache für alle möglichen Erkrankungen (Bandscheibenschäden, Neuralgien, Arthritiden und Arthrosen) wird schon in manchen medizinischen Schulen anerkannt. Hierzu gibt es auch einen Hinweis Rudolf STEINERs als Antwort auf eine Frage nach der Ursache der RAYNAUDschen Grangrän. Er sagte, daß diese von Deformationen der Unterleibsorgane herrühre, die wieder dadurch hervorgerufen sein können, daß man etwa durch gewaltsames Hinsetzen (z. B. durch Wegziehen eines Stuhles) die Wirbelsäule sowie das Becken schwer erschüttert hat. Solche Erschütterungen lockern die Bildekräfte aus diesem Gebiet so stark heraus, daß es zu den verschiedensten Störungen in der Richtung des Absterbens und Austrocknens kommen kann.

Ob diese Störungen sich bis zu einer völligen Katastrophe der Form und Desorganisation entwickeln, ob sich primär entzündliche oder degenerative Prozesse bilden, ob es zu Verhärtungen und Spangenbildungen kommt, sind dann sekundäre Fragen. In der Therapie würden sie sozusagen die Ausgestaltung eines *Grund-Heilmittels* fordern, das als solches die zentrale Organisation der Wirbelsäule selbst kräftigt und wieder zusammenfügt. Aus solchen Überlegungen entstand 1951 die Idee der *Disci-Präparate*. Die folgenden Jahre führten immer weiter in die Zusammenhänge der Heilwirkungen hinein, so daß im Vorangehenden versucht werden konnte, zum Durchschauen der Bedeutung der Bandscheiben-Erkrankungen überhaupt, sowie ihrer verschiedenen Auswirkungen auf den Stoffwechsel und das Nervensystem beizutragen.[111]

Die Disci-Präparate enthalten als Hauptbestandteil den Bambus-Halmknoten neben Stannum, Formica, Equisetum und Zwischenwirbelscheiben eines höheren Säugetieres.

Die vordergründige Geste des Bambus' ist die Aufrichtekraft, die ihre Stütze im Halmknoten hat. Wenn man ernst macht mit der imponderablen Qualität der schöpferisch organisierenden Kraft, der diese Pflanze Form und Stoff verdankt, dann wird man sich sagen müssen, daß das Organisations-Prinzip — sofern man die Pflanze richtig verarbeitet — im Medikament zum Vorschein kommen muß. Es wird auch erwartet werden müssen, daß dieses Prinzip sich in allen Bestandteilen und Stoffen der Pflanze mehr oder weniger abprägen wird, und zwar je mehr man ins Atomare und Molekulare geht, desto weniger — je mehr man aber den organischen Zusammenhang betont, desto mehr.

---

[111] WALA-Heilmittel-Laboratorium Eckwälden: „Zur Therapie der Wirbelsäulen-Erkrankungen mit Disci-Präparaten", Therapeutischer Erfahrungsaustausch für Ärzte, Heft 4 und 6.

Im sogenannten „Stockholmer Papyrus" (13. Jahrhundert n. Chr.), den LAGERCRANTZ 1913 veröffentlichte, wird mehrfach ein Stoff tabàsios oder tàbasis erwähnt, in welchem der indische „Tabaschir" zu erkennen ist; das ist die in den „Zwischenknoten des Bambus ausgeschiedene Kieselsäurekonkretion". Dieser „Tabaschir" war in Indien seit sehr alten Zeiten als Arzneimittel geschätzt. Seine verschiedenen Sorten bilden 3 bis 15 g schwere, rundliche oder gehacktem Zucker ähnliche Stücke von weißlicher Farbe — „oft auch weißgebrannter Knochen- oder Elfenbeinmasse gleichend" — und zeigen beim Ansaugen von Flüssigkeiten lebhafte Fluorescenz. Auch THEOPHRASTUS berichtet von den „Steine-hervorbringenden Rohren Indiens". Hier wird die Signatur der Stütze für die Aufrichtekraft besonders deutlich.

Ein besonderes Licht auf die Bedeutung des Halmes und des Halmknotens wird durch die Forschungen von George ADAMS geworfen[112]; da wird die Pflanze dargestellt als wachsend zwischen dem physischen Erdenraum und dem ätherischen Sonnenraum.

Physisch ist die Pflanze zentriert in ihren Wurzeln unter der Erde; oben in der Region des wachsenden Sprosses ist ein ätherischer Bereich. Schwebend über dem Wachstums-Punkt, eingehüllt von der Blattknospe, ist der unendlich ferne Quellpunkt eines ätherischen Raumes. Er begabt den jungen Sproß mit Lebenskraft und bringt ihn zur lebendigen Entfaltung (vgl. auch Kapitel XIV: „Der ätherische Raum und die Pflanze").

Dies ist ebenso wesentlich für die sprießenden, sich entwickelnden Kräfte der Pflanze wie die physischen Bestandteile ihres Körpers. Die höhere Pflanze — wenn sie keimt — offenbart sofort die Polarität zwischen Wurzel und Sproß; jedesmal, wenn ein neuer Knoten erscheint bei der wachsenden Pflanze, stammt er von dem unter ihm liegenden Knoten, und die Polarität zwischen Wurzel und Sproß wird in gewissem Sinne erneuert. Der Schnittpunkt der ursprünglichen Lemniskate wird im Wachsen zum Brennpunkt der nächsten Lemniskate, in deren Schnittpunkt der nächste Knoten erscheint. (Siehe Abbildung 55.)

Sogar das Wachsen echter Wurzeln aus dem Knoten ist ein häufiges Phänomen. GOETHE beschreibt das Aufwärtswachsen als eine Steige-

---

[112] George Adams — Olive Wicher: „The Plant between Sun and Earth"; 1952.

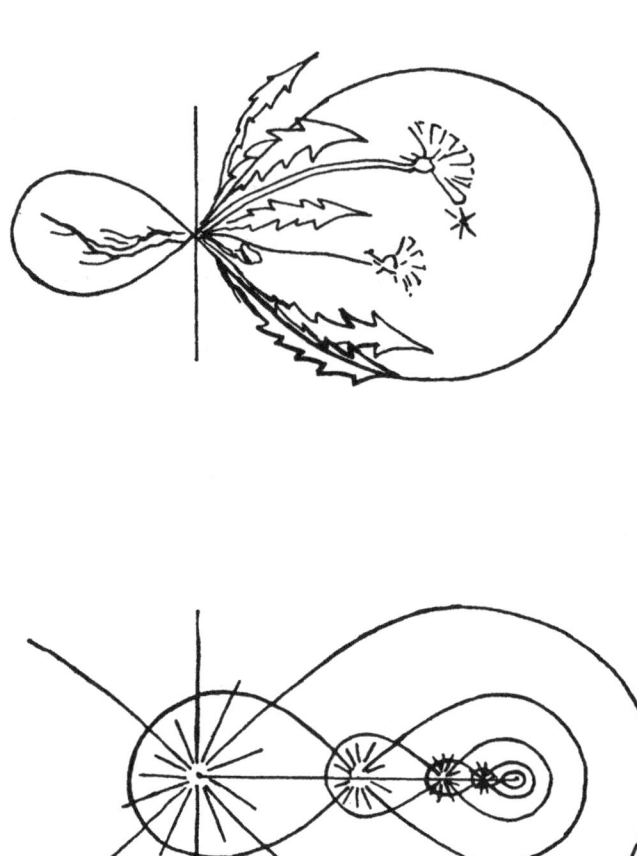

ABBILDUNG 55:
Die Wirbelsäule und das Halmknotenprinzip

rung, in der gröbere Substanzen allmählich feineren weichen müssen. Im rhythmischen Spiel zwischen dem Finsternispol und dem des Lichtes wächst die Pflanze; in jedem Stadium Erdenmaterie dazu bereitend, immer empfänglicher für das Licht zu werden. Für GOETHES Augen sind die Organe der Pflanze um einen unsichtbaren Stab angeordnet. — Wie wahr ist das! — Er spricht von der „gesetzgebenden Kraft in der Mitte". Dies ist kein materieller Stab, es ist die Linie, der der „Stern des Lebens" (der Brennpunkt des Sonnenraumes) folgt, wenn er die Pflanzenform aus der Erde zieht. An ihr entlang liegen die Knoten mit ihren potentiellen Entwicklungskräften. Dies ist der „Merkurstab". Das alte Symbol bezeichnet die Heilkräfte der Mitte, wo bei der Pflanze die grünen Blätter in rhythmischer Folge sich spiralig um den Stengel erheben.

Aus diesem Bild der Knoten, welche also Wiederholungen des ursprünglichen Schnittpunktes der Lemniskate zwischen Sonnenraum und Erdenraum sind, geht sehr deutlich hervor, welche Kräfte ihnen innewohnen müssen. Jeder Knoten als emporgehobene Wiederholung des Punktes, wo die Pflanze aus der Erde wächst, hat die Kraft, eine ganze Pflanze wiederum hervorzubringen. Die Beziehung zur Wirbelsäule ist dadurch gegeben, daß man vom Gesichtspunkt des Ätherischen diese durchaus als ein pflanzliches Gebilde betrachten kann, das seine Blüte im Haupt, seine Wurzel im Beckengebiet hat, die Wirbelsäule selbst aber als einen Halm mit dicht übereinander liegenden Knoten. Jeder Wirbel hat die Potenz zum ganzen Skelett in sich, jeder Wirbel ist ein neues Gleichgewicht zwischen den Kräften des Lichtes und der Schwere.

Es wird im nächsten Kapitel ersichtlich werden, daß diese Betrachtungsweise auch dazu geführt hat, in der Massagebehandlung der Wirbelsäule das Lemniskatenprinzip auf jede Weise zur Anwendung zu bringen, und daß damit die bisher besten Erfahrungen gemacht wurden.

Es ist also der Bambus-Halmknoten, der in das Gebiet der Wirbelsäule die Wiederbelebungs- und gleichzeitig Gestaltungskräfte hineinträgt. Die Zwischenwirbelscheiben werden dem Präparat im Sinne eines Wegweisers beigefügt. (Vergleiche Kapitel über Organ-Präparate.)

Das auf die Ich-Organisation wirkende Metall ist im allgemeinen hier das Stannum, welches das Gleichgewicht zwischen Quellung und Entquellung schaffen soll. Die Präparate enthalten außerdem Formica und Equisetum, welche Rudolf STEINER bei fast jeder zur Deformation führenden Erkrankung empfohlen hat. Formica führt Erstorbenes in den Lebensprozeß zurück, und Equisetum ist überall angezeigt, wo man feststellen muß, daß das physische System sich selbständig macht und nicht mehr von den ordnenden Impulsen der höheren Wesensglieder beherrscht wird. Außerdem fördert es die Ausscheidung der immer mit diesen Erkrankungen verbundenen Ablagerungen.

Es ist bemerkenswert, daß die Disci-Präparate die Bildungskraft der Wirbelsäule wirklich auf allen Ebenen ansprechen, indem ein Metall mit einem Pflanzen- und mit einem Tierpräparat zu einer Einheit zusammen rhythmisiert werden (vgl. Kapitel XX: „Neue Wege der Heilmittelherstellung"). Die Tatsache der Rhythmisierung kommt dem Charakter der Wirbelsäule als einer rhythmischen Organisation besonders entgegen.

So dürfte aus der Darstellung hervorgehen, wie alle Zivilisationselemente, die das Ich in seiner schöpferischen Kraft abschwächen und das Automatenhafte des Reflexsystems in den Vordergrund schieben, zuletzt auch im Körperlichen die Ich-Grundlage gefährden.

Zur Heilung dieser Zeitkrankheit ist unbedingt alles nötig, was vom Denkleben über das Künstlerische bis in das Willenshaft-Bewegungsmäßige die Ich-Gesetzmäßigkeiten wieder einführt.

2. Malaria:

Die Malaria ist eine Krankheit, die durch die Regelmäßigkeit und Periodizität, mit der sie verläuft, etwas darstellt, was uns tief in das Wesen der Krankheit überhaupt hineinführen kann. Krankheiten sind nicht bloß zufällige Übel, die man bekämpfen muß wie etwas, was sonst gar keinen Sinn hat, sondern Krankheiten sind in Wahrheit auch Erzieher des Menschen. Ohne von der Entwicklungsgeschichte des Menschengeschlechtes sich zeitgemäße Ideen zu verschaffen, wird das Wesen der Krankheiten verborgen bleiben und man wird sich auf die Beschreibung desselben und seine mehr oder weniger erfolgreiche Bekämpfung beschränken müssen. Auf dem Hintergrund einer geistgemäßen Menschen- und Welterkenntnis aber kann ersichtlich werden, wie die Krankheit Erzieher und Korrektor der menschlichen Schwächen ist. Die Heilung der Krankheit ist nicht so einfach zu denken, als ob es sich nur um das Wegschaffen von Störungen oder durch andere Noxen hervorgerufene Symptome handelt; zu einer wahren Heilung gehört, daß der Heilungsprozeß den tieferen Intentionen der Krankheit gerecht wird. Dem Leibe soll die Gesundheit nach besten Kräften zurückgegeben werden, Seele und Geist aber sollen in gleicher Weise die Stärkung und Erkenntnis zukommen, die ihnen hat werden sollen.

Das Bewußtsein der Menschen ist nicht nur gestützt auf das Sinnes-Nerven-System, sondern auf die Gesamtheit der Organ-Funktionen. Geist und Seele, die man sich nur allzuleicht verschwommen vorstellt, sind ebenso differenziert wie der physische Leib. Geistig-seelische Vorgänge haben ihre Stütze in physiologischen Prozessen, und kennt man ihre Beziehungen in ihrer ganzen Kompliziertheit — wie dazu der geniale Anfang von Rudolf STEINER gemacht worden ist in seiner anthroposophischen Menschenkunde —, so kann man von der Erziehung des Menschengeschlechtes durch Krankheiten ganz konkret reden. Jeder Krankheitsprozeß im Leibe hat auch seine — wenn auch noch so subtile und wenig studierte — Wirkung auf das Bewußtsein, auf die Stimmung und auf den Charakter.[113]

Die Malaria ist eine Krankheit, die im eminenten Sinne dafür ein Beispiel sein kann. Sie greift tief ein in das Gefüge der menschlichen Organisation. Da sie sich im Blute abspielt, gilt es, die Beziehung der Blutprozesse zum Geistig-Seelischen zu berücksichtigen.

Das Ich-Wesen des Menschen benutzt das warme rote Blut als Instrument zur Darlebung des Selbstbewußtseins. Die eisenhaltigen roten Blutkörperchen sind sozusagen die Kristallisationspunkte, die zum Wirken des Ich im menschlichen physischen Leibe da sein müssen. Das Blut mit seinen Elementen kann als leiblicher Ausdruck jener Tatsache betrachtet werden, daß wir durch dieses Blut beseelter Träger unseres Selbstbewußtseins werden.

In der Malaria liegt nun eine ernste Attacke gegen dieses Instrument des Selbstbewußtseins vor. Der Parasit, der in den Krankheitsprozessen unseres Blutes seinen Lebensboden findet, sprengt zuletzt die roten Blutkörperchen von innen her und zerstört so das Instrument der Egoität; so wirkt die Malaria geistig als eine Abdämpfung des Ich-betonten Bewußtseins. Die im Verlaufe der Krankheit hinzutretende hochgradige Blutarmut ist ja bekanntlich begleitet von einem mehr

---

[113] R. Steiner — I. Wegman: „Grundlegendes für eine Erweiterung der Heilkunst".

träumerischen, wenig aktiven Seelenzustand. Die Krankheit lehrt die Seele, auch dann sich nicht ganz zu verlieren, wenn sie scheinbar ins Nichts greift, wenn sie ihre leibliche Stütze sucht. Daß der Krankheitsprozeß als solcher die Lebensprozesse schwer in Mitleidenschaft zieht, versteht sich bei diesem Kampf im Blute von selbst. So ist der innere und tiefere Sinn der Malaria die Korrektur eines allzubewußten Ichbetonten Empfindens; der Charakter des Ich ist es, der den Menschen zur Malaria disponiert.

Der Parasit trifft auf das Individuellste, das Blut, das ja auch in seiner chemisch-biologischen Zusammensetzung das Individuellste im Menschen darstellt. Dem von der Malaria befallenen Menschen wird durch die Krankheit die leibliche Stütze seines Selbstbewußtseins geschwächt, und, überall ins Leere vorstoßend, führt sich das allzustarke Selbstgefühl ad absurdum. Daß eine solche Krankheit endemisch auftritt, beweist, daß große Massen von Menschenseelen — ihnen zunächst unbewußt — vom Schicksal an eine solche Korrektur herangeführt werden. Die Orientalen sprechen daher auch davon, daß es Karma — Schicksal — sei, eine solche Krankheit durchmachen zu müssen.

Die Art der Heilung sollte nun so sein, daß der tiefere Sinn der Krankheit sich erfüllen kann. Ein solcher Heilungsweg, der aus der Geisteswissenschaft erwächst — durch seine geistige Seite aber auch der östlichen Weltbetrachtung gerecht wird —, soll hier angedeutet werden.

Seit 1880 weiß man, daß die Malaria eine Krankheit ist, deren Verlauf den Lebensphasen von Parasiten parallel geht, die in das rote Blut des Menschen übertragen werden durch eine bestimmte Art von Moskitos, die alle der Gattung der Anopheles angehören. Die Entwicklung der Malariakeime gestaltet sich im allgemeinen so, daß diese jüngsten Stadien, die kleine Protoplasma-Kügelchen darstellen, in die roten Blutkörperchen eindringen und dort verschieden rasch auswachsen. Sie zerstören das Hämoglobin und bilden daraus ein braunschwarzes Pigment, das sie in ihrem Inneren ablagern. Nach einer gewissen Zeit zerfallen sie in Sporen, die unter Sprengung der Blutkörperchen ausschwärmen. Sie dringen in andere Blutkörperchen ein, wo die gleiche Entwicklung von vorne beginnt; so können sie sich unter Umständen jahrelang ungeschlechtlich fortpflanzen. Daneben verläuft eine Entwicklung von geschlechtlich differenzierten Formen, deren Kopulation in der Anopheles vor sich geht. Bekanntlich unterscheidet man je nach Entwicklungsdauer ein Tertiana-Fieber, dessen Parasit

(Plasmodium vivax) sich nach 48 Stunden entwickelt, so daß jeden dritten Tag ein Fieberanfall auftritt. Das Quartana-Fieber (seltener) wird erzeugt vom Plasmodium malariae, das sich in 72 Stunden entwickelt, wodurch jeden vierten Tag ein Anfall hervorgerufen wird. Es können sich zwei Generationen auch so überkreuzen, daß sich andere Anfallsrhythmen ergeben. Der Parasit der schweren Form der Malaria tropica hat nach KOCH eine tertiäre Entwicklungsdauer von 48 Stunden, jedoch werden von italienischen Forschern zwei Unterarten angenommen, die einen quotidianen Verlauf erzeugen. Die Malaria tropica ist klinisch unendlich mannigfaltig in ihren Formen, mit den schwersten Begleiterscheinungen und unregelmäßigen Anfällen, oft auch von kontinuierlichem Fieber begleitet. Fügt man zu den Lebensphasen der Parasiten das klinische Bild eines sozusagen klassischen Malaria-Anfalles hinzu, so vervollständigt sich das Verständnis für die ganze Tragweite des Vorganges bis in die seelisch-geistigen Konsequenzen. Es ist bekannt, daß nicht die Anwesenheit des Parasiten im Blut das Fieber bewirkt, denn der ist auch da während der Ruhepausen zwischen zwei Fieberanfällen, sondern daß es erst als Reaktion auf das Sprengen der Blutkörperchen und das Ausschwärmen der Sporen auftritt, was wie eine plötzliche Vergiftung des Blutes wirkt. Das wirft auf das Wesen des Fiebers — als eine Anstrengung des Ich, Boden zu behalten, wo man ihm den Boden entzieht — ein deutliches Licht.

Auch schon vor dem Anfall, d. h. während der Parasit sich entwickelt, sind Müdigkeit, Unwohlsein wie bei angehender Seekrankheit, auch wohl Kopf- und Gliederschmerzen vorhanden als Frühsymptome, die zeigen, daß man um die Erhaltung des wachen Ich-Bewußtseins zu kämpfen hat. Das Strecken, Gähnen und Räkeln vor dem Anfall sind Anzeichen des sich lösenden Bewußtseins. Normalerweise würde der Lösung der Schlaf folgen; weil aber hier das geistige Menschenwesen aus seiner organischen Stütze gewaltsam herausgetrieben wird, folgt nun eine ungeheure, anfallsartig einsetzende Anstrengung, sich zu behaupten. Es setzt Frösteln ein, das sich zu einem Schüttelfrost von ein bis zwei Stunden steigert, während die Temperatur bis 40, 41 Grad und darüber steigt.

Dabei ist folgendes zu bedenken: Es finden im Menschen, insbesondere im Blut, nicht nur Wärmeprozesse statt, durch welche wir Ich-Träger sein können, sondern auch überall differenzierte Lichtprozesse, durch welche wir die physische Grundlage für das Darleben des Seelischen schaffen (vgl. Kapitel: Die Signatur des Kohlenstoffes").

Wie Seelenempfindung und Licht zusammenhängen, mag jedem Menschen einleuchten, wenn er sich in die absolute Schwärze versetzt, wo ja jedes Seelische erstirbt. Diese Beladung der transparenten Blutkörperchen mit dem schwarzen Pigment des Parasiten ist ein Bild für das Entziehen der Seelengrundlage. Man findet ähnliche Vorgänge bei anderen schweren Erkrankungen (Nebennieren-Störungen).

Wenn der Schüttelfrost einsetzt, hat der Prozeß der Durchschwärzung gleichsam den Höhepunkt erreicht. In konvulsiver Anstrengung versucht die Geist-Seele die Teile des Physischen zu durchdringen, die ihr im lebendigen Leibe entzogen werden. Das ist immer die tiefere Ursache des Schüttelfrostes; ob es sich um eine Sepsis, eine Pneumonie oder eine Malaria handelt.

Das Fieber hält sich zwei bis fünf Stunden auf der Höhe; das ist die Phase des Kampfes gegen die Kräfte, die den Patienten zuerst im Ganzen, dann in den Organen die Aktivität, die Wachheit verlieren lassen. Dann sinkt die Temperatur und es folgt der Schweißausbruch. Es regen sich die Lebenskräfte; der Organismus macht alle Anstrengungen, das Gift, noch ehe es in neue Blutkörperchen eindringen kann, auszuschalten. Die Milz, auch das Knochenmark, absorbieren Parasiten und schließen sie in Riesenzellen ein (Makrophagen). Die Milz schwillt, sie ist wie ein Schwamm, der die Bluttafel reinigen möchte. Sie ist wie ein Torwächter, der am liebsten nichts passieren ließe. Doch überall sitzt der wachsende Parasit.

Mit dem Schweißausbruch klingen auch meist alle anderen Symptome ab (Erbrechen, Kopfschmerzen), und nach acht bis zwölf Stunden durchschnittlich ist der Anfall überwunden. Der Patient fühlt sich matt und zerschlagen, aber relativ wohl. Dann kommt die Pause, die je nach Art ein bis drei Tage dauern kann, und der Anfall wiederholt sich, wenn nicht inzwischen eine entsprechende Therapie einsetzt. Es sind Fälle bekannt, die alleine ausheilen; meist aber entwickelt sich eine chronische Malaria mit allen üblen Folgen wie Anaemie, graugelbe Verfärbung, Apathie, Unterernährung etc. —

Um die Therapie zu begründen, fassen wir kurz das Wesentliche zusammen:

Der organisch-lebendige Zusammenhang des roten Blutes wird gewaltsam zerstört; ein unerhörter Abbau von Blutkörperchen erfolgt,

Pigmentierung tritt auf, das heißt: Dem Ichwesen und dem Seelenwesen werden Teile ihrer physischen Stützen geraubt — alles andere ist sekundär —.

Das Spezifikum gegen Malaria war bisher ausschließlich das Chinin. Es tötet schon in großer Verdünnung die Parasiten; es hat sich am wirksamsten erwiesen gegen die freischwärmenden. Daraus ist der Schluß gezogen worden, daß man es in genügender Menge und genügend lange geben müsse, um der Heilung sicher zu sein. Es gibt aber auch Kontra-Indikationen, die den Gebrauch sehr einschränken, z. B. bei einer Reihe innerer Erkrankungen von Herz, Lunge oder Magen. Auch kommen Chinin-Vergiftungen vor, die als Schwarzwasser-Fieber bekannt sind. Der Name rührt davon her, daß Blut im Urin auftritt. Ferner ist das Chinin während einer Schwangerschaft nicht brauchbar, da die wehentreibende Wirkung bekannt ist. Größere Gaben von Chinin töten zwar die Parasiten, aber durch die Nebenwirkungen treten sehr unangenehme Zustände auf. Es wirkt auf die Dauer ablähmend, wobei auch alle übrigen Lebensfunktionen geschwächt werden. Es mag daher einleuchten, daß man aus anderen Gedankengängen über die Krankheit auch zu anderen Heilmitteln kommt. Es wird sich nicht so sehr darum handeln, die Parasiten zu töten, als vielmehr darum, ihnen wirksam zu begegnen, indem man den eigenen Lebensprozessen so zu Hilfe kommt, daß die Intaktheit des Blutes von innen her aufrechterhalten werden kann.

Wärme- und Lichtprozesse sind es vor allen Dingen im Blut — wie wir gesehen haben —, die die Grundlage für Geist- und Seelenfähigkeiten abgeben. Zweierlei Dinge sind es daher, die sich in vielen Fällen als heilend bei der Malaria erwiesen haben und die über die eingangs erwähnten Forschungen über das Wesen des Menschen sich ergeben haben. Das eine ist Kupfer-Sulfat in homöopathischer Verdünnung, das andere eine Eukalyptus-Zubereitung.[114]

Vergegenwärtigt man sich noch einmal das Krankheitsbild, so kann man feststellen, daß man etwas braucht, um gegen den Zerfall des Blutes zu wirken, gegen den Abbau der Eiweißverbindungen, die im Menschen eine lebendige Einheit darstellen. Man braucht etwas, was Kräfte der Synthese im Organischen enthält, was gleichzeitig die

---

[114] WALA-Heilmittel-Laboratorium Eckwälden: „Heilmittelliste für Ärzte": Eucalyptus comp.

Lebensprozesse nach außen dirigiert, so daß sie Gifte auszuscheiden vermögen. Man braucht Reinigendes, was wiederum Lichtprozesse anregt, um der Schwärze entgegenzuwirken. Das alles findet man in den beiden genannten Substanzen. Der Bereich der Wirkungen von Kupfer in Potenzen ist das Blut- und Lymphbildungsgebiet, der innerste Stoffwechsel also; insbesondere die sulfurische Komponente des Kupfers verleiht dem Mittel die synthetisierenden Kräfte.[115]

Der Schwefel spielt im Körpereiweiß eine vermittelnde Rolle. Er erhält die chemische Eiweißkomponente durch seine feinen erwärmenden Kräfte reaktionsfähig; auch hat er jene zentrifugale Tendenz, die man sich in der Therapie der Malaria wünschen muß. Um ein Bild zu gebrauchen: So wie der Schwefel selber in vulkanischen Gegenden von der Erde gleichsam ausgeschwitzt wird, so wie man ihn auch in fein verteilter Form geradezu als Schwefelblüte bezeichnet, so treibt er als Heilmittel in geeigneter Verdünnung die Kräfte blütenhaft zur Peripherie. An das Kupfer gebunden, entfaltet er seine Wirksamkeit gerade dort, wo die Krankheit wütet, im innersten Stoffwechsel, im Blut.

Der Eukalyptus auf der anderen Seite ist in Fiebergegenden als Heilmittel bekannt. Eukalyptus findet Anwendung als äußerliches und innerliches Mittel bei aller Art von katarrhalischen Erkrankungen der Luftwege, was aus der Eigenart des Baumes auch verständlich ist. Der Eukalyptus ist ja ein besonders charakteristischer Baum. Er wächst in den sumpfigen Niederungen der Tropen und auch schon in den Mittelmeerländern und so rasch, daß er die Sümpfe sozusagen trocken saugt. Er wird deshalb oft auch zur Trockenlegung sumpfiger Gegenden angepflanzt. Bei außerordentlicher Vitalität entwickelt er einen Ölprozeß, der den ganzen Baum mit einem starken Aroma durchtränkt. So steht er in den giftbrütenden Sumpfgegenden und reinigt die Atmosphäre.

Früher hat man wohl das Genießen von Sumpfwasser und das Einatmen von Bodenausdünstungen für die Fieber-Erkrankungen verantwortlich gemacht, und das hat wohl auch zu dem Namen „mal aria" geführt. Diese „mal aria" wird durch den Eukalyptusbaum gereinigt.

Die Verabreichung eines Präparates aus den beiden Komponenten Kupfer-Sulfat und Eukalyptus als subkutane Injektion hat in unzäh-

---

[115] R. Hauschka: „Substanzlehre"; Schwefel: S. 194, Kupfer: S. 212.

ligen Fällen gezeigt, daß das Fieber sinkt, daß Milz- und Leberschwellungen zurückgehen und auch die Plasmodien allmählich verschwinden.

Eine solche Behandlung entspricht der erwähnten Bedingung, daß der tiefere Sinn der Krankheit sich erfüllen kann. Der Kranke hat sich mit dem Wesen der Malaria voll auseinandergesetzt, und die Medikamente haben ihm in dieser Auseinandersetzung Hilfestellung geleistet. Tritt die Heilung ein, so ist die Geist-Seele im vollen Besitz der durch die Überwindung der Krankheit erworbenen Kräfte. In vielen Krankheitsfällen, die aus der inneren Kraft heraus überwunden werden, wird man bemerken können, daß der Patient nachher quasi ein anderer Mensch geworden ist.

Bei einer solchen Krankheitsbetrachtung muß man sich jedoch aller moralischen Werturteile enthalten, wenn man auch das Moralische als Weltenqualität selbstverständlich als durch den Geist des Menschen wirksam einbeziehen muß.

3. Der Torf als Heilmittel

Wenn im Herbst die Blätter fallen und die Pflanzennatur ihre Substanzen der Erde zurückgibt, dann findet der große Verdauungsprozeß dieser Pflanzenreste statt und es entsteht Humus für eine neue Vegetation. Nun gibt es Flächen auf der Erde — das ist geographisch und geologisch bedingt —, wo dieser Verdauungsprozeß der Pflanzenrückstände nicht in dem Maße stattfindet, wie es normal der Fall sein sollte; in solchen Gebieten hat die Erde sozusagen Verdauungsbeschwerden. Die Pflanzenrückstände werden nicht verdaut, sondern mumifiziert; sie bleiben gleichsam — um im Bilde zu bleiben — im Magen der Erde liegen. Dies ist ein Tatbestand, wie er sich einer geisteswissenschaftlich orientierten Erdkunde ergibt. Solche Flächen sind die Moore.

Die Hochmoore wachsen bekanntlich; die abgestorbenen und mumifizierten Pflanzenreste bilden ein schwammiges Gefüge, durch welches dauernd Grundwasser bis an die Oberfläche aufsteigt. Auf dieser feuchten Oberfläche wächst im nächsten Jahr eine neue Pflanzenschicht, die im darauffolgenden Herbst wieder abstirbt und mumifiziert wird. So wächst ein Hochmoor im Laufe der Jahrzehnte und Jahrhunderte oft zu beträchtlicher Höhe — daher der Name „Hochmoor".

Dieser Prozeß der Torfmoorbildung ist jedoch verknüpft mit Konsequenzen, die unserer heutigen Wissenschaft nicht greifbar sind. Es ist in diesem Buche wiederholt darauf hingewiesen worden, wie die Betreuung der Natur denjenigen Wesen obliegt, die wir als Elementarwesen angesprochen haben. Sie haben die Aufgabe — stellvertretend für den Menschen zunächst —, die Schöpfung in ihrem gegenwärtigen Zustand weiterzuführen, bis der Mensch selbst in der Lage sein wird, sich ordnend und schöpferisch in das Naturdasein einzuschalten. Normalerweise werden diese Naturwesen im Herbst — beim Vergehen der Natur — frei; in der Torfbildung aber bleiben sie an die mumifizierten Gestaltungen gefesselt. Hierdurch aber werden sie im Laufe der Jahrzehnte und Jahrhunderte böse; daher wohl die unheimliche Stimmung über den Hochmooren. Rudolf STEINER hat darauf hingewiesen, daß die Erlösung dieser Elementarwesen eine Aufgabe sei, in die der Mensch heute schon hineinwachsen könne.

Die pflanzliche Grundlage eines Moores ist vorwiegend durch eine Pflanze bestimmt — ein Scheidengras (Eryphorum vaginatus). Dieses Gras hat innerhalb seiner Blattscheide eine faserige Struktur, die im vermoorten Zustand besonders deutlich in Erscheinung tritt. Diese Torffaser ist so, wie sie im Moor vorkommt, brüchig und nach dem Trocknen spröde und zum Zerfallen in Staub geneigt. Rudolf STEINER machte darauf aufmerksam, daß man durch eine biologische Behandlung diese Faser wieder zum Leben erwecken und aus ihr eine gekräuselte, zugfeste und spinnfähige Faser erzeugen könne. Dadurch würde es gelingen, die gefesselten Elementarwesen zu befreien, und diese würden dann aus Dankbarkeit den Menschen schützen vor dem, was in absehbarer Zeit bevorstehe, daß nämlich die Atmosphäre durch Elektrizität, magnetische Felder, Flugzeuge und noch viel Schlimmeres derart durchsetzt sein wird, daß für den Menschen das Leben auf der Erde zur Qual werde. Kleidungsstücke aus Torffaser aber könnten den Menschen vor diesen Einflüssen aus der Atmosphäre schützen.[110]

In der Beschäftigung des Verfassers mit diesen Problemen und bei der praktischen Bearbeitung der Moorsubstanzen mit dem beschriebenen Ziele, traten jeweils Flüssigkeiten auf, deren therapeutische An-

---

[110] Aus Gesprächen Rudolf Steiners mit Dr. Ita Wegman.

wendung sich geradezu aufdrängt. Schon vor Jahrzehnten wurden solche organischen Substanzen im Stadium der Vermoorung zur Behandlung der Paradentose versucht, und in neuerer Zeit wurden sie in Zusammenarbeit mit Dr. JENSEN-HILLRINGHAUS in die Therapie der modernen Zeitkrankheiten eingeführt.[117]

Ausgangspunkt für die Entwicklung dieses Präparates aus den Substanzen eines Hochmoores war das Auftreten einer zunehmend gesteigerten Wetterfühligkeit bei den Patienten. Zwar gab es in bestimmten Klimata schon immer eine Wetterfühligkeit, doch sind heute die meteorologischen und klimatologischen Erscheinungen in den letzten Jahren einer starken Veränderung unterworfen. Die Empfindlichkeit der Menschen in Richtung auf krankhafte Prozesse ist wesentlich gesteigert. Ernsthafte Forscher glauben diese Veränderung in Zusammenhang bringen zu müssen mit dem Auftreten einer verstärkten Radioaktivität, wie sie durch die Atombomben-Explosionen ausgelöst wurde. Zweifellos liegt heute bereits eine Fülle von Erfahrungen vor, die diesen Tatbestand bestätigen; dabei ist deutlich zu erkennen, daß die Festsetzung der sogenannten Gefahrengrenze bisher eine ziemlich willkürliche Handhabung erfuhr, die dann unter dem Druck der Tatsachen auch laufend eine Reduzierung nach unten erfährt. Das Bild, das die meteorologischen Verhältnisse heute bieten, ist gekennzeichnet durch seinen arhythmischen Charakter, der sich bis in die Verschiebung der jahreszeitlichen Abläufe ausdrückt. Die Wetterwechsel erfolgen heftig und vollziehen sich unter extremen Schwankungen. Die Luftdruckschwankungen haben oft eine starke und rasch wechselnde Amplitude. Bei den meisten Menschen kommen zu den typischen Beschwerden bei Wetterfühligkeit neue hinzu, die von den bisher bekannten abweichen und mit der üblichen Therapie nicht mehr zu bewältigen sind. Die neuen Symptome äußern sich vor allem durch Kribbeln in den Extremitäten, eine allgemeine Nervosität, Gereiztheit, durch Schlafstörungen, Herzbeschwerden und migräneartiges Kopfweh. Dabei treten diese Störungen zu bestimmten Zeitpunkten besonders stark und massiv auf. Es konnte in Erfahrung gebracht werden, daß dies zumeist dann der Fall war, wenn radioaktive Schwaden den entsprechenden Erdenraum durchzogen.

---

[117] Dr. med. Jensen-Hillringhaus: „Bericht über die Wirkung des Präparates Solum uliginosum comp.", Juli 1960.

In Verbindung mit der Anfälligkeit konnte festgestellt werden, daß bei Menschen, die an Herzstörungen verschiedener Art litten, in diesen Zeiträumen vermehrt Herzbeschwerden auftraten.

Man kann den Eindruck haben, daß es sich hier um Entartungen handelt, die auf eine Arythmisierung und Disharmonisierung hinzielen. Sowohl die Hüllen des Erdorganismus' als auch diejenigen des Menschen erscheinen in ihrem natürlichen Gleichgewicht und ihrer gegenseitigen Bedingtheit gestört. Am meisten scheint die ätherische Organisation unter diesen meteorologischen Einwirkungen zu leiden. Damit im Zusammenhang steht das Absinken der natürlichen Widerstandskraft, die eben auf einen ganz bestimmten harmonischen Zusammenhang hinorientiert ist und die nunmehr durch das Überwiegen jener Kräfte, die mit der Radioaktivität zusammenhängen, auf das empfindlichste gestört wird. Man kann den Eindruck gewinnen, daß diese Tatbestände durch Rudolf Steiner vor etwa 40 Jahren vorausgesehen wurden, wenn er davon sprach, daß solche zerstörenden Einflüsse aus der Korrumpierung der Atmosphäre über den Menschen in unerträglicher Weise hereinbrechen würden. Es war daher der Versuch, die verlorengegangene Harmonie durch die Pflanzensubstanzen im Zustand der Vermoorung wieder herzustellen, gerechtfertigt.

Die aus einer bestimmten Tiefe des Moores gewonnenen Extrakte wurden — wie das im Kapitel 20: „Neue Wege der Heilmittelherstellung" geschildert wird — durch rhythmische Behandlung in brauchbare Injektions-Präparate verarbeitet, aber auch als Salben, Öle und Badezusätze hergestellt. Geben wir Frau Dr. JENSEN-HILLRINGHAUS das Wort: „Alle Patienten berichten, daß das Medikament in Richtung auf einen Wegfall des Kribbelns, eine Beseitigung der Schlafstörungen und auf einen Wegfall der unmittelbaren Herzbeschwerden wirkt. Es stellt sich das Gefühl einer Schutzhülle ein und das konkrete Gefühl einer biologischen und seelischen Harmonisierung." —

„Im Verlaufe meiner Versuche ergab sich ein weiteres Anwendungsgebiet bei den heute immer häufiger auftretenden Bandscheibenschädigungen. Es liegt bei einer solchen Betrachtung auch hier der Schluß nahe, daß das ‚Aufweichen' der Bandscheibe und das fast ‚epidemisch' anwachsende Auftreten mit den Phänomenen der durch die vermehrte Radioaktivität auftretenden Schäden zusammenhängt, wobei auffallend ist, daß alle diese Patienten bei ‚entsprechendem' Wetter vermehrt Beschwerden hatten. Unterstützt wurde ich in meiner Auffassung durch eine Arbeit von Professor Dr. Stefan JELLINEK ‚Elastische Substanz und Atomstrahlen' („Die Medizinische Welt' Nr. 13, März 1960), die im Experiment den Zusammenhang des Aufweichens von elastischen Fasern nach Radium-Röntgen-Bestrahlungen zeigt."

„Als drittes Anwendungsgebiet ergab sich die Schmerzbekämpfung bei Ca, besonders bei Metastasenschmerzen. Hier möge zunächst die Erfahrungsmitteilung genügen. Nach diesen Erfahrungen erscheint mir gerade dieser Anwendungsbereich recht bedeutsam, da ganz zweifellos auch bei schweren Fällen entscheidende schmerzlindernde Wirkungen zu verzeichnen waren."

Eine Reihe weiterer Ärzte hat diese Erfahrungen bestätigt.[118]

XXIII
DER HYGIENISCHE IMPULS MITTELEUROPAS

Als Hippokrates die Tempelpforten zu Kues schloß und anfing, mit Substanzen zu heilen, hat er damit den Grund für das heutige Heilmittelwesen gelegt. Die Menschheitsentwicklung aber steht nicht still — und so wie sie einstmals den Weg aus geistigen Höhen in die Stoffeswelt hat gehen müssen, so wird sie in Zukunft auch wieder den Weg zum Geiste finden. Die Heilung durch Substanzen ist unserer Gegenwartssituation angepaßt. Es wird aber eine Zeit kommen, wo das Medikamentenwesen allmählich wieder abgelöst werden wird durch eine Therapie, die ihre Wurzeln in der Geist-Seele des einzelnen Individuums hat.

Wenn man seinen Blick nach dem Westen wendet, so hat man wohl den Eindruck, daß dort das Interesse mehr dem Physisch-Materiellen zugewendet ist. Im Osten dagegen — und damit ist der Osten der vergangenen Kulturen gemeint — steht mehr das Geistig-Seelische unter Außerachtlassung des Physisch-Irdischen im Vordergrund. Man versteht so die Forderung Rudolf STEINERs nach einem hygienischen Impuls der Mitte.

---

[118] WALA-Heilmittel-Laboratorium Eckwälden: „Erfahrungen mit dem Präparat Solum uliginosum comp." Therapeutischer Erfahrungsaustausch für Ärzte, Heft 8.

Auch die Kulturwelt ist dreigliedrig, und ihr Heil liegt in der Etablierung einer kräftigen Mitte, die in der Lage ist, die an sich notwendigen und berechtigten Gegensätze rhythmisch auszugleichen und ein Wissen zu entwickeln, das vom Wirken des Geistes in der Materie weiß. Diese Geisteswissenschaft umfaßt die heilenden Kräfte für die Kulturwelt genau so, wie unser rhythmisches System die heilende Mitte zwischen Kopf und Stoffwechsel darstellt.

So werden in Mitteleuropa Disziplinen entwickelt werden müssen, die einen therapeutischen Charakter in umfassender Weise an sich tragen. Dazu gehört nicht nur eine geisteswissenschaftlich orientierte Medizin im engeren Sinne, sondern auch weiterreichende Gebiete wie eine biologisch-dynamische Landwirtschaft, eine zeitgemäße Heilung durch Ernährung, eine Heilpädagogik, eine künstlerische Therapie und nicht zuletzt eine soziale Hygiene. Ansätze dafür sind heute schon da; davon sollen die nachstehenden Ausführungen einen vorläufigen Begriff vermitteln.

1. Ernährung und Heilung

In der „Ernährungslehre" wurde eine Darstellung einer gesunden Normal-Ernährung gegeben und das Verständnis für die Vorgänge der Ernährung zu wecken versucht.[119] So kann ich mich in diesem Abschnitt ganz kurz fassen und nur noch einiges andeuten.

Insbesondere die dort gegebenen praktischen „Diät-Hinweise" für Gesunde und Kranke, für die Ernährung in Kindheit und Jugend, über Fieber-, Rheuma- und Tuberkulose-Diät, für Krebs und Ekzeme, Sklerose- und Alters-Diät sind grundlegend. In vielen Fällen entspringen ja Krankheiten aus einer falschen Ernährung, weshalb die dort gebrachten Grundsätze zu beherzigen wären. Auch das Hervorbringen gesunder Nahrungsmittel in der Landwirtschaft gehört mit zu den wichtigsten Faktoren einer gesunden Ernährung. Es ist leider heute so, daß durch die Dünge- und Spritz-Mittel unsere Ernährung schon an der Wurzel geschädigt wird; und weil die berufstätige Hausfrau sich heute nicht mehr die Zeit nimmt, sorgfältig zu kochen, nimmt die

---

[119] R. Hauschka: „Ernährungslehre"; 266 Seiten mit 67 Abbildungen. Im Anhang: Dr. med. Margarethe Hauschka: „Praktische Diäthinweise für Gesunde und Kranke." Verlag Vittorio Klostermann, Frankfurt.

Überschwemmung mit Konserven-Nahrung an Umfang immer mehr zu.[120]

Wir haben bereits in dem Kapitel über „Formen der Arznei-Anwendung" davon gesprochen, wie Heilmittel von Nahrungsmittel zu unterscheiden sind; das Heilmittel soll die für die Nahrungsmittel notwendige Verdauung möglichst umgehen und direkt in die Blutbahn eingehen. Es besteht aber insofern eine Beziehung zwischen Ernährung und Heilung, indem das Heilmittel in einem durch falsche Ernährung zu dicht und undurchdringlich gewordenen physischen Leibe in seiner Wirkung gehemmt wird. Es bekommen daher alle diejenigen Diäten und Fastenkuren eine Bedeutung, die für die Entschlackung des Organismus' sorgen. Es handelt sich also um eine Reinigung des Stoffwechsels für die Heilung; erst dann können die entsprechenden Heilmittel in der richtigen Weise wirksam werden.

Es ist selbstverständlich, daß solche Kuren durchaus unter ärztlicher Aufsicht durchgeführt werden müssen. Übertreibungen in dieser Richtung — besonders, wenn es sich um die sogenannten „Schlankheitskuren" handelt — sind von Übel.

Es ist ebenso zu bedenken, daß solche Kuren zeitlich begrenzt sein müssen und in eine vernünftige Normalkost zurückgeführt werden sollten. Solche Diät-Kuren sind meist ausgesprochene Fastenkuren, das heißt aber, daß sie darin bestehen, den Patienten für eine bestimmte Zeit einseitig zu ernähren. Der Mensch kann im allgemeinen eine einseitige Nahrung nicht lange vertragen. Der Magen weigert sich, immer dieselben Speisen aufzunehmen und schränkt deren Aufnahme auf das Notwendigste ein. So sind z. B. die bekannten Milchsemmel-Kuren zu verstehen, wo alte Semmeln nach Belieben zur Verfügung stehen, von der Fülle des Gebotenen aber wenig Gebrauch gemacht wird. Auf diese Weise treten Hungererscheinungen nicht auf, im Gegenteil, der Patient fühlt sich ernährt.

In ähnlicher Weise ist die „Körner-Diät" nach OSHAWA zu werten. Durch alle diese Kuren wird ein Übermaß an Ernährung verhindert und gewisse einseitige Prozesse angeregt.

---

[120] „Soziale Hygiene", Merkblätter zur Gesundheitspflege im persönlichen und sozialen Leben. Herausgegeben vom Verein zur Förderung eines erweiterten Heilwesens, Unterlengenhardt, Kr. Calw. „Gesunde Ernährung", Heft Nr. 8.

Selbstverständlich sind solche Maßnahmen nur im Einverständnis und mit dem Willen des Patienten durchführbar, und der Erfolg hängt davon ab, ob der Patient sich in dieser Zeit daran gewöhnt, Freude an einer mäßigen und gesunden Normal-Ernährung zu gewinnen. In der so entschlackten Leiblichkeit können Heilmittel gegen akute und chronische Störungen — die ja nicht alle nur aus dem Stoffwechsel kommen — segensreich wirken.

2. Eine zeitgemäße Massage als wesentlicher Heilfaktor

Die geisteswissenschaftliche Medizin, an deren Ausgangspunkt Dr. Rudolf STEINER und Dr. Ita WEGMAN stehen, enthält neue befruchtende Ideen für alle Gebiete des Heilwesens. Das geisteswissenschaftliche Menschenbild, das Rudolf Steiner im großen wie im einzelnen gezeichnet hat, gibt nicht nur dem Arzt ganz neue Ausblicke für sein therapeutisches Denken, sondern es fordert auch eine Neubegründung aller Heilberufe wie z. B. des der *Massage*. Die in der Schule für Künstlerische Therapie und Massage in Boll gelehrte Methode: „Die rhythmische Massage nach Dr. Ita WEGMAN" arbeitet unter voller Berücksichtigung des Gesamtmenschen, das heißt des Zusammenspieles seiner von Rudolf STEINER im einzelnen beschriebenen Wesensglieder.

Schon HIPPOKRATES sprach auf dem Gebiet der Massage von Binden und Lösen. Seine lapidaren Grundsätze lauten:

> Starkes Reiben bindet;
> leichtes Reiben löst;
> vieles Reiben bringt Teile zum Schwinden;
> mäßiges Reiben bringt Teile zum Wachsen.

Das Binden und Lösen des Leib-Seele-Zusammenhanges — und darum handelt es sich in jeder Therapie — war für die alten Kulturen noch ein selbstverständlicher Begriff. HIPPOKRATES vertrat die Anschauung, daß es kein besseres Mittel gäbe, um der Seele zu verhelfen, sich im Leibe wohlzufühlen, als Gymnastik und Massage, also aktive und passive Bewegung. Was die Griechen noch aus den Resten ihrer Mysterien-Tradition wußten, können wir heute geisteswissenschaftlich begründen.

Die Seele — genauer gesprochen der astralische Leib — zieht über die Atmung in den Menschen ein. Nach oben entringt er sich den stofflichen Prozessen wieder und dient der Bewußtseinsentfaltung auf der Grundlage des Sinnes-Nerven-Systems. Nach unten taucht er impulsierend unter in den Flüssigkeitsorganismus und beherrscht den Stoffwechsel und die Bewegungsvorgänge. Dazwischen liegen alle rhythmischen Prozesse, die als Metamorphosen der Atmung zu verstehen sind. Sie bilden überall den Ausgleich; sie schaffen überall das Gleichgewicht zwischen der Summe der abbauenden Nervenvorgänge und derjenigen des aufbauenden Stoffwechsels. Dieses Gleichgewicht ist unsere Gesundheit; alle Krankheitsprozesse sind Störungen dieses Gleichgewichtes, und alle Heilungsvorgänge sind daher in den Geheimnissen der Atmung verborgen. Das Rhythmische System, die Summe der Atmungsvorgänge, die sich nach oben gegen das Sinnes-Nerven-System und nach unten gegen das Stoffwechsel-System metamorphosieren, ist somit als Prototyp für das Gesundende anzusehen. Von der Mitte aus muß man den Menschen aufrollen und verstehen, will man durch Massage — durch Binden und Lösen — die Heilungsvorgänge unterstützen.

Als die Reste des hippokratischen Wissens untergegangen waren und das Christentum heraufzog, trat die Leibespflege ganz in den Hintergrund; erst in der neueren Zeit tauchte in dem Schweden Per Henrik LING eine Persönlichkeit auf, die der Gymnastik und Massage wieder Weltruf verlieh.

An seinem Institut in Stockholm lernten sozusagen alle Nationen. Neben seiner fachlichen Arbeit — er war übrigens kein Arzt, sondern Theologe, Offizier, Studienreisender, Universitäts-Fechtlehrer, Vortragender über skandinavische Mythologie und dann erst Gründer seines Institutes — war er eine Art Naturphilosoph. Er dachte sich die Erscheinungen des Lebens gewoben aus drei Komponenten: einer mechanischen, einer chemischen und einer dynamischen. Man könnte fast versucht sein, darin eine leise Erinnerung an die Realität eines physischen, ätherischen und astralischen Leibes zu sehen, deren Ineinanderwirken ja die Erscheinungen des Lebens bei höher organisierten Wesen hervorruft.

In Fortsetzung seiner Methode arbeitete um die Mitte des vorigen Jahrhunderts Dr. METZGER in Amsterdam, auf den in der Hauptsache das zurückgeht, was heute als „Schwedische Massage" bekannt ist.

Frau Dr. med. Ita WEGMAN — selbst in der Schwedischen Massage ausgebildet — ging bei der Durcharbeitung dieses Gebietes nach geisteswissenschaftlichen Gesichtspunkten auf die reinen Grundgriffe dieser lebendigen Schwedischen Massage zurück und entwickelte sie weiter. Alles, was in Nachahmung mechanischer Prozesse später hinzugekommen ist, wurde ausgeschaltet und nur solche Bewegungen verwendet, die im Zusammenspiel der lebendigen Elemente wie Wärme, Luft, Wasser etc. entstehen können, denn diese Elemente im alten aristotelischen Sinne sind die Träger der Kräfte der höheren Wesensglieder. Durch die Wärme kann das Ich, durch die Luft der astralische Leib, durch das Wasser der ätherische Leib zur Wirksamkeit kommen. Das Ziel der Massage beruht demnach im Ganzen gesehen darauf, die höheren Wesensglieder entweder zu einem stärkeren Eingreifen in die Prozesse des physischen Leibes zu bringen, oder sie wieder herauszulösen, wenn sie sich zu tief mit ihnen verbunden haben. — Das ist das Binden und Lösen, das schon HIPPOKRATES im Auge hatte —.

So knüpft die „Rhythmische Massage" an die Urphänomene dieses Gebietes an und baut eine Methode auf, die diese Behandlungsart der Technifizierung entreißt. Durch sie wird ersichtlich, daß man es auch bei der Behandlung des Körpers mit einem lebendigen, beseelten und durchgeistigten Menschen zu tun hat.[121] Ohne die Tätigkeit der höheren Wesensglieder wäre der Körper nichts als ein Leichnam. Leben, Seele und Geist ergreifen den Körper von innen nach bestimmten Gesetzmäßigkeiten. Diese selben Gesetzmäßigkeiten müssen auch maßgebend sein für die Entwicklung einer menschengerechten Massage.

3. Die künstlerische Therapie

Schon GOETHE hat mit seinen Begriffen der sinnlich-sittlichen Wirkung der Farbe seinen Vorstoß in das Gebiet einer Farben-Therapie gemacht. Wer es selbst erlebt hat, wie das „*Rot*" auf einen zukommt und attackiert und wie das „*Blau*" in die Ferne zurückweicht und sehnsuchtsvoll stimmt, der wird nicht erstaunt sein, daß ein Anwenden dieser sinnlich-sittlichen Kräfte in der Therapie wertvolle Hilfen leisten kann.

---

[121] Dr. med. Margarethe Hauschka: „Das Wesen der Massage", Beiträge zu einer Erweiterung der Heilkunst nach geisteswissenschaftlichen Erkenntnissen, 2. Jahrgang, Heft 9/10 (1949).

Versuche des Verfassers im Klinisch-Therapeutischen Institut in Arlesheim haben bereits in den dreißiger Jahren den Hinweis erbracht, daß das Anschauen einer roten Fläche ganz andere physiologische Prozesse auslöst als das Anschauen einer blauen Fläche, und es konnte gezeigt werden, daß dieses seinen Ausdruck findet z. B. in der Höhe des Blutzuckergehaltes. Es konnte weiter gezeigt werden, daß der Blutzucker noch stärker variiert beim Wechsel von rot nach blau und umgekehrt von blau nach rot.

Es wird daher einleuchten, daß eine Art Farben-Diät bei der Auswahl künstlerischer Themen — sofern es sich um das Malen handelt — das Ziel einer künstlerischen (malerischen) Therapie sein kann. Rudolf STEINER hat aus der Bewegungskunst der Eurhythmie eine therapeutisch wirksame Heil-Eurhythmie entwickelt; in ähnlicher Weise können — entsprechend den Gesetzen des Verhältnisses der menschlichen Organisation zu den verschiedenen Künsten — Heilkünste auf jedem Gebiet entwickelt werden.

Heute gibt es bereits Schulen für Beschäftigungs-Therapie, die aber hauptsächlich beim Handwerklichen stehenbleiben. Darüber hinaus gibt es aber die Möglichkeit, den künstlerischen Prozeß als solchen zum Menschen so in Beziehung zu setzen, daß ersichtlich wird, welche tieferen Kräfte man im Sinne der Heilung aktivieren kann durch die Qualitäten des Künstlerischen in Farbe, Form, Klang und Bewegung und ihrer Gesetzmäßigkeiten.[122]

Die drei großen Funktionsgebiete des menschlichen Organismus' — das Nerven-Sinnes-System, das Rhythmische System und das Stoffwechsel-Gliedmaßen-System — bilden die notwendige physiologische Grundlage für unsere Seelenfähigkeiten: Vorstellen, Fühlen und Wollen. Es vollziehen sich das Wahrnehmungs- und das Vorstellungsleben auf der Grundlage des Sinnes-Nerven-Systems, das Fühlen auf der Grundlage der rhythmischen Tätigkeiten und dem Wollen liegt ein Stoffwechselprozeß zugrunde.

Das künstlerische Tun hängt nun nicht so sehr mit den Kopfkräften zusammen, sondern mit der fühlenden Mitte des Menschen, die den harmonischen Ausgleich zwischen Vorstellung und Wille zu leisten hat.

---

[122] Dr. med. M. Hauschka-Stavenhagen: „NATURA", Zeitschrift zur Erweiterung der Heilkunst nach geisteswissenschaftlicher Menschenkunde. VII, S. 12 und 154.

Sie auszubilden und zu kräftigen, ist eine Forderung der Zeit, weil sie die gesundenden Kräfte darstellt, wie es schon für die Massage geschildert wurde.[123]

Man braucht sich nur vor Augen zu halten, wie einseitig das Nerven-Sinnes-System heute überlastet ist, weil die Vorstellungs- und Denktätigkeit in ungesunder Weise überwiegt. Alles wird vom Intellekt beherrscht; der abstrakte Wissenschaftsgeist drängt das künstlerische Gefühl zurück, und die schöpferische Eigentätigkeit erlahmt und unterliegt völlig. Das künstlerische Arbeiten ist es gerade, das die Mitte im Menschen aufruft; die ästhetischen Urteile sind solche des Gefühls, ihnen folgt ein schöpferischer Akt der Gestaltung auf irgendeinem künstlerischen Felde. Bei jeder künstlerischen Betätigung wird Wahrnehmen, Fühlen und Wollen in eine atmende, belebende Wechselwirkung und Zusammenarbeit gebracht. Wärme entsteht, wo sonst Verstandeskälte waltet; beglückendes Selbstgefühl und Ermutigung, wo sonst ein Zurückziehen in sich selbst und Lebenshemmungen die Seele nicht zum Atmen kommen lassen. Die liebevolle Auseinandersetzung mit dem Stoff ruft den ganzen Menschen auf den Plan. Ohne Liebe zur Materie — sei sie geistig oder stofflich, Farbe oder Klang, Holz oder Marmor — kann niemand wirklich schöpferisch tätig sein. Die Atmung vertieft sich, der Kreislauf belebt sich und der Appetit steigt — nicht nur am Essen, sondern auch am Leben —, und die Waagschale neigt sich zugunsten positiver Lebens-Empfindungen. Die Schönheit, zu der man oft wieder ein neues, vertieftes und zeitgemäßes Verhältnis schaffen muß, sie ist eine Lebensspenderin wie der Atem; man glaube nicht, daß man ohne sie auf die Dauer gesund bleiben könne. In der Schönheit — richtig erfaßt — erleben wir den die Materie durchstrahlenden Geist, der unserem eigenen Geiste antwortet. Wie eine Pflanze ohne Licht müßte der Mensch verkümmern, wenn er nicht irgendwie im Künstlerischen aktiv leben könnte. Seine Organisation, die sonst zur Verhärtung neigt durch die überwiegenden abkühlenden Prozesse des Hauptes, bedarf der Belebungs- und Lösekräfte der Mitte. Die Sinne des Menschen vertrocknen, wenn er sie nur zur Registrierung von Tatsachen benutzt, anstatt im Sinne Goethes an jedes sinnliche Urteil ein sittliches, ein Erlebnis-Urteil anzuschließen; nur dadurch kann er die wahrgenommene Welt innerlich erleben —

---

[123] H. Sedlmayr: „Verlust der Mitte"; Verlag Ullstein.

zu seiner eigenen machen — aus der neue, individuelle, kraftvolle Taten in die Welt zurückfließen.

An diesen wenigen Andeutungen läßt sich schon ablesen, wie bedeutungsvoll das künstlerische Arbeiten — und wäre es noch so einfach — für den modernen Menschen des 20. Jahrhunderts werden kann. Nicht umsonst hat Rudolf STEINER seine Waldorf-Pädagogik als großes therapeutisch-hygienisches Werk von der ersten bis zur letzten Klasse mit dem Kunstimpuls durchdrungen. Gewiß, es hat *alles* Künstlerische einen therapeutischen Charakter in unserer vom Intellekt beherrschten Zeit; dennoch kann nicht übersehen werden, daß eine spezielle künstlerische Therapie aufgebaut werden muß, die die Heilung verschiedenster Krankheitsprozesse mit ganz bestimmten künstlerischen Betätigungen begleitet. Wie Rudolf STEINER aus der Bewegungskunst der Eurhythmie eine spezielle Heileurhythmie entwickelt hat, so kann aus jeder künstlerischen Betätigung eine spezielle und gezielte Therapie für alle Krankheitsprozesse fruchtbar gemacht werden, wenn auch in jeder Kunst auf völlig verschiedene Weise.

Niemandem wird es schwerfallen, sich vorzustellen, daß man bei allen Verhärtungs- oder Verkrampfungserscheinungen die lösenden Kräfte flüssig verwendeter Farbe benutzt, daß man dagegen bei mangelnden Formkräften zum Zeichenstift oder zur Plastik greift. Was die Musik betrifft, so kennt wohl jeder ihre befeuernden, beschwingenden Kräfte. Doch sind dies nur die alleräußerlichsten und primitivsten Beziehungen. Jede Kunst und künstlerische Technik hat ihre besondere Bedeutung in der Hand des Therapeuten.

Der künstlerische Therapeut muß besonders geschult werden, damit er als Helfer des Arztes wirken kann. Ihn interessiert vor allem die Tätigkeit selbst und das Heil bzw. die Heilung des Patienten. In seiner Blickrichtung liegt nicht das künstlerische Resultat; die Bemühung ist alles — das Tun wird dem Leiden entgegengesetzt.

Jede noch so ungeschickte Bemühung von seiten des Patienten trägt ihre vollen Früchte, denn so gut wie jeder Mensch Atem und Herzschlag hat, so gut hat er auch die Möglichkeit, künstlerisch mit dem Material umzugehen. Die Persönlichkeit des Patienten soll sich in dieser Arbeit unangetastet entfalten; daher werden keinerlei psychoanalytische Tendenzen damit verknüpft; im Gegenteil, der Übende soll ja gerade seine Seelenkräfte aufbauen und Neues gewinnen aus der schöpferischen Tätigkeit. Man könnte diese Therapie geradezu eine Psycho-Synthese nennen.

Der künstlerische Therapeut muß sich daher diejenigen Kenntnisse erwerben, die ihm eine freie Urteilsgrundlage verschaffen über die Beziehung des Künstlerischen zum gesunden und kranken Menschen. Andererseits muß er selbst im Künstlerischen so weit zu Hause sein, daß er jeder Zeit anregend weiterhelfen und ermutigend neben dem Patienten stehen kann.

In unserer Zeit des weitverbreiteten Materialismus' und der Isolierung der Persönlichkeit, die ganz auf sich selbst zurückgeworfen ist, lebt viel Unsicherheit und verborgene Angst in den Seelen. Sie fühlen sich nicht mehr eingebettet in eine Weltanschauung, die das Imponderable einbegreift und ihnen die Daseinsgrundlage und den Sinn des Lebens bietet. Da kann das Aufrufen der schöpferischen Kräfte und das Nachempfinden „der geheimen Naturgesetze", die sich im Künstlerischen nach dem bekannten Ausspruch GOETHES offenbaren, ein neuer Weg sein, die Seele hinzuführen zu den kosmischen Kräften, die hinter der geschaffenen Welt walten und Mensch und Welt in Einheit liebevoll umfassen. — Die Qualitäten der Welt, Farbe, Ton und Form, sind Tore, die die Seele im Erleben auf Wege führen, um die Brücke zu finden vom Sinnlichen zum Sittlichen; ein Weg, den GOETHE schon im letzten Kapitel seiner Farbenlehre andeutet, der aber von Rudolf STEINER noch wesentlich deutlicher und umfassender aufgezeigt wurde.

Der tiefere Aspekt der Heilkraft der künstlerischen Therapie schließt sich völlig mit dem zusammen, was in diesem Buche schon über das Wesen der Heilung gesagt wurde.

Was beim Medikament unbewußt geschieht — daß nämlich der Geist des Stoffes wirksam wird —, das ist erst recht der Fall beim aktiven künstlerischen Arbeiten in der beschriebenen Art. Die Qualitäten der Welt sind wirklich Brücken in die Welt der ätherischen Bildekräfte, die hinter allem Geschaffenen wirken. Aus dieser Welt stammt je auch der Lebensleib des Menschen. — Er offenbart sich z. B. im Bilden der zarten, ätherischen Gegenfarbe im Auge. Wenn man ein Rot betrachtet, antwortet er mit zartem Grün, etc. — Dieser Vorgang ist aber nicht ein Abbauvorgang wie die äußere Wahrnehmung, sondern begleitet eine leise Regeneration im Auge. Mit diesem Prozeß schlägt er die Brücke zu den Wiederbelebungskräften. Es ist nicht gleichgültig, ob der Mensch Schönheit mit offener Seele am Tage in sich aufnimmt.

Es wirkt in der Nacht nach, und wenn die physischen Sinne schweigen, wird dieser Wiederaufbauvorgang viel gewaltiger; er durchstrahlt sein ganzes Wesen, er ernährt ihn „kosmisch" sozusagen. Und wieder ist es die hinter dem Sinnlichen webende Elementargeistigkeit, die ihm hilft, die heilende Beziehung zu den zu ihm gehörenden schöpferischen Wesen zu erreichen. Er geht dann sozusagen den Weltenheilerkräften entgegen, die „nicht von dieser Welt" sind.

Wer jenseits aller grauen Theorie die wesenverwandelnden, aufbauenden Kräfte künstlerisch-therapeutischer Übungen an den Patienten gesehen hat, der wird keinen Augenblick zweifeln, daß die künstlerische Therapie eine große Zukunft hat in unserer Kultur.

4. Heilpädagogik

Eine geisteswissenschaftlich orientierte Pädagogik, wie sie in den Waldorf-Schulen gepflegt wird, trägt der allmählichen Inkarnation des Menschenwesens Rechnung. Wir haben in dem Kapitel: „Die Pflanze und ihre Beziehung zur Seelenentwicklung des Menschen" die Stadien der Entwicklung geschildert. Es wurde aufgezeigt, wie die Seelenentwicklung des heranwachsenden Menschen in Perioden von Jahrsiebenten sich vollzieht. Von der Geburt bis zum Zahnwechsel wird der eigene Lebensleib ausgebildet und dem von den Eltern übernommenen physischen Leib hinzugefügt; so kann gesagt werden, daß die Geburt des eigenen Lebensleibes um die Zeit des Zahnwechsels stattfindet. Im zweiten Jahrsiebent bildet der heranwachsende Mensch seinen Seelenleib aus, der mit der Geschlechtsreife geboren wird, und im dritten Jahrsiebent entwickelt der Mensch seine Persönlichkeitskräfte, so daß wir mit dem 21. Lebensjahr — dem Zeitpunkt des Mündigwerdens — die Ich-Geburt feiern können.

Wie in der Künstlerischen Therapie eine Metamorphose der normalen Kunstgesetze in solche des Heilens erfolgt, so werden auch in der Heilpädagogik die Gesetze der normalen Entwicklung durch ein Heilerbewußtsein umgewandelt in pädagogische Maßnahmen der Therapie.

Bei manchen jungen Menschenwesen ergeben sich Inkarnationsschwierigkeiten, die oft schon mit der leiblichen Geburt beginnen und die in den folgenden Entwicklungsperioden sich steigern können bis zur Idiotie. Dieser harte Ausdruck für ein zurückgebliebenes Menschenwesen ist eigentlich unangebracht, denn man muß doch immer im Umgang und im Anblick eines solchen Wesens im Bewußtsein tragen, daß hinter dieser kümmerlichen physischen Erscheinung eine hohe Individualität stehen kann. Eine solche Persönlichkeit findet sich in dem ihr zur Verfügung gestellten Leibe nicht zurecht. Vielfach ist das physische Instrument der Seele durch traumatische oder sonstige Umstände beschädigt, so daß die Geist-Seele Schwierigkeiten hat, sich in einem solchen Leibe zu inkarnieren.

Es wird daher Aufgabe einer Heilpädagogik sein, steckengebliebene und gestaute Entwicklungsimpulse zu lösen. Dieser Aufgabe kann man durch heilpädagogische Maßnahmen gerecht werden, indem der Patient vor allem in ein rhythmisierendes Element eingebettet wird. Hierzu gehört vor allem ein geregelter Tagesrhythmus, ein den kosmisch-irdischen Gegebenheiten angepaßter Festesrhythmus und ein der Individualität angepaßter Lebensrhythmus.

In den von Rudolf STEINER und Ita WEGMAN begründeten Heilpädagogischen Instituten wird daher neben einer medikamentösen Behandlung das größte Augenmerk der rhythmischen und künstlerischen Gestaltung des Heimlebens zugewandt.[124]

5. Soziale Hygiene

Durch die Soziale Hygiene wird der Mensch veranlaßt, seinen Weg von der Einzel-Individualität zur Menschheit bewußt zu gestalten. Das Zusammenleben mit anderen Menschen wurde in den Uranfängen durch göttliche Gesetze geregelt. Das Kastenwesen im alten Indien ist in vielen Stufen der Entwicklung über die Feudalherrschaft bis zum heutigen Erwachen eines Menschheitsbewußtseins gewachsen. Wir können heute von einem sozialen Organismus sprechen. Dieser soziale Organismus ist der Menschheitsleib. Es ist die Forderung der heutigen Zeit, diesen sozialen Organismus so zu gestalten, daß die Würde der einzelnen Individualität gewahrt bleibt. Wir sehen mancherlei Ansätze im Ringen um einen solchen sozialen Organismus, und es kann

---

[124] R. Steiner: „Heilpädagogischer Kursus"; Klinisch-Therapeutisches Institut, Arlesheim 1952.

zur Genugtuung gereichen, daß in der deutschen Bundesrepublik ein Grundgesetz besteht, in welchem ausdrücklich in einem der wesentlichsten Paragraphen ausgesprochen wird: „Die Würde des Menschen ist unantastbar." Ein Grundsatz, dem vorerst weder die tägliche Praxis noch die gesetzgebenden Körperschaften gerecht werden.

Der „Menschheitsleib", das heißt der Soziale Organismus, möchte Gesetzmäßigkeiten gehorchen, wie sie im individuellen Menschenleib veranlagt und im Laufe der Weltenzeiten entwickelt sind. Geist, Seele und Leib haben sich im dreigliedrigen Organismus so verankert, daß das Nerven-Sinnes-System die physiologische Grundlage des Denkens ist, der Stoffwechsel als Grundlage des Wollens funktioniert und beide Funktionsgebiete durch das Rhythmische System — als der eigentlichen Sphäre des Seelischen — zum Ausgleich gebracht werden. (Siehe Kapitel VI: „Der Leib als Instrument der Seele.")

Es dürfte einleuchtend sein, daß der Soziale Organismus in ähnlicher Weise gegliedert sein möchte. Die drei Gebiete des Sozialen Organismus' — Kultur, Politik und Wirtschaft — sollten in gleicher Weise organisch ineinanderweben wie im menschlichen Organismus Denken, Fühlen und Wollen. Nicht eine Dreiteilung ist damit gemeint, sondern eine Dreigliederung; wie jedes Organ im menschlichen Leibe zugleich einen Anteil am Nerven-Sinnes-System wie am Stoffwechsel und am atmenden pulsierenden Leben hat, so ist jeder Mensch Träger kultureller, wirtschaftlicher und staatlich-politischer Tätigkeiten. Es gibt kein Organ im menschlichen Organismus, das nicht mit Nerven durchzogen wäre und kein Organ, in welchem sich nicht Stoffwechselvorgänge abspielen würden. Selbst der toteste Nerv — auch das Gehirn — besitzt seinen Stoffwechsel, und doch sind diese drei Tätigkeiten in charakteristischer Weise voneinander verschieden. Ebenso gibt es kein Organ, in welchem nicht die rhythmischen Prozesse des Atmens und des Kreislaufes ihren Platz hätten.

Im Denken sind wir frei: Gedanken sind frei, sagt der Dichter. Im Wollen sind wir nicht frei; wir wissen nicht einmal, wie ein Willensakt vor sich geht. Wir haben zwar Vorstellungen dessen, was wir wollen, aber wir haben keine Ahnung davon, was in unseren Armen und Beinen geschehen muß, damit sie sich bewegen. Wir können nur das Vertrauen haben, daß das Wollen, das unseren Taten zugrunde liegt, so abläuft, daß ein Nebeneinander im Raume sinnvoll und fruchtbar ist. Im Fühlen jedoch verbinden wir das Denken mit dem Wollen in einer Art des Gleichmaßes und der Harmonie im Rhythmus. Ist das nicht ein Urbild dessen, wie ein richtig funktionierender Sozialer Organismus ausschauen sollte?

Heute müssen wir in allen Kulturländern einen Überhang des staatlichen und politischen Lebens wahrnehmen. Von einer Freiheit des Kulturlebens kann gar keine Rede mehr sein, denn der Staat legt bereits seine Hand auf die Schulen; er schreibt vor, was Bildung ist, ja selbst die Lehrfreiheit ist an den Universitäten in vielen Ländern auf das Schwerste beeinträchtigt. Der Staat drängt sich in die private Sphäre ein — er möchte vorschreiben, welche Behandlungsart einem Patienten zuträglich sein soll. Die freie Arztwahl und die freie Behandlungsweise sind in vielen Ländern in schwerster Bedrängnis (siehe Homöopathie — Außenseitermedizin etc.). In gleicher Weise möchte der Staat im Wirtschaftsleben dirigieren. Die sogenannte Planwirtschaft, die bereits in den östlichen Ländern ein Fiasko erleidet, wird auch im Westen — wenn auch mit umgekehrten Vorzeichen — angestrebt. Der Soziale Organismus ist durch und durch krank, weil sich staatliche Autorität in Gebiete hineinbegibt, die sich nach ganz anderen Grundsätzen entwickeln wollen. Die Kulturleistungen können sich unter staatlicher Bevormundung nicht entfalten, die Wirtschaft sich unter staatlicher Planwirtschaft nicht nach ihrer Eigengesetzlichkeit entwickeln. Ebenso ist es unangebracht, daß die Wirtschaft in Gebiete übergreift, wo sie nichts zu suchen hat. Die Wirtschaftsgruppen setzen ihre Ansprüche dort ein, wo ganz andere Entwicklungsgesetze herrschen. Wirtschaftsinteressen sind im politischen Leben von Schaden, und ebenso wirken Wirtschaftsinteressen im Kulturleben zerstörend. Die drei Glieder des sozialen Organismus' haben ihre eigenen Entwicklungsgesetzlichkeiten, und ein zentral gelenktes Staatswesen muß daher unter schweren Einbußen an kulturellen Leistungen und wirtschaftlicher Entwicklung leiden. Heute ist die Wirtschaft vom Staate mehr oder weniger abhängig geworden, denn er braucht sie zur Verfolgung seiner nationalen Ziele (Machtentfaltung).

Die Französische Revolution wurde seinerzeit durch eine wunderbare Devise eingeleitet: Liberté, Egalité, Fraternité — Freiheit, Gleichheit, Brüderlichkeit —. Diese Devise hätte das Heilmittel werden können zur Gesundung des sozialen Organismus'. Leider sind diese Ideale nicht verstanden worden und im Blute erstickt, weil im Zentralstaat diese Ideale nicht zu realisieren sind.

Freiheit sollte herrschen im Kulturleben; Wissenschaft, Kunst und Religion müssen sich frei, ohne das Gängelband eines Staates entfalten dürfen. Hierzu gehören: das Erziehungswesen, das Heilwesen und manch andere Gebiete, die heute durch den Staat gelenkt werden.

Gleichheit sollte herrschen vor dem Recht; die Pflege des Rechtslebens und der Exekutive gehört in das Aufgabengebiet des Staates.

Brüderlichkeit sollte herrschen im Wirtschaftsleben. Auf diesem Gebiet müßte der Staat seine Interessen zurückziehen, wenn nicht die Wirtschaft egoistisch werden soll. Würde ein Staat seine Machtinteressen nicht auf die Wirtschaft ausdehnen können, dann wären keine Kriege mehr möglich, dann wären auch nationale Egoismen nicht mehr akut, als deren Hüter der Staat auftritt.

Diese Zusammenhänge werden in naher Zukunft begriffen werden müssen.[125]

Der erste Schritt zur Heilung ist Erkenntnis; sie führt im weiteren Fortgang zur Liebe, und ihr folgt im Vollzuge des Erkannten und in Liebe Erfaßten die Tat. Der aus Erkenntnis in Liebe Handelnde ist auf dem Wege, im wahren Sinne des Wortes Mensch zu werden; damit aber wäre das Ziel der Menschheitsentwicklung — auf die Stufe der zehnten Hierarchie aufzurücken — erreicht.

XXIV
SCHLUSSWORT

Jede Kulturperiode hat ihre Vorbereitungszeit in jenen Volkstumszusammenhängen, in welchen sie später zur vollen Entfaltung gelangt. So ist aus der Nordisch-Keltisch-Germanischen Kultur Wesentliches eingeflossen in unsere gegenwärtige Kulturperiode, die man gemeinhin als die anglogermanische zu bezeichnen pflegt und deren Aufgabe die Entwicklung der Bewußtseinsseele ist.

Die Kelten stellten die Urbevölkerung Europas bis tief nach Rußland hinein dar. Sie waren ein friedliebendes Volk mit großen Kunst-

---

[125] R. Steiner: „Die soziale Frage als Bewußtseinsfrage"; 8 Vorträge, Dornach 1919. Die „Memoranden" vom Juni 1917.
H.-H. Vogel: „Jenseits von Macht und Anarchie"; Westdeutscher Verlag, Opladen 1964.

fertigkeiten. Langsam, aber stetig wurden sie von den aus dem Osten andringenden Germanen in die westlichen Gebiete Europas, besonders nach Nordfrankreich (Bretagne) und England (Cornwall, Wales, Schottland, Irland) abgedrängt. Ihre alte Druidenkultur war von der geistigen Beobachtung der Sonne geleitet. (Siehe Abbildungen 56 und 57.) Rudolf STEINER entwarf für den Raum der medizinischen Arbeit am Goetheanum in Dornach eine Skizze „Der Druidenstein"; denn die Kelten waren es, deren Priester aus der Kenntnis der kosmischen Kräfte im Zusammenspiel mit den irdischen Mächten und Gegenmächten an den Pflanzen wirkten und so die „Götter mit den Frost- und Feuerriesen" versöhnten. So entstanden die ersten Heilmittel. Später pflegten sie einen intensiven Heilpflanzenanbau. Sie schauten sozusagen den Naturgeistern ab, was und wie es getan werden mußte. — Als das Mysterium von Golgatha herannahte, schauten sie in ihren Mysterienstätten den Herabstieg des SONNEN-CHRISTUS' durch die Elemente der Erde und erlebten hellsichtig die Ereignisse in Palästina; dadurch entstand ohne Bekehrung und Missionierung durch Rom — die ja oft in jenen Zeiten blutig zuging — ein spirituelles kosmisches Christentum, das besonders in Irland und Schottland eine Hochblüte erfuhr. Die Iroschottischen Mönche wie St. COLUMBAN, St. PATRICK, St. GALLUS haben nun ihrerseits einen starken Missionsstrom nach Europa geleitet und viele Niederlassungen und Klöster gegründet, stille Stätten der Schulung und Heilung. — (Siehe Abbildung 58.)

Das alte kosmische Wissen der Kelten wurde besonders gepflegt in einer ritterlichen Bruderschaft der Artus-Runde, nach der Zwölfzahl geordnet, mit dem Dreizehnten — dem König ARTUS — in der Mitte. Die Artus-Könige wirken durch sagenhafte Zeiten. Sie sind keine historischen Persönlichkeiten, sondern der Name „König Artus" bezeichnet ein Amt. Von der Artus-Ritterschaft geht der goldene Faden weiter zur Gralsströmung, die im Mittelalter das Signum der Heilung trug.

Der Legendenkreis um die heilige ODILIE aus dem Elsaß rankt sich um eine historische Persönlichkeit, der Tochter des Herzogs ETICHO. Sie wurde im väterlichen Schloß auf einem Berg, der heute Odilienberg heißt, blind geboren, verstoßen und in einem keltischen Kloster aufgezogen. Als ein iroschottischer Bischof sie taufte, wurde sie sehend. Sie gründete nach vielen Mühen das Kloster auf dem Odilienberg, schlug eine Quelle aus dem Fels und heilte viele Kranke. Ihre stärkste

Kraft aber war, Blinde sehend zu machen. Damit die Kranken nicht den hohen Berg erklimmen mußten, gründete sie in Niedermünster — in einem lieblichen Tal zu Füßen des Odilienberges — eine erste Heilstätte Europas im 7. Jahrhundert. Der Name und Ruf ODILIENS ging durch die weiten Lande. Immer wieder wird auch später von Heilungen an ihr geweihten Orten gesprochen. (Siehe Abbildungen 59 und 60.)

Die Legende führt sie nach Arlesheim, wo ihr Vater — der Herzog — einen Dinghof besaß, den Andlauerhof, der später ihr gehörte.[126] Ihr wurde das erste Kirchlein von Arlesheim geweiht, und noch heute ist sie die Schutzpatronin des Ortes. In Arlesheim hat später Rudolf STEINER mit Dr. Ita WEGMAN, in deren Klinik er täglich weilte, den Grund gelegt zu einer neuen spirituellen Medizin.

Jede Kulturperiode wird gespeist — nicht nur aus der Morgenröte des jugendlichen Aufleuchtens neuer Impulse —, sondern auch aus der Abendstimmung des Niederganges vorangegangener Kulturen. So wurde im zweiten Kapitel („Die Wurzeln der medizinischen Wissenschaft") geschildert, wie die Mysterien von Ephesus hineinführten in die Welt des Ätherischen und ihre Geheimnisse der Heilung — wie ARISTOTELES dieses Wissen in Begriffe prägte, die aber durch das Arabertum ihrer Spiritualität entkleidet wurden — und wie die letzten Reste dieser alten Weisheit hindurchsickerten nach Mitteleuropa, wo sie durch lange Zeiten als Volksmedizin von einsamen Weisen und Kräutersammlern gehütet und gepflegt worden sind.

Diese Strömung der Mysterienmedizin aus dem Osten begegnet der Keltisch-Iroschottischen Strömung aus dem Westen [127]. Klöster und Abteien wurden durch das ganze Mittelalter hindurch die Pflegestätten der zusammenfließenden Heilimpulse aus Ost und West. PARACELSUS hat daran schon angeknüpft, und Rudolf STEINER und Dr. Ita WEGMAN haben dargelegt, wie in Mitteleuropa aus zwei Wurzeln dasjenige zusammenströmt, was seine tiefste Heileraufgabe in der Entwicklung einer spirituellen Hygiene auf allen Gebieten begründen soll; sie muß

---

[126] H. Jülich: „Arlesheim und Odilie", 1946; Verlag Buchdruck-Arlesheim AG.

[127] Ephesus, der antike Mysterienort, hat in christlicher Zeit seine tiefe Bedeutung durch die Anwesenheit Johannes des Evangelisten und Marias in ihren letzten Erdenjahren bekommen. Es ist die Tatsache, daß sich das Iroschottische Christentum auf Johannes beruft, bezeichnend für die Zusammengehörigkeit der beiden Ströme aus Ost und West.

die geisteswissenschaftlichen Erkenntnisse über Mensch und Welt in die Lebenspraxis umsetzen. Das heißt aber nicht mehr und nicht weniger, als das alles, was wir tun, einen therapeutischen Charakter haben muß. Wir müssen ausgleichend wirken auf die notwendigen Polaritäten, in deren Spannungen das Leben verläuft. Alle Gegensätze sind ineinander verschlungen zu einem dritten, das sie ins Gleichgewicht bringen — das heißt heilen — kann. Ost ist in West, Licht in Finsternis, Leben in Tod, Gut in Böse verschlungen. Das Ich des Menschen aber, das die Kraft des Auferstandenen in sich aufgenommen hat, kann die widerstrebenden Kräfte ins Gleichgewicht setzen. Das aber ist die wahre Heilung für Mensch und Welt: RAPHAEL — MERKUR.

VERZEICHNIS DER ABBILDUNGEN

1. Weltentwicklung	28
2. Erd- und Menschheitsentwicklung	32
3. Geographischer Aspekt der Menschheitsentwicklung	38
4. Geistsituation der Menschheit	44
5. Vererbung und Individualität (vorgeburtliches und nachtodliches Dasein)	46
6. Der Leib als Instrument der Seele	56
7. Leib-Seele-Geistzusammenhang in Ost, West und Mitte	67
8. Natur und Teerchemie	72
9. Versuchsanordnung zum Werden und Vergehen der Substanz	77
10. Werden und Vergehen der Substanz: 1.—13. März 1954	79
11. Werden und Vergehen der Substanz: 17.—28. März 1954	80
12. Werden und Vergehen der Substanz: 7.—19. August 1953	81
13. Albrecht Freiherr v. Herzeele, der Vorkämpfer einer spirituellen Substanzerkenntnis	82
14. Werden und Vergehen der Substanz (Protokoll)	83 f.
15. Der metereologische Aspekt der Substanzwerdung	88
16. Der metereologische Aspekt der Substanzwerdung	89
17. Der metereologische Aspekt der Substanzwerdung	90
18. Musik im Stoff (period. System)	95
19. Eurythmische Gesten des Tierkreises	103
20. Das Tierkreiswirken in Erdenstoffen	104
21. Das Tierkreiswirken in der Menschengestalt	138
22. Diamant — Graphit — Kohle — Zucker	146
23. Diamant — Graphit — Kohle — Teer	150
24. Kohle-Sauerstoffkreislauf der Erde	152
25. Die Signatur des Kohlenstoffes	159
26. Kreis-Sehnen-Tangentenbeziehung	162
27. Die eine Unendlichkeit	164
28. Die Lemniskate	166

29. Die Pflanze in der Lemniskate 168
30. Sonnen — Erdenbewegung in der Lemniskate 170
31. Der Same als Ruhezustand 172
32. Farn und Moos. Nachahmungskräfte im Pflanzenreich 176
33. Einkeimblättrige und Zweikeimblättrige 184
34. Der Mensch und die Rose 191
35. Die innersekretorischen Drüsen 201
36. Potenzen von Natursubstanzen und Chemie 212
37. Planetenwirkung in der Anatomie der Haut 217
38. Mistel-Frischsaft 228
39. Mistelsaft — nach 1 Tag 229
40. Mistelsaft — nach 3 Tagen 229
41. Mistelsaft — nach 5 Tagen 229
42. Mistelsaft — nach 7 Tagen 229
43. Mistelsaft nach 7 Tagen rhythmischer Behandlung 229
44. Arnica auf der *ersten* rhythmischen Stufe 230
45. Arnica auf der *zweiten* rhythmischen Stufe 230
46. Arnica auf der *dritten* rhythmischen Stufe 230
47. Arnica auf der *vierten* rhythmischen Stufe 230
48. Arnica auf der *fünften* rhythmischen Stufe 230
49. Arnica auf der *sechsten* rhythmischen Stufe 230
50. Arnica auf der *siebenten* rhythmischen Stufe 230
51. Mandragora-Frischsaft 231
52. Mandragora rhythmisch behandelt 231
53. Die Genese der Wirbelsäule 233
54. Die Wirbelsäule als lemniskatisches Prinzip 235
55. Die Wirbelsäule und die Halmknoten 240
56. Stonehenge: Sonnenaufgang zur Tag- und Nachtgleiche, gesehen vom Altarstein des Druidenzirkels 268
57. Staffa: Fingalshöhle mit Ausblick auf Iona. Ein Mysterienweg durch die Rhythmen tönender Elemente 268
58. St. Columban, der Missionar des iro-schottischen Christentums. Standbild in dem von ihm gegründeten Kloster Luxeuil (Burgund) 268
59. St. Odilienberg-Niedermünster. Klosterruine in den Vogesen. Pflegestätte der Verinnerlichung kosmischer Lichtkräfte 269
60. Klosterruine St. Odilienberg-Niedermünster; das erste Spital Europas. 7. Jahrh. 269

SACHREGISTER

Abbauvorgänge 60
Absterben der Eiweißatmosphäre 187
Adam Kadmon, Ur-Ur-Ur-Adam 23
Adler — Skorpion, Kohlenstoff 113
Aegyptische Kulturperiode 35
Aethergeographie 66
Aetherische Öle 186
Aetherleib 52
Ahriman und Mondenentwicklung 29
Algen, Assimilation 174
Alkaloide 112
Ammoniakate 197
Amphotere Elemente 124
Andlauerhof, Arlesheim 269
Anglogermanische Kulturperiode 37
Antrieb zur Tat 120
Aquarell — Schichttechnik 223
Arndt-Schulz, Grundgesetz 204
Arnika-Steigbilder, 7 Stufen 229
Arthropatien 62
Artus-Tafelrunde 268
Asche — Novalis 226
Astralleib 53
Atem 58
Atmungsprozeß des Erdorganismus 152
Aufbau 60
Auseinandersetzung des Gedankens mit der Welt 122

Bade-Extrakte, -Öle, -Milch 218
Bäder, Moor-, Schwefel-, Mineral- 218
Bakterienbefall 64
Bambus-Halmknoten 182, 241
Bandscheiben-Erkrankungen 232, 236, 252
Bewußtseinsseele, Entwicklung 15, 18, 267
Binden und Lösen, Massage 257
Biogenetisches Grundgesetz 30
Biologisch-Dynamische Wirtschaftsweise 254
B-Laut, das Umhüllende 120
Blutarmut — Malaria 243
Blüte — Diamant 146
Blutkörperchen, Abbau 246
Blutzucker, Farbentherapie 259

Carbo vegetabilis 115
Carzinom 253
Cassinische Kurven 167
Chemie als Musik 93
Chemotherapie 70, 149, 208
Chlorophyll, Magnesium 134
Christentum, Iro-schottisches 268
Christliche Erneuerung der Welt 209
Christrose 209
Christus, Repräsentant des Makrokosmos 165
C-Laut, Schwere-überwindend 132
Cyan, Skelett des Eiweißes 135

Dehnungs-H 129
Denken — Fühlen — Wollen, Sozialer Organismus 265
Diamant 141
Diätetik 255
Disci-Präparate 237, 182
Doldengewächse, Ideen 189
Dolomitenmärchen, Lärche 178
Dreigliederung der Haut 217
Dreigliederung des menschlichen Organismus 55
Druidenkultur 268
Durst — Leberfunktion 157
Dynamisierung der Substanz 203

Edelsteine 123
Einatmung — Nierensog 157
Einkeimblättrige Pflanzen 183
Einzeller — Säugling 173
Eiweiß, aufgebaut aus vier Weltenkräften 116
Eiweißatmosphäre, lebendige 147
Ekzeme 199
Elementarwesen 48, 222, 250
Entfestigung — Gestalt 155
Entflüssigung — Chemismus 155
Entluftung — Licht 152
Entscheidungs-Stufe 231
Epidemien 64
Epiphyse 200
Equisetum — Discipräparate 242
Erde, Kosmos der Liebe 165
Erden — Konsonanten — Fixsterne 101
Erziehung durch Krankheit 243
Eucalyptus, Malaria 248
Euklidische Geometrie 160

Eurythmische Gesten 102
Exoterische Medizin, Anfang 17
Explosivstoffe 111

Fähigkeit zur Tat, Zwilling 128
Farbe aus Licht und Finsternis 98
Farben dünner Blättchen 99
Farbentherapie 100
Farbstoffbildung 111
Farne, Individualität 176
Fastenkuren 255
Fegefeuer nach dem Tode 46
Festesrhythmus, Heilpädagogik 264
Fieber 245
Fingerhütchen 49
Fische — Halogene 124
Fixität der chemischen Elemente 85
Fixsterne — Konsonanten 101
F — Laut, Geste 118
Freiheit, Erde als Erziehungsstätte 165
Freiheit — Gleichheit — Brüderlichkeit 266
Frontenwechsel 91

Gastrulation 52
Geist der Substanz, Heilung durch 69
Geisteskrankheiten 63
Geisteswissenschaftliche Denkungsart 13
Geistträger (Manjuscha) 57
G — K — Laut, Schiebekraft 133
Geschwulstbildung 62
Gesetz der Oktaven 93

Gewicht keimender Samen 78
Gewürze 189
Giftpflanzen 195
Globuli 216
Glyzerin, rhythm. Behandlung 202
Gonaden (Keimdrüsen) 200
Gralsströmung 268
Graphit 141, 142
Griechisch-Lateinische Kulturperiode 36

Hahnenfußgewächse 184
Haut, Therapie über die 216
Heilen 61
Heilende Mitte 254
Heileurythmie 261
Heilige Nächte, zwölf 210
Heilpädagogische Institute 263
Herz, Pumpencharakter 58
Herz der Welt, Wasserstoff 107
Herzensfeuer 160
Hierarchie, zehnte 267
H — Laut 129
Hochmoor 250
Hochpotenzen 204
Homöopathie 87
Hunger — Lungenfunktion 158
Hygienischer Impuls der Mitte 253
Hypophyse (Wachstumsdrüse) 200

Ich, höheres 165
Ich — Leib 53
Ich, niederes 161
Ideale 189
Idee, Geburt 22

Indische Kulturperiode 35
Injektion, subkutane 214
Inkarnat — Pfirsichblüt 156
Inkarnationsschwierigkeiten 263
Intrakutane Injektion 214
Intramuskuläre Injektion 214
Intravenöse Injektion 214
Jodgehalt der Laminarien 82

Kalewipoeg 25
Kalk, Träger der Materie 132
Kalk — Ton — Kiesel, Spiegelung der Dreiheit Kohle — Graphit — Diamant 152
Kapillardynamische Methode 277
Karfreitagszauber 171
Kausal-deterministische Denkungsart 12
Keimungsvorgang, Mond 171
Kelten 267
Kiesel, Oberflächen gestaltend 127
Klinisch-Therapeutisches Institut — Arztkollegium 7
Knöllchenbakterien 187
Kohle, schwarze 141, 143
Kohlenstoff, Gestaltungsträger 114
Kohlenstoff, Verteilung in den Erdensphären 151
Kolloide — Alkalien 121
Komplementärfarben 262
Konservierung, Mikroben 223
Konsonanten, Tierkreis 99
Korbblütler 193
Kosmos — Versuchsbedingungen 225

Krankheit 60
Krebs — Phosphor 118
Kreuzblütler, Köpfe 186
Kulturperioden 60, 97
Kulturzeitraum und Tierkreis 38
Künstlerische Therapie 258
Kupfersulfat, Malaria 248

Labiaten, Lippenblütler 189
Lärche, Entstehung der 179
Läuterungszeit nach dem Tode 46
Lebensleib 52
Lebenspanorama nach dem Tode 45
Leber — Chemismus 157
Leguminosen — Atavismen 187
Leibliche Grundlagen der Seelenfähigkeiten 54
Lemniskate 167
Lichtrhythmus 225
Lilien — Schulreife 181
L — Laut, Schwere — Leichte 123
Löwe — Wasserstoff 105
Luftorganismus 58
Lunge — Gestaltungskraft 158
Luziferische Wesenheiten 29
Lyrik, Rhythmen 222

Magengeschwür 61
Magnesium, Schiebekraft 133
Mal — Aria 248
Manjuscha (Geistträger) 57
Maschinenarbeit 222, 225
Massage nach I. Wegman 256
Materie, durch Formkraft überwunden 123

Mensch — Menschheit 26, 193
Menschheitsleib, soziale Hygiene 264
Merkurkräfte — Wirbelsäule 237
Metalle — Leitfähigkeit 98
Metallfarben 99
Metallflammen 99
Metall-Kolloide 100
Metallspiegel 99
Metamorphosen 76
Metereologisches Vorstadium der Substanzbewegung 91
Milieubedingte Mikroorganismen 65
Mistel — Steigbilder 229
Mittwoch 97
Modifikationen des Kohlenstoffes 144
Mohngewächse 185
Mond, alter 25
Moose, Nachahmung 176
Morgen — Abend 224
Mysterien, Dämmerung 17
Mysterium von Golgatha 48, 169, 209

Nachahmung im Ätherleib 64
Nadelbäume, vorschulisches Kindesalter 178
Naturwissenschaftliches Weltbild 7, 92
Nebennieren (Gland. suprar.) 200
Nerven-Sinnessystem 57
Nieren-Blasensystem 157
Nitrolsäure 197
N — Laut, Abrundung 124
Normal-Ernährung 254

Odilienberg 268
Ökumenisches Konzil,
 869 n. Chr. 51
Orale Applikation 215
Organisationskräfte der Luft und des Wassers 87
Organpräparate 202
Orientierung am Geist 222
Originäre Entstehung der Substanz 82
Originäres Licht, Lichtzone 154
Ost — West — Mitte 67

Pantopon 74
Paradentose 251
Pentagramm 191
Persische Kulturperiode 35
Petroleum 148
Pflanzenzeichnung 228
Phantasie, künstlerische 224
Physiologische Grundlagen der Seelenfähigkeiten 54
Physischer — ätherischer Raum 160
Phosphor — Lichtträger 119
Planeten, Vokale 99
Platonisches Weltenjahr 39, 126
Pneuma 55
Potenzen 204
Potenzkurven, Benzoesäure 211
Präexistenz des Geistes 86
Präexistenz der Materie 74
Prüfung von Potenzen 206
Psyche 53
Psychoanalyse — synthese 262

Quadratur 110
Qualitäten, Verlust 10
Quartanafieber, Malaria 245

Raphael — Merkur 270
Rhythmisches System 57
Rhythmisierung 224, 242
Rhythmus der Weltenzeitalter 97
R — Laut, Geste der Luftbewegung 110
Rosengewächse, Mündigkeit 191
Rosenversuch 224

Salbenbehandlung 219
Salzbildung 125
Samenbildung 171
Saturn, alter 23
Sauerstoff, Träger irdischen Lebens 109
Säuren — Laugen 121
Schneider und Wichtelmänner 49
Schöpfungsrhythmen 231
Schrecken 65
Schulreife 180
Schütze — Magnesium 133
Schwefel, Schlafmittel 130
Seelenleib 53
Siebener-Rhythmen 230
Signatur 70, 86, 139, 141, 207
Similia similibus 86, 198, 203
Sinnlich-sittliche Wahrnehmung 75
Skorpion — Adler — Kohlenstoff 113
S — Laut, Geste 113
Soma 52
Sonnenauf- untergang 224
Sonnen — Erdenbewegung 168
Sonnenzustand, alter 24
Sphärenharmonie 12
Sphinx 33
Stärke — Graphit 145

Steinbock — Tonerde 122
Stein der Weisen 115, 160, 197
Stengelwachstum 169
Stier — Stickstoff 110
Stoff als geronnene kosmische Tätigkeit 86
Stoffwechsel-Gliedmaßen-System 57
Substanzspektrum 73
Sündenfall 26, 29
Suppositorien 220

Tabaschir, Bambus 238
Tag der Entscheidungen 97
Technik, Überhang 10
Teleologische Denkungsart 12, 13
Tempelschlaf 17, 68
Tertianafieber, Malaria 245
Thymusdrüse 200
Thyreoidea (Schilddrüse) 200
Tierkreis 101
Tierkreisgesten und Erdenstoffe 102
Tierkreiszeichen — bilder 126
T — Laut, Samenbildung 106
Tod und Wiedergeburt 40
Torf — Faser 250
Trabanten der Tierkreisbilder 118
Transsubstantiation 221
Träume vom Heilmittel 69

Übernatur 73
Umbelliferen, Lichtgedanken 188
Unternatur 73
Urbild 75, 92
Urpflanze 75
Ursemiten (Indogermanen) 34

Vaseline 219
Vatergott, gewordene Welt 209
Verchristlichung der Naturwissenschaften 43
Verdauung — Heilung 214
Verdauungsstörungen 129
Verkörperungsvorgang 46
Vermenschlichung der Substanz 68, 221
Verstandeskälte, Kunst 260
Verwitterung des Feldspats 151
Viergetier 33, 105
Volksmedizin 19, 269

Waage — Kalk 131
Wachen und Schlafen 39
Wala — Erda 227
Waldorfschule 261, 263
Wandelsterne — Winkelgeschwindigkeit 98
Wandlung 221
Wandlung der Erkenntnisfähigkeit 9
Wärmeorganismus 59
Wärmerhythmus 226
Wassermann — Sauerstoff 107
Wasserorganismus 57
Weltenkreuz — anorganisches 136
Weltenkreuz — organisches 135
Weltenkreuz — ozeanisches 136
Weltenseele und Pflanze 173, 195
Weltenvernunft 156
Werden und Vergehen der Substanz 82
Wesen und Erscheinung 75, 109
Widder — Kiesel 126
Wirbelsäulenformation 233

W — Laut, Oberflächen bildend 127
Wochenmitte 97
Wochentage 48, 97
Wurzelrassen 33

Zähne, Herausschieben 134

Zäpfchen 220
Zeit — Raum 222
Zeitenwende — Kiesel/Widder 128
Zweikeimblättrige Pflanzen 183
Zweites Gesicht 16
Zwilling — Schwefel 128

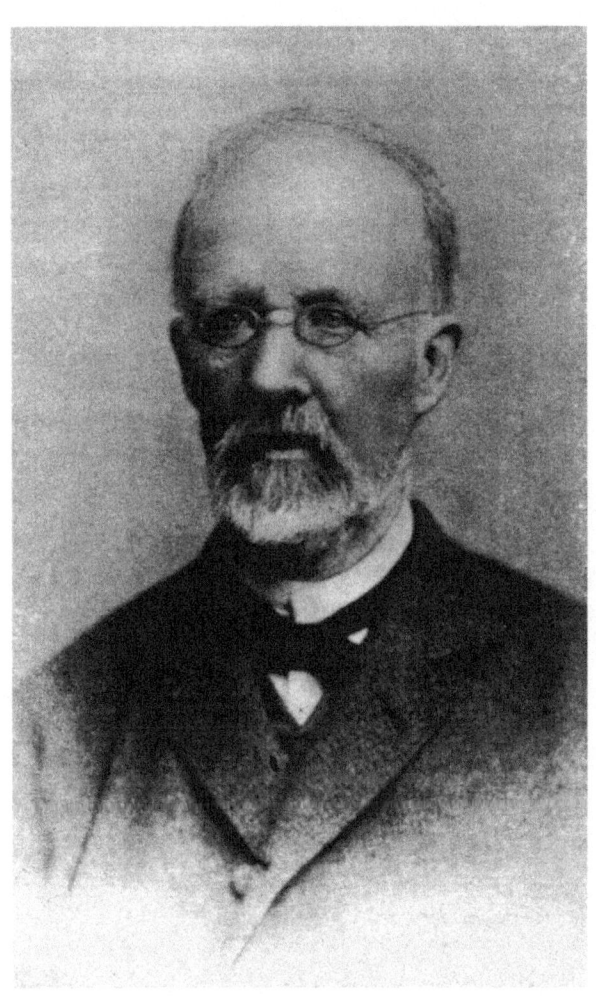

ABBILDUNG 13:
Albrecht Freiherr von Herzeele, der Vorkämpfer einer spirituellen Substanz-Erkenntnis (1879)

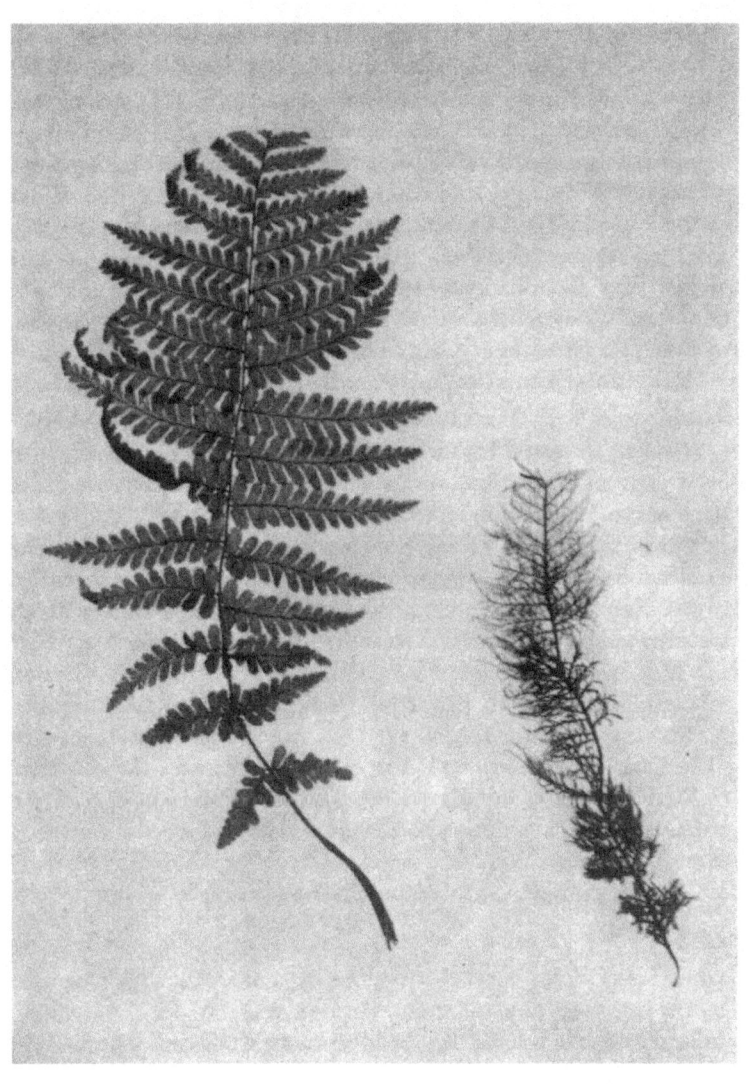

ABBILDUNG 32:
Farn und Moos. Nachahmungskräfte im Pflanzenreich

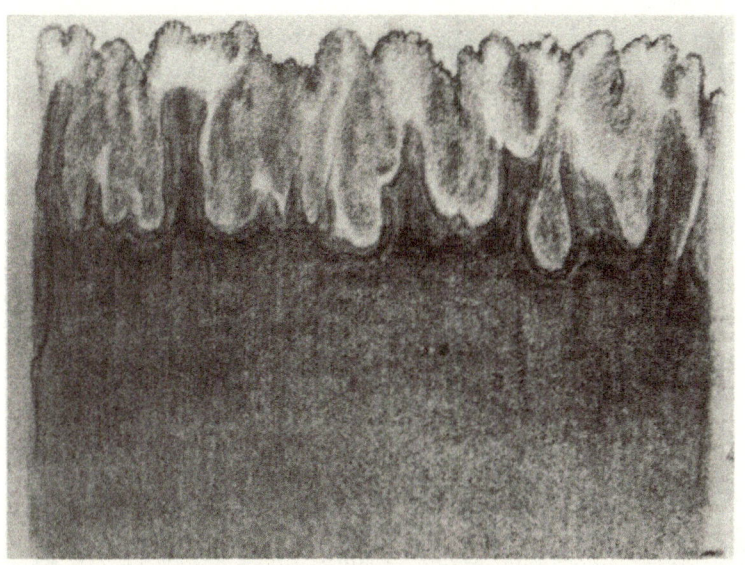

ABBILDUNG 38: Mistel – Frischsaft

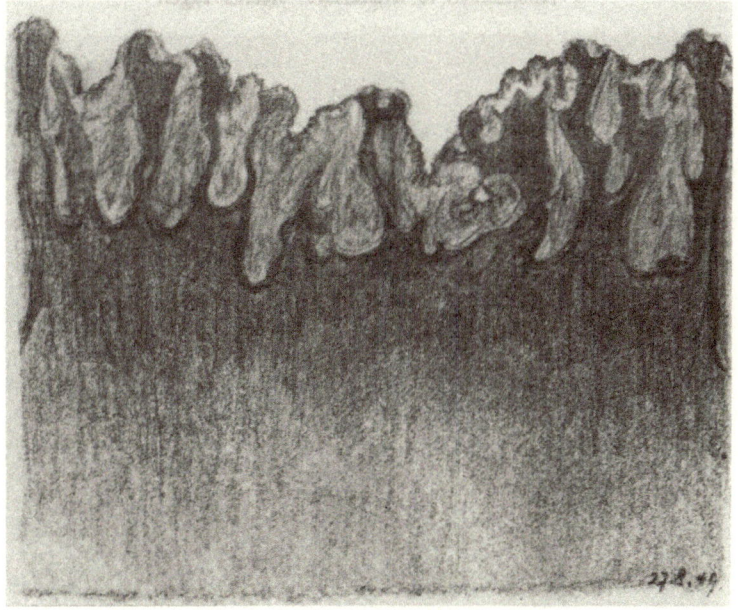

ABBILDUNG 39: Mistelsaft – nach 1 Tag

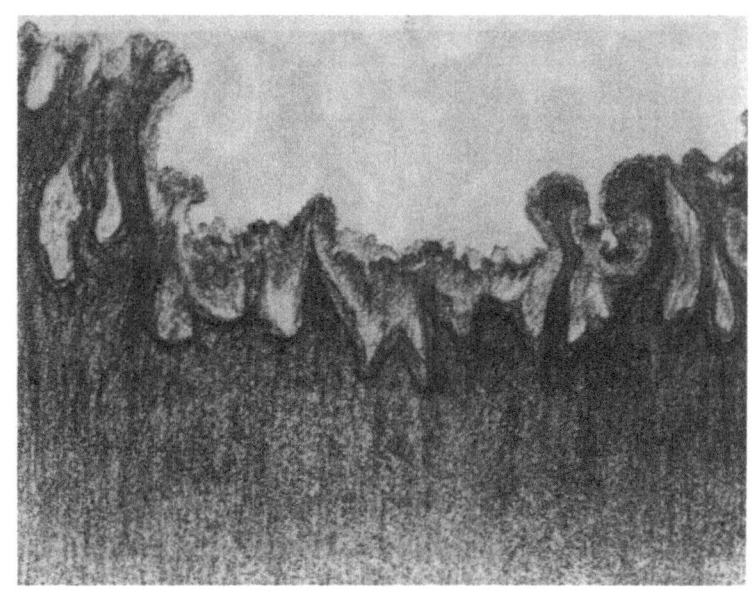

ABBILDUNG 40: Mistelsaft – nach 3 Tagen

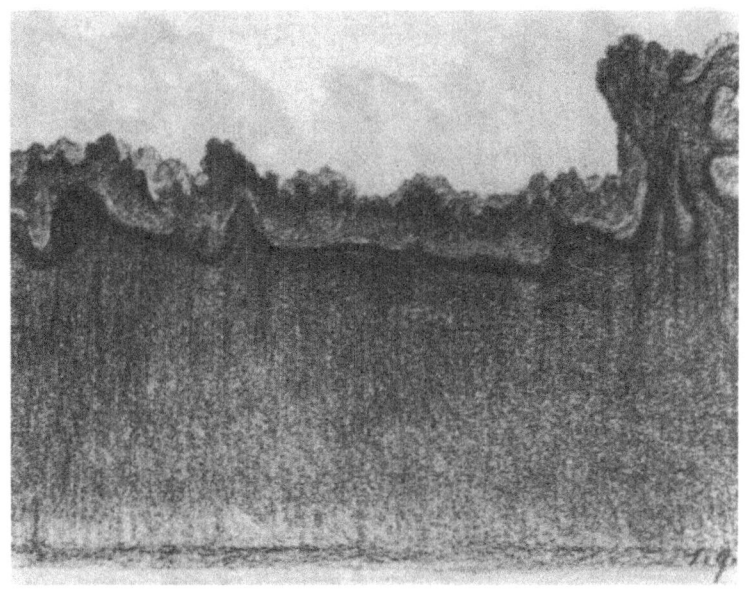

ABBILDUNG 41: Mistelsaft – nach 5 Tagen

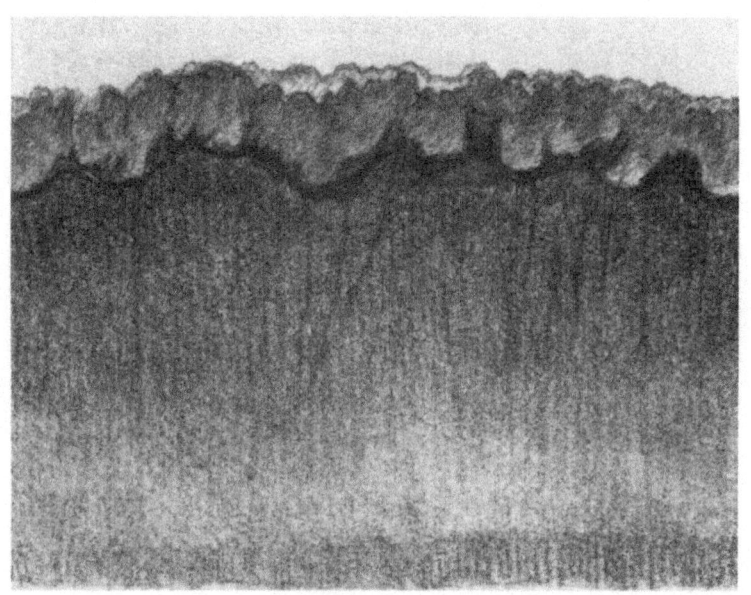

Abbildung 42: Mistelsaft – nach 7 Tagen

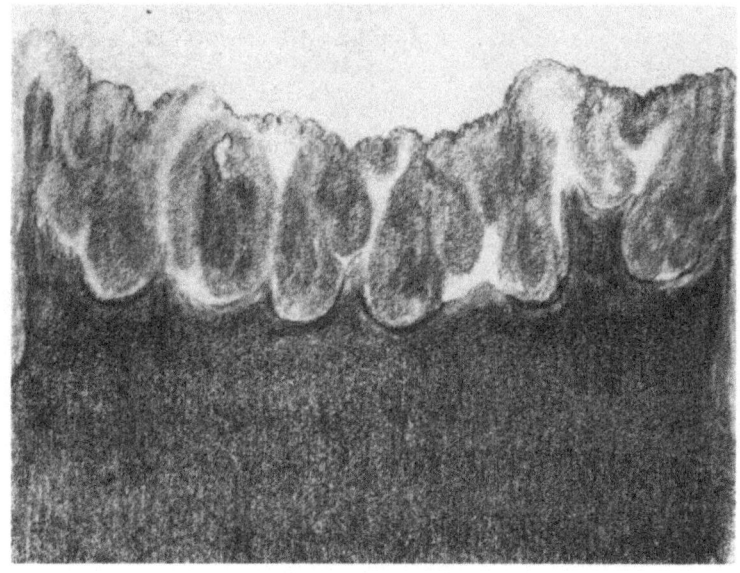

Abbildung 43: Mistelsaft nach 7 Tagen rhythmischer Behandlung

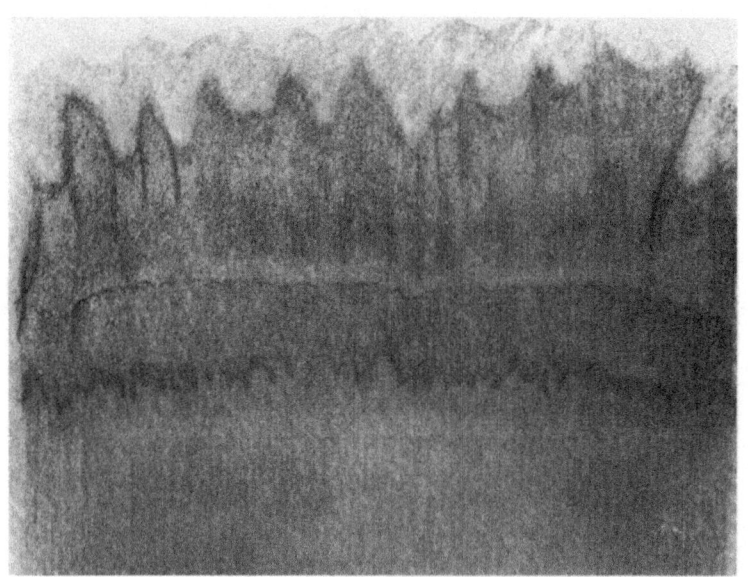

ABBILDUNG 44: Arnica auf der *ersten* Stufe

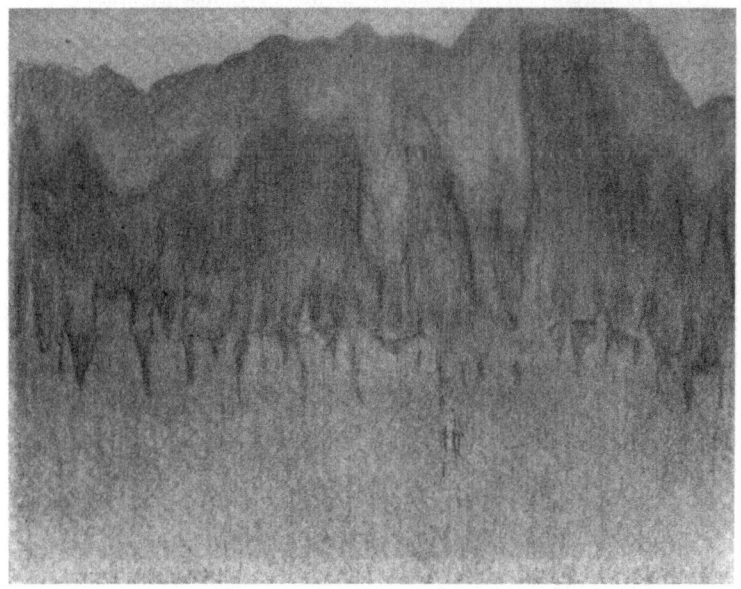

ABBILDUNG 45: Arnica auf der *zweiten* Stufe

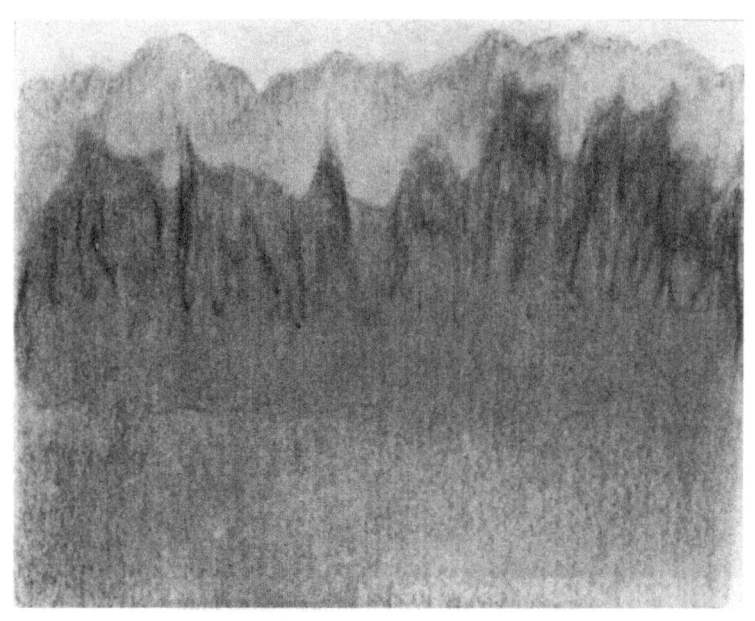

ABBILDUNG 46: Arnica auf der *dritten* rhythmischen Stufe

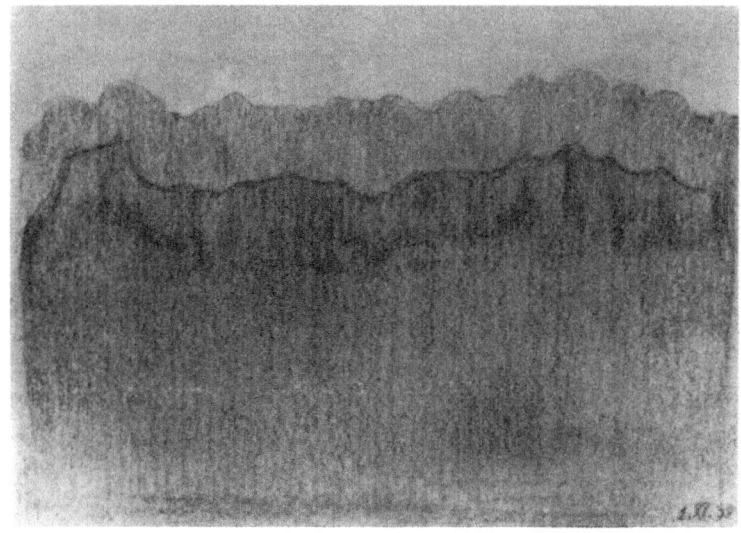

ABBILDUNG 47: Arnica auf der *vierten* rhythmischen Stufe

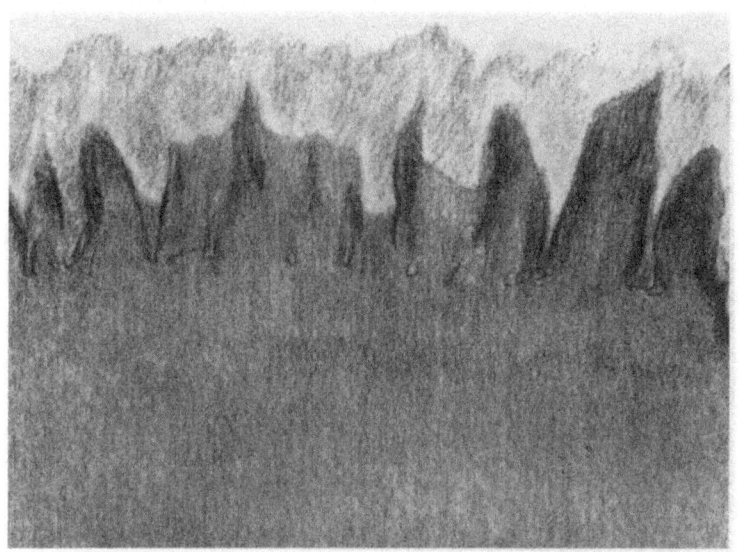

ABBILDUNG 48: Arnica auf der *fünften* rhythmischen Stufe

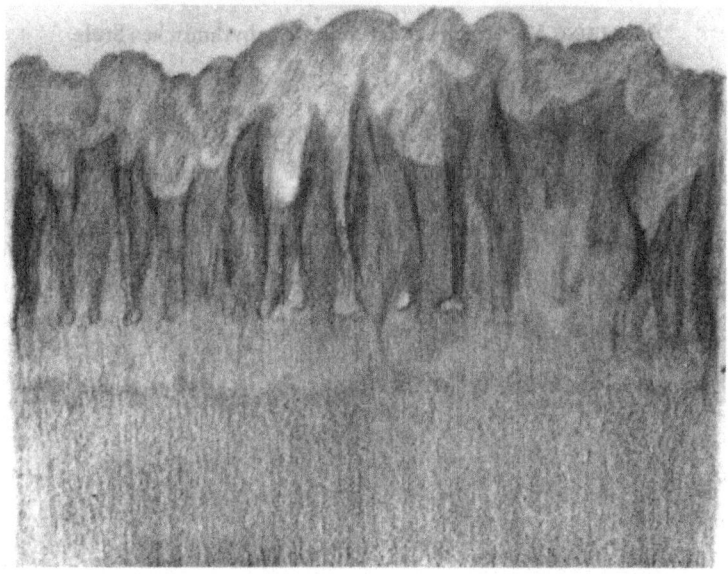

ABBILDUNG 49: Arnica auf der *sechsten* rhythmischen Stufe

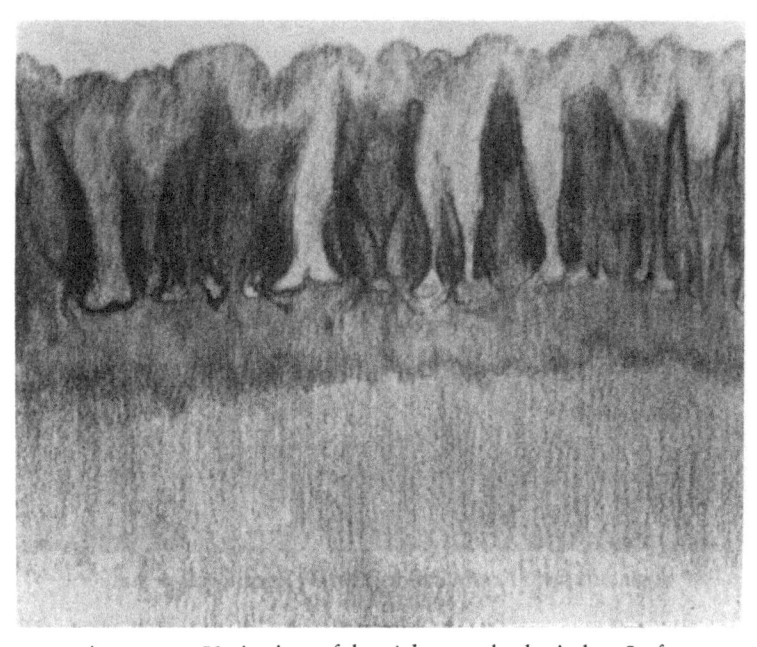
ABBILDUNG 50: Arnica auf der *siebenten* rhythmischen Stufe

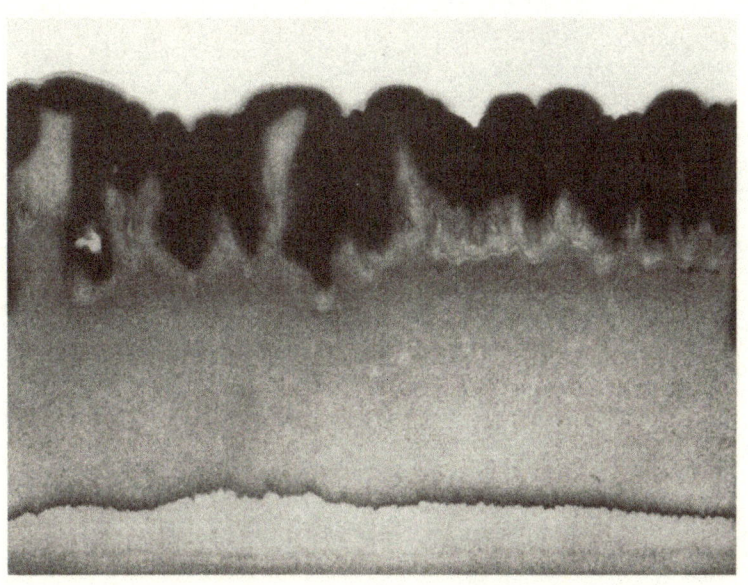

ABBILDUNG 51: Mandragora – Frischsaft

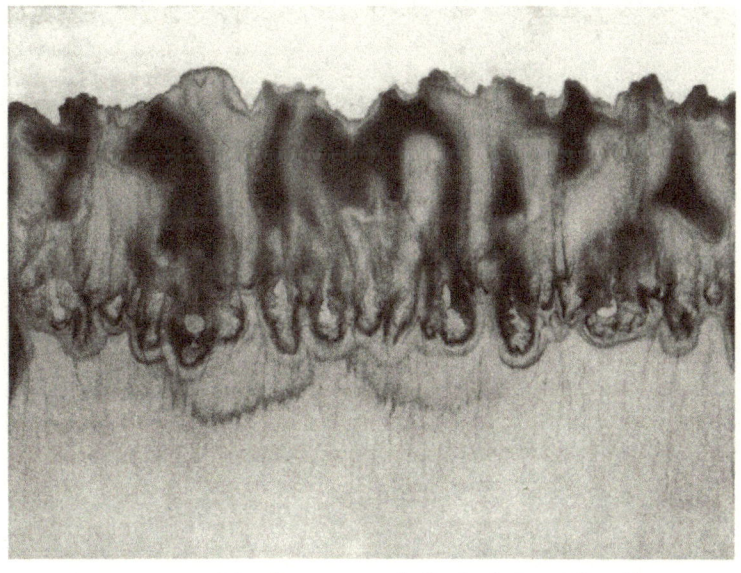

ABBILDUNG 52: Mandragora – nach rhythmischer Behandlung

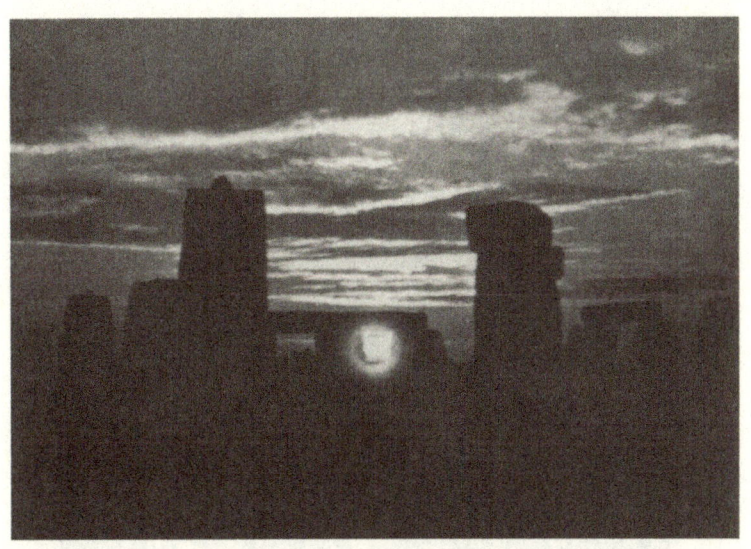

ABBILDUNG 56:
Stonehenge: Sonnenaufgang zur Tag- und Nachtgleiche, gesehen vom Altarstein des Druidenzirkels

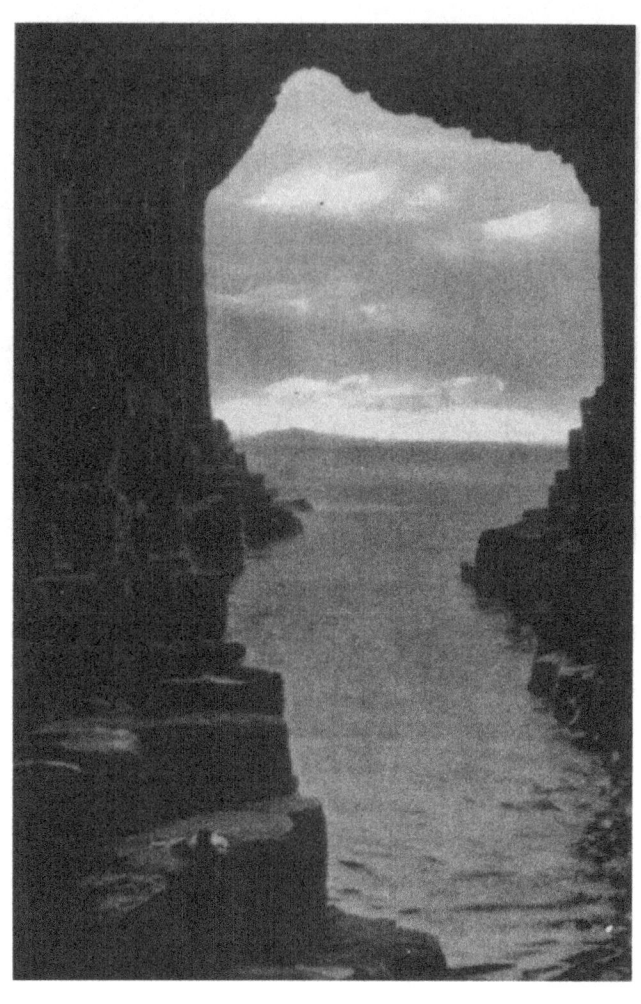

ABBILDUNG 57:
Staffa: Fingalshöhle mit Ausblick auf Iona. Ein Mysterienweg durch die Rhythmen tönender Elemente

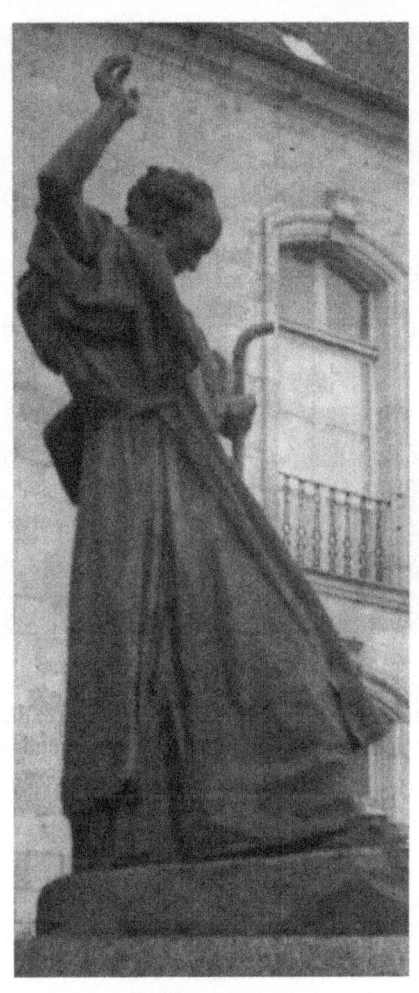

ABBILDUNG 58:
St. Columban, der Missionar des iro-schottischen Christentums.
Standbild in dem von ihm gegründeten Kloster Luxeuil (Burgund)

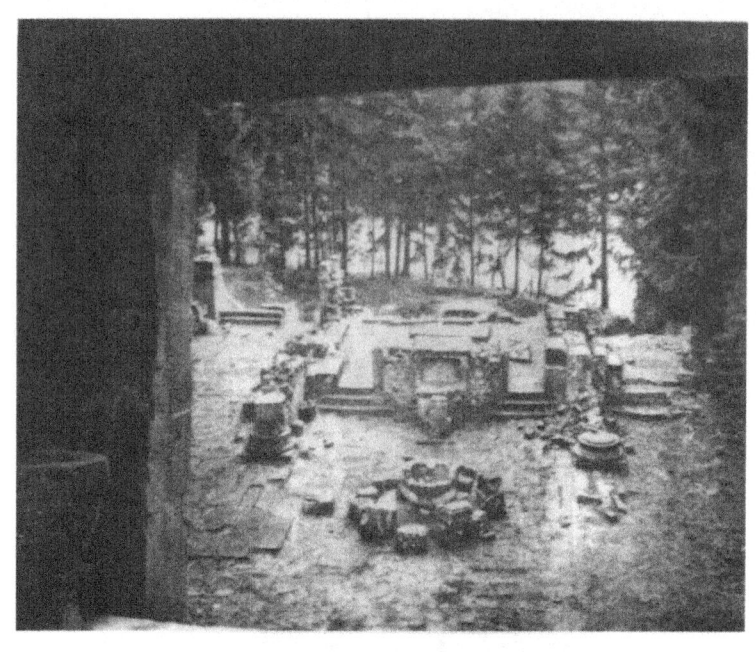

ABBILDUNG 59:
St. Odilienberg/Niedermünster. Klosterruine in den Vogesen.
Pflegestätte des Heilerstroms aus der Verinnerlichung kosmischer Lichtkräfte

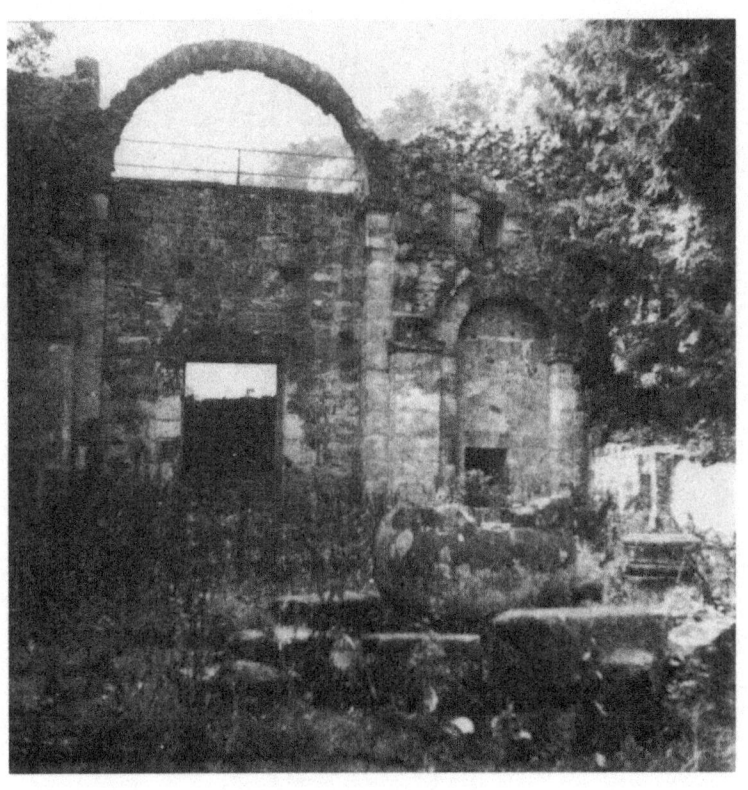

ABBILDUNG 60:
Klosterruine St. Odilienberg/Niedermünster, das erste Spital Europas.
7. Jahrhundert.